生きづらさの自己表現

――アートによってよみがえる「生」――

藤澤三佳 著

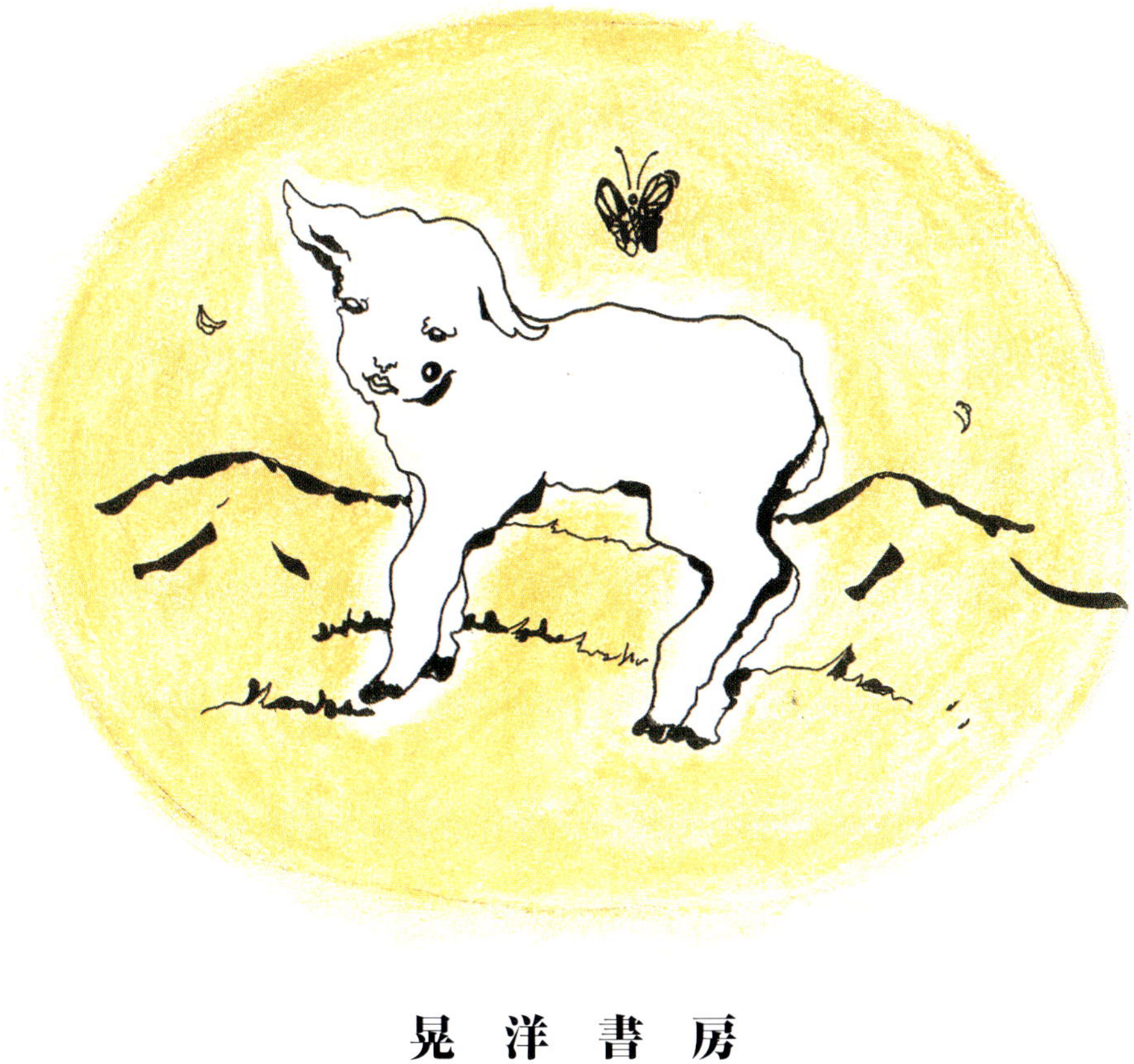

晃洋書房

扉絵：木村千穂『羊ヶ丘へ』
筆ペン、15×10cm、2013年

臨“生”のアート展（2011）京都造形芸術大学 Galerie Aube

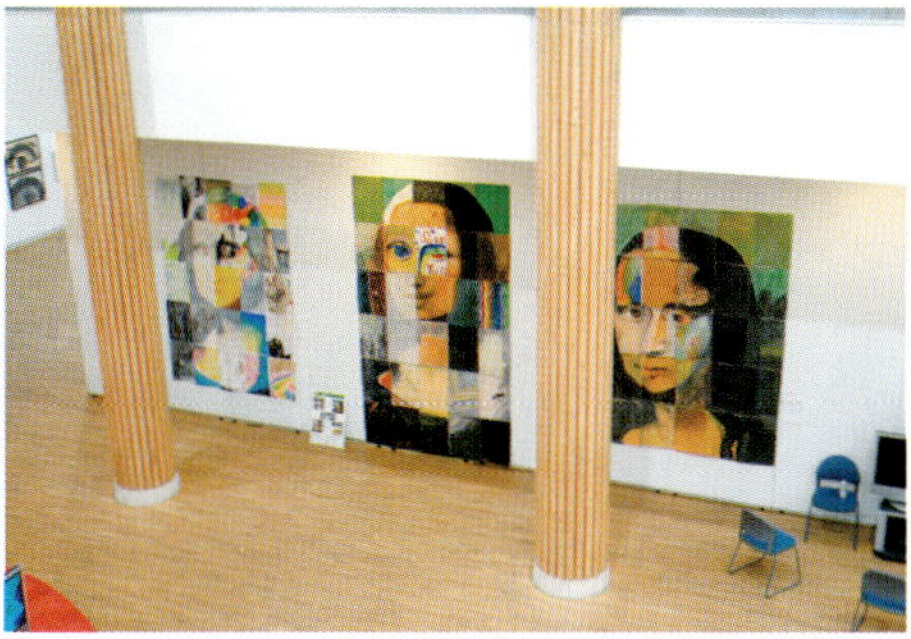

口絵Ａ1　『集団制作モナリザ』
ミクストメディア、高さ約３ｍ×幅約２ｍの巨大な共同制作作品、1970年代後半

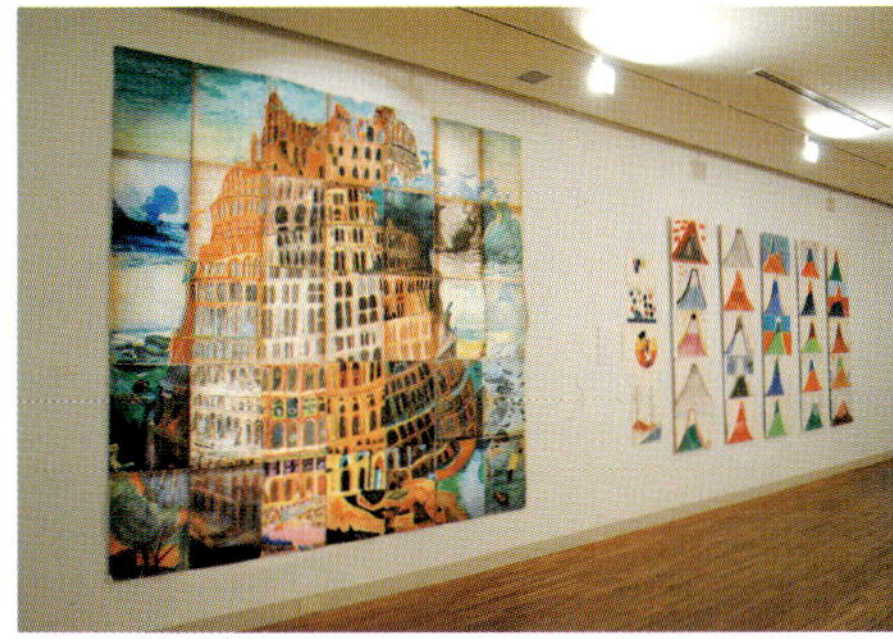

口絵Ｂ2　『集団制作バベルの塔』
ミクストメディア、270×266cm、1981年

平川病院展（2002）京都造形芸術大学　人間館

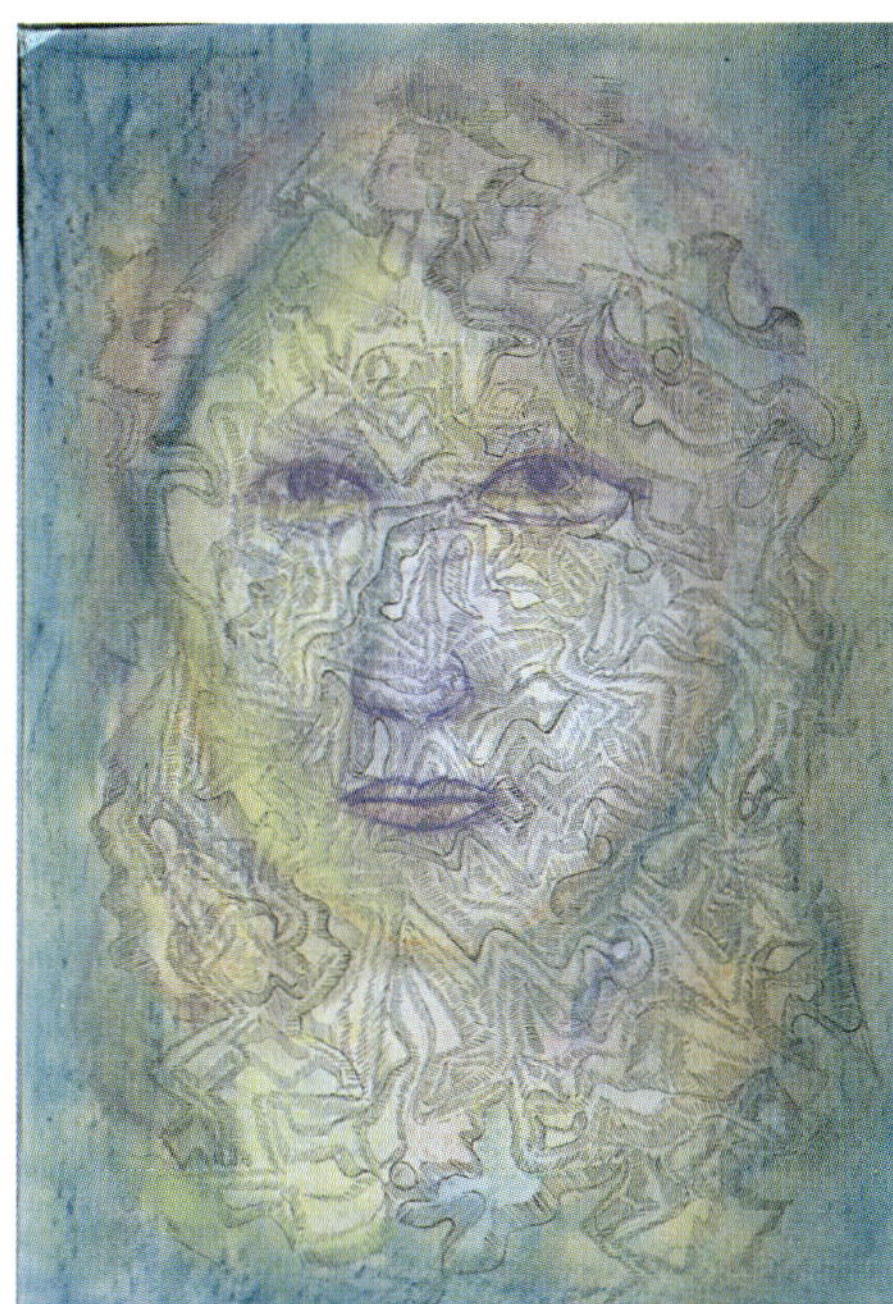

口絵Ｄ4　島崎敏司『顔１』
ボールペンとパステル、Ｂ３、2000年

臨床のアート展（2004）
京都造形芸術大学 Gallery Raku

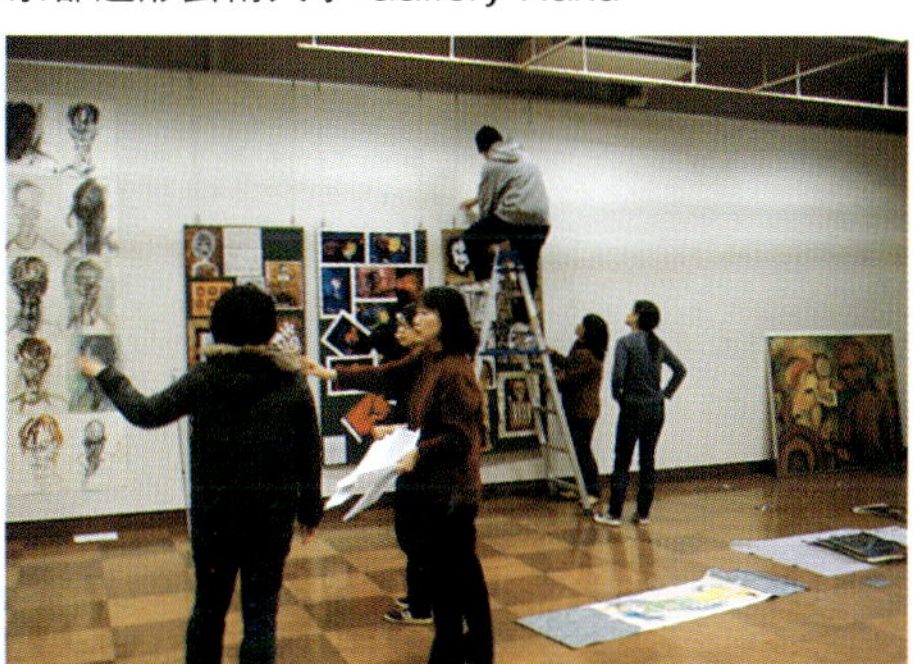

口絵Ｃ3　「展示準備風景」

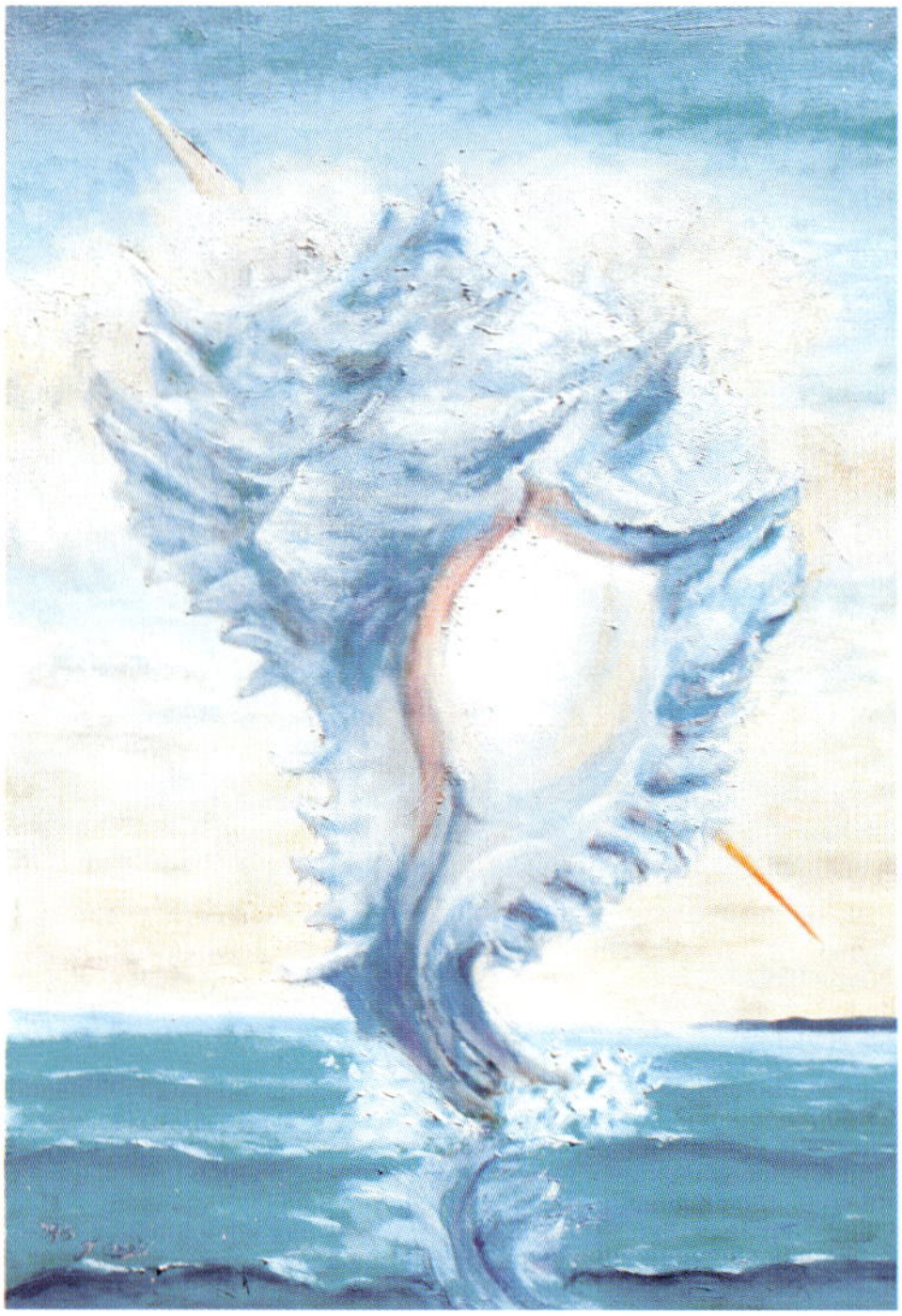

口絵Ｅ5　本木健『純粋な傷』油彩、F100、1993年

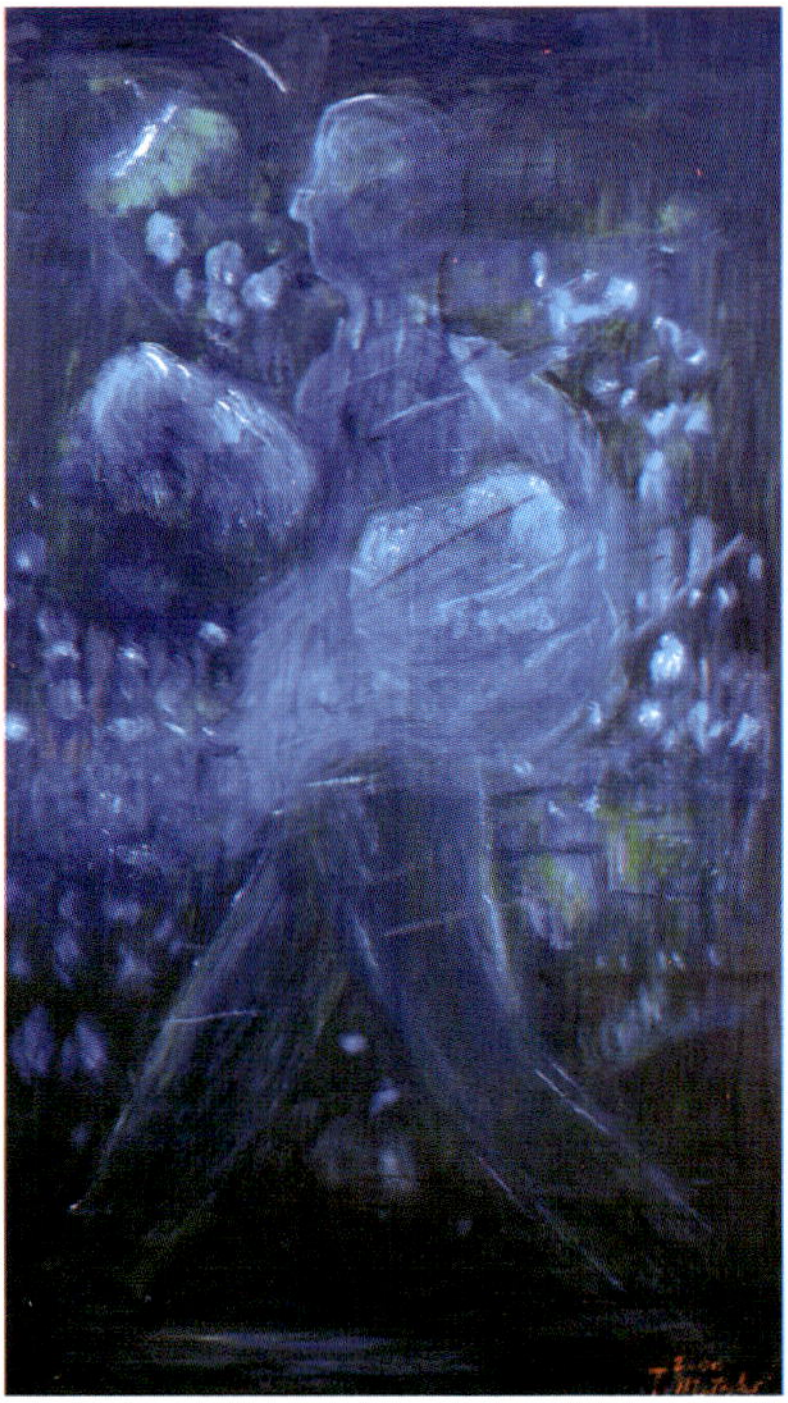

図Ｆ6（1）　本木健『家路』油彩、P120、2000年

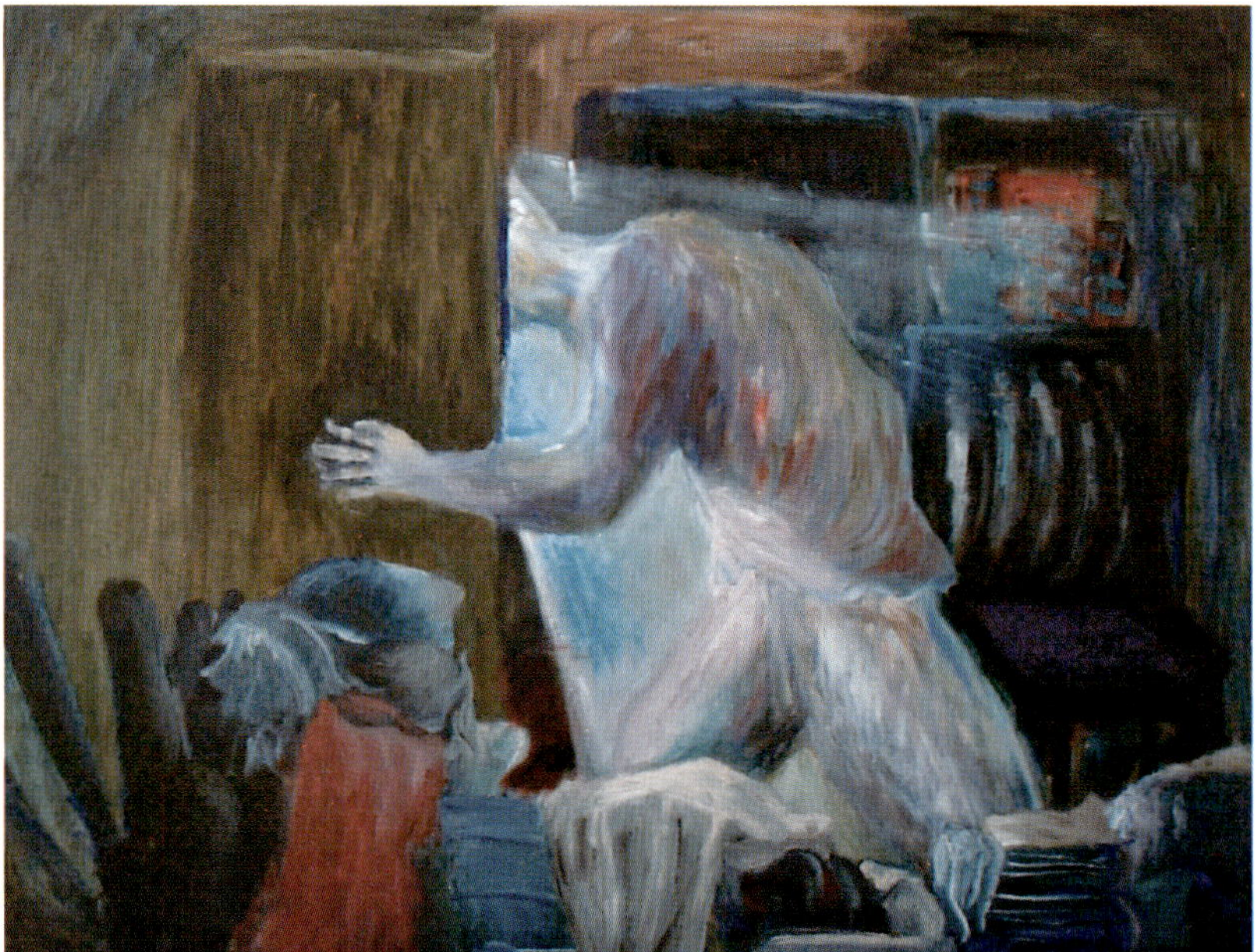

口絵Ｆ6（2）　本木健『風呂場を確認する男』油彩、130×162cm、2003年

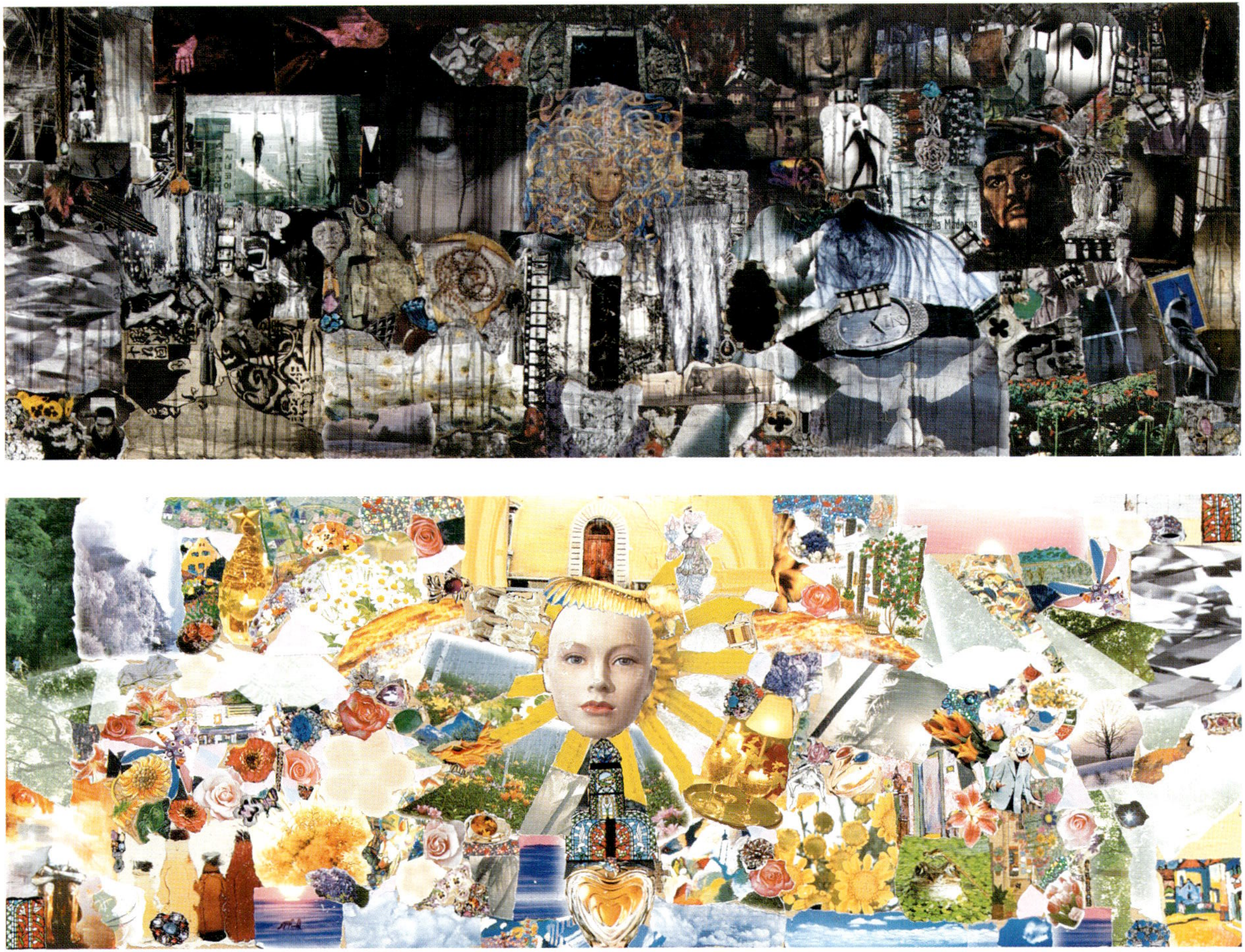

口絵 G 7　江中裕子『光と影』コラージュ、60×145cm、2009年

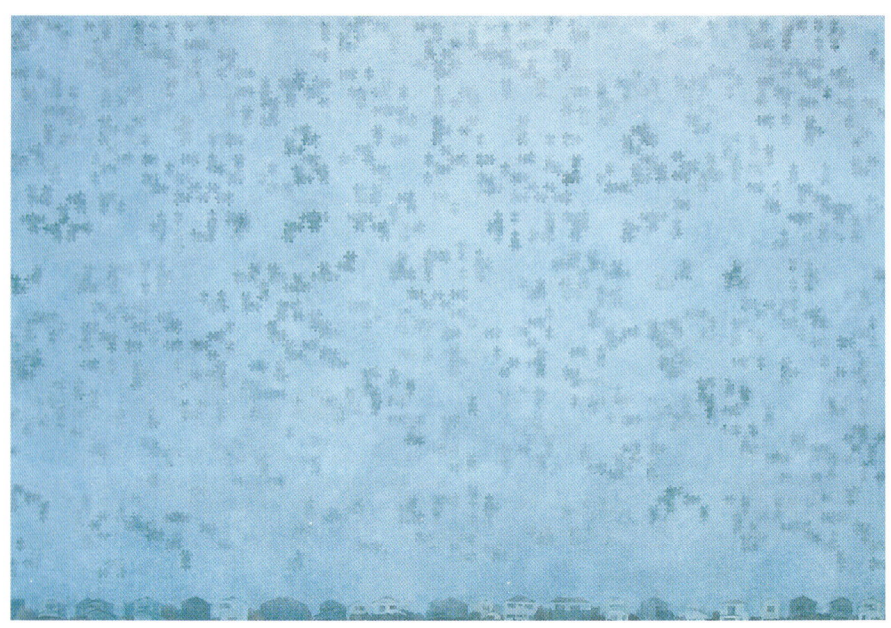

口絵Ｈ8（1）　杉本たまえ『抑圧された青空』油彩、130×194cm、2003年

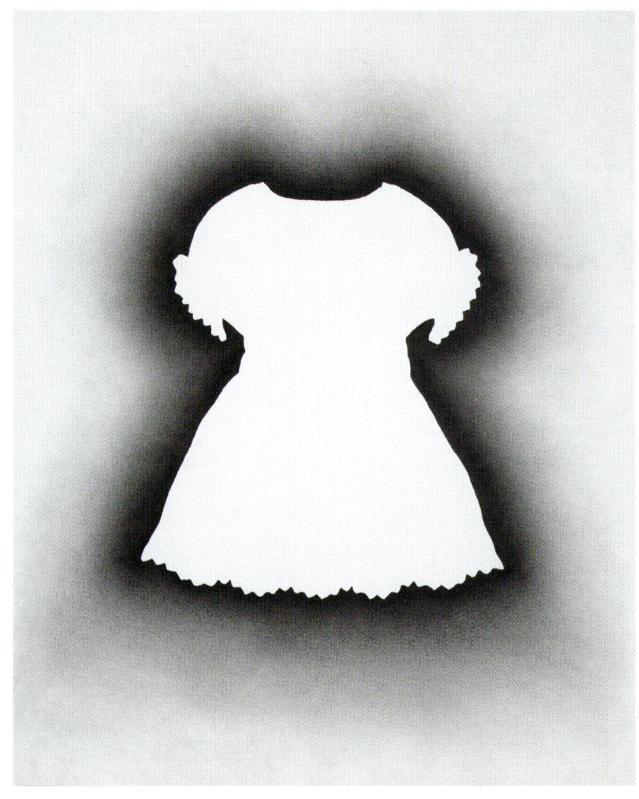

口絵Ｈ8（2）　杉本たまえ『カタルシス NO. 2』鉛筆、103×72.8cm、2007年

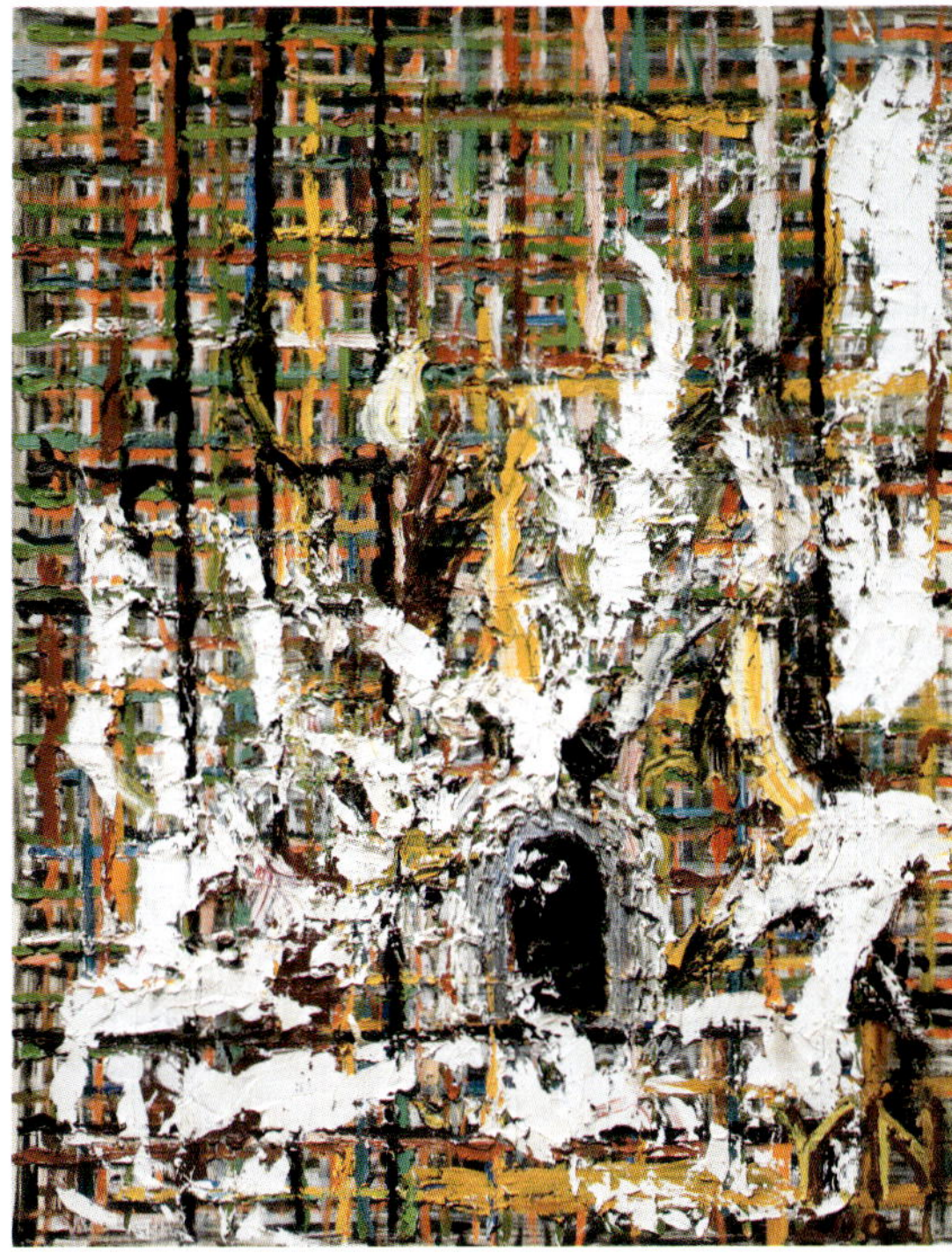

口絵Ｉ9　名倉要造『幸いへの黒い扉』油彩、162×130cm、2001年

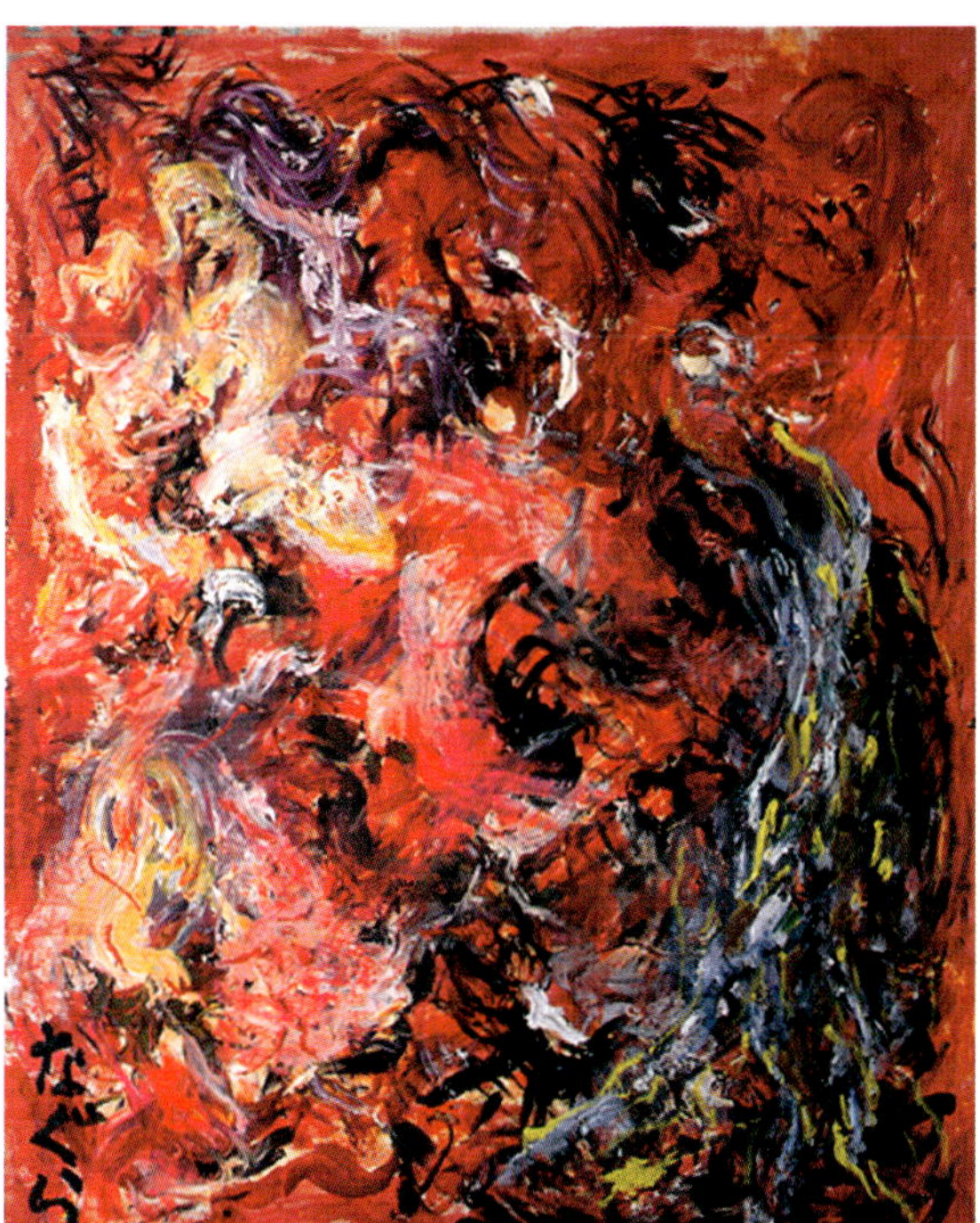

口絵 J10　名倉要造『血』油彩、F100、2000年

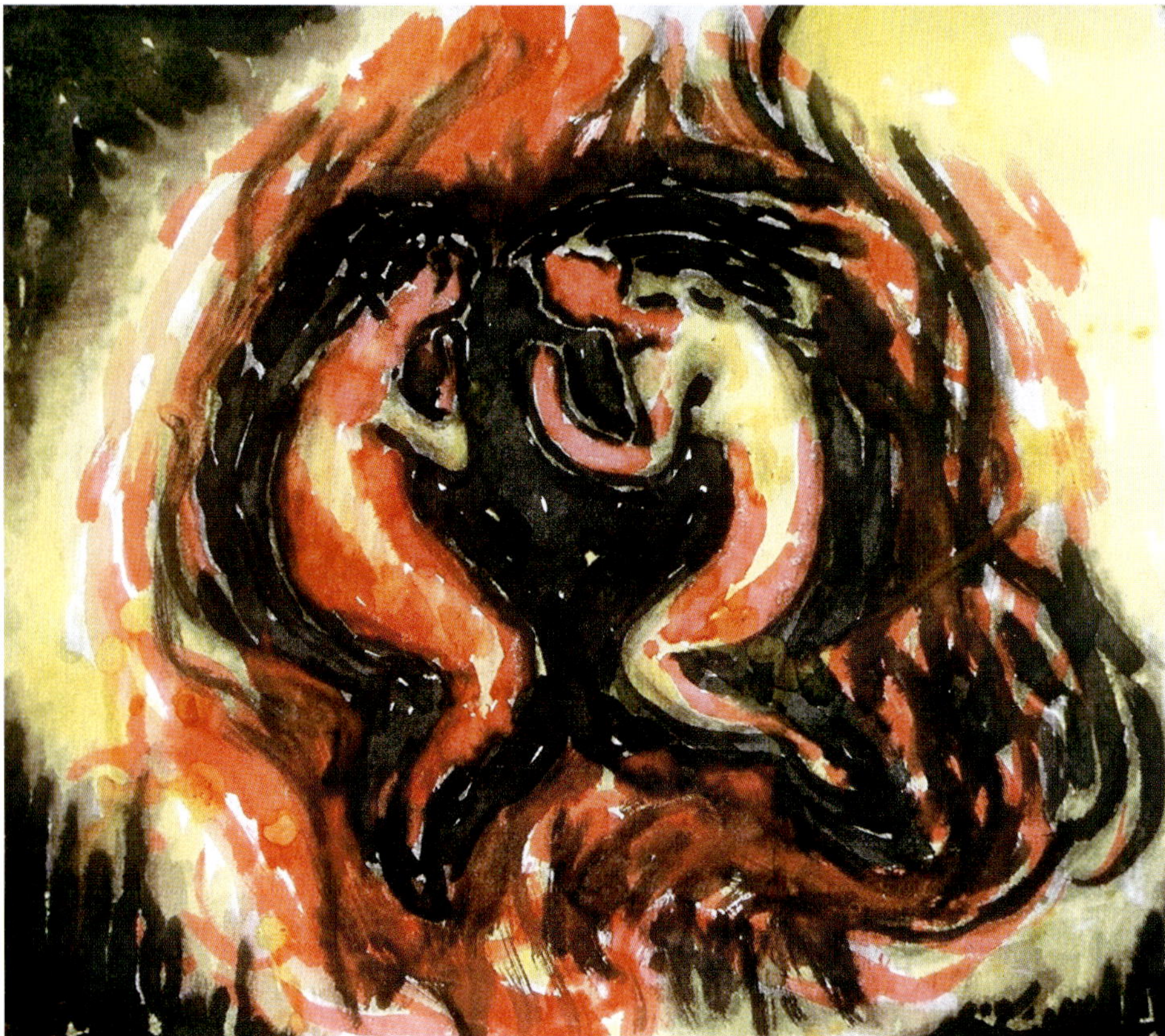

口絵 K11　楠登『炎のなかの二人』水彩、B３、1991年

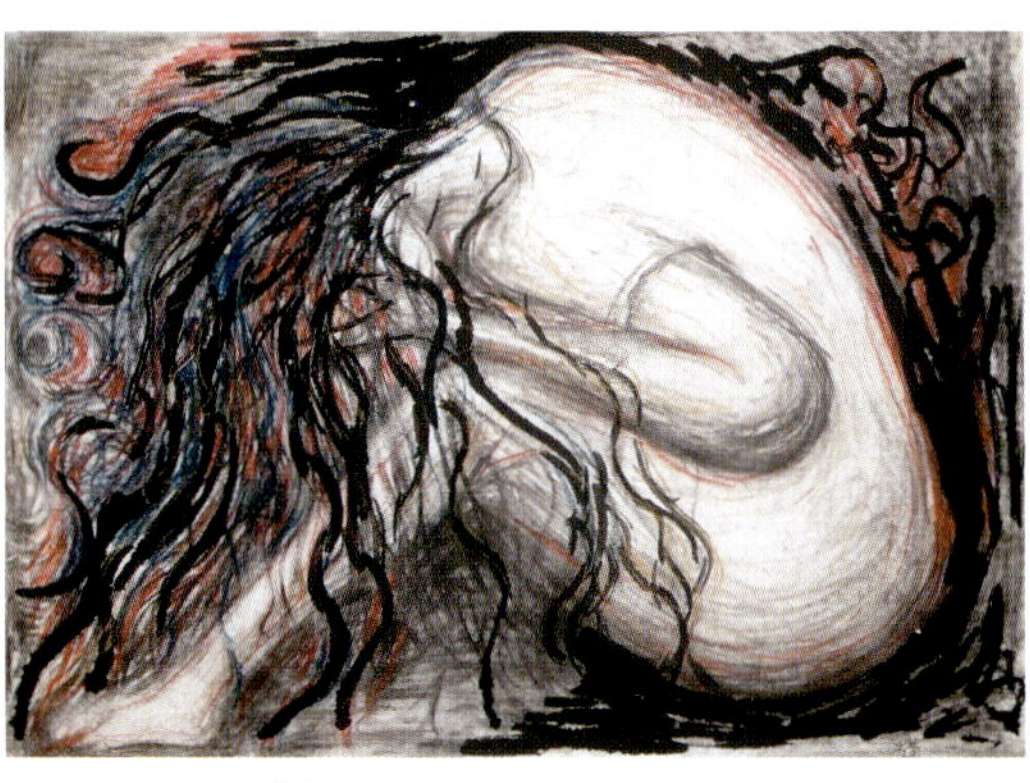

口絵 L12　楠登『悲しみ』水彩、B３、1991年

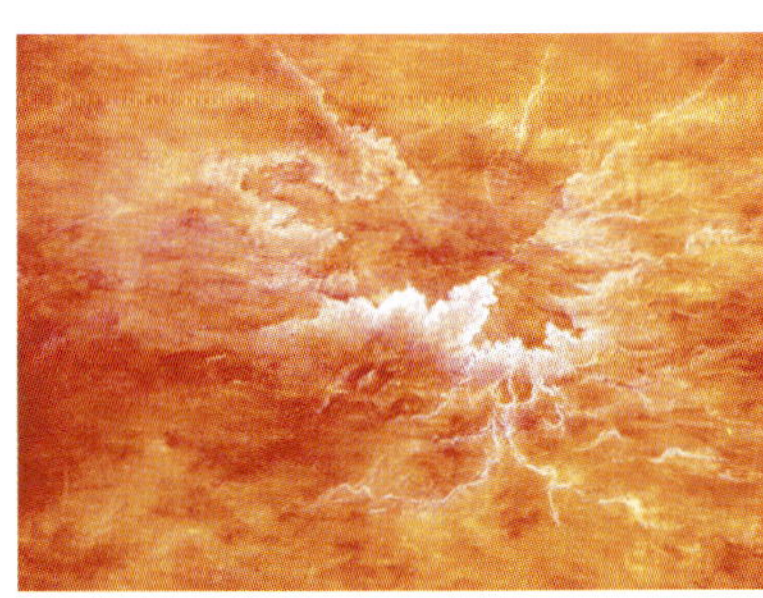

口絵 M13　楠登『そしてすべては光になり、、』
パステル、B３、1992年

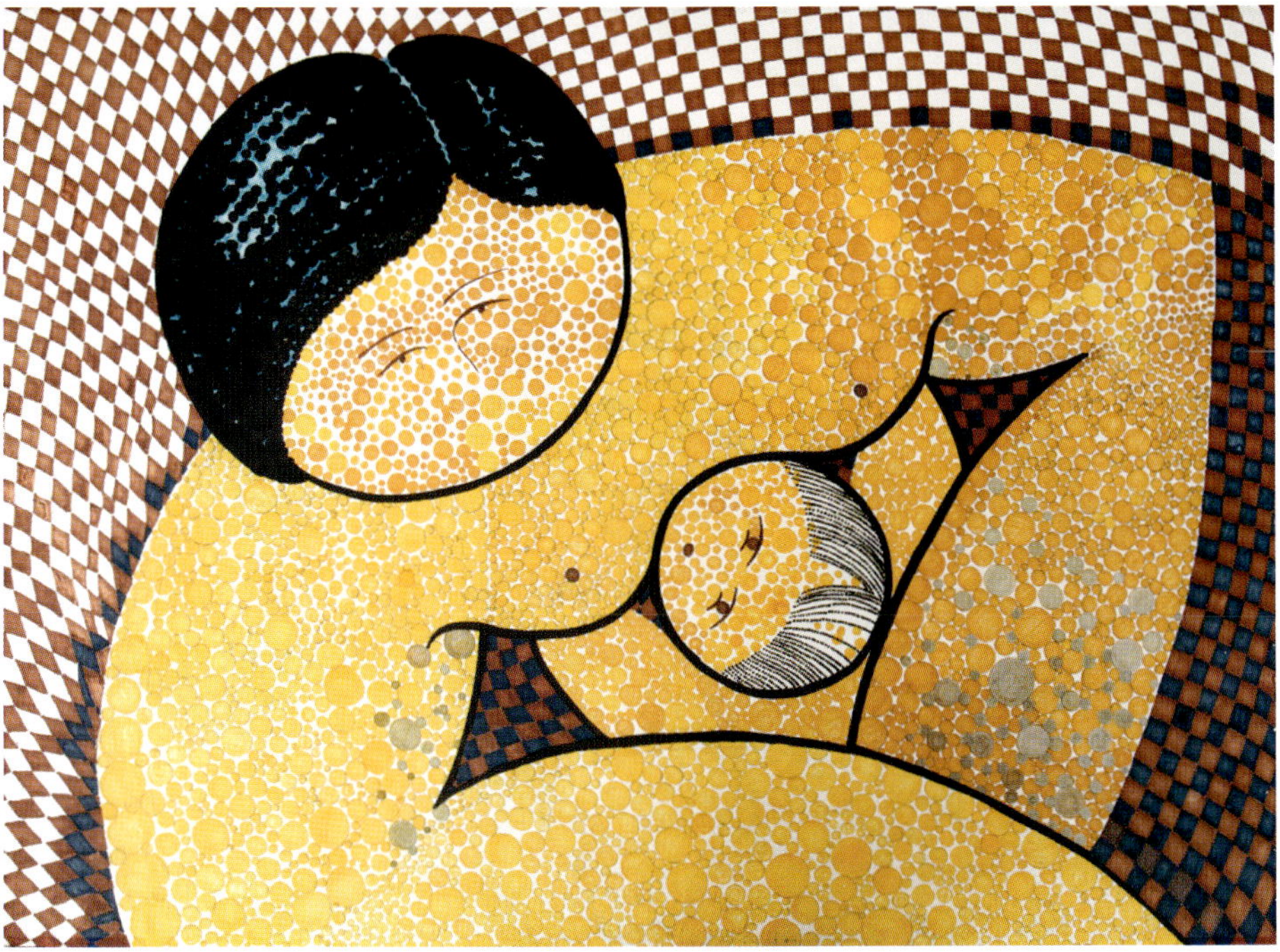

口絵 N14　石原峯明『母子』オイルマーカー、B 2、2001年

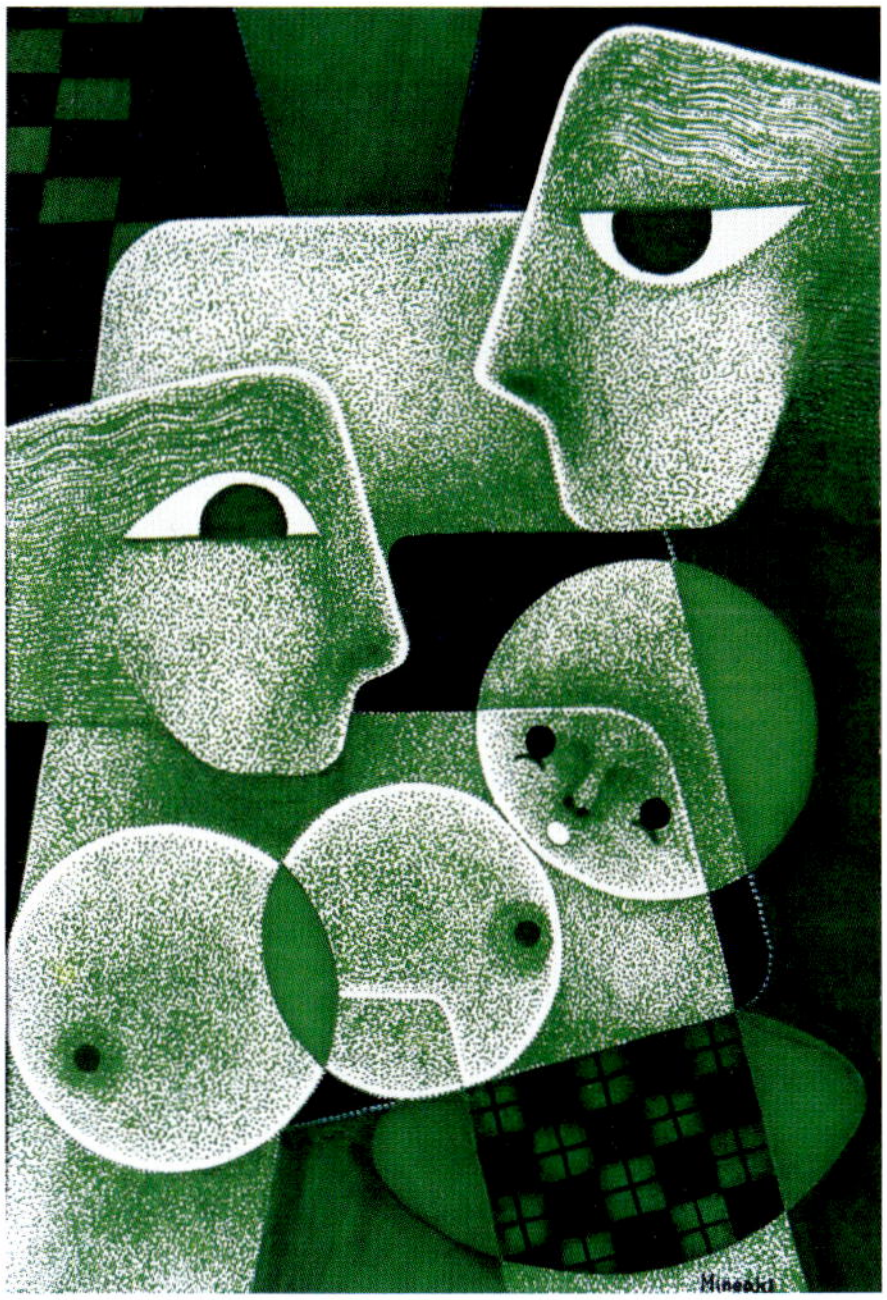

口絵 O15　石原峯明『家族』
オイルマーカー、B 3、1999年

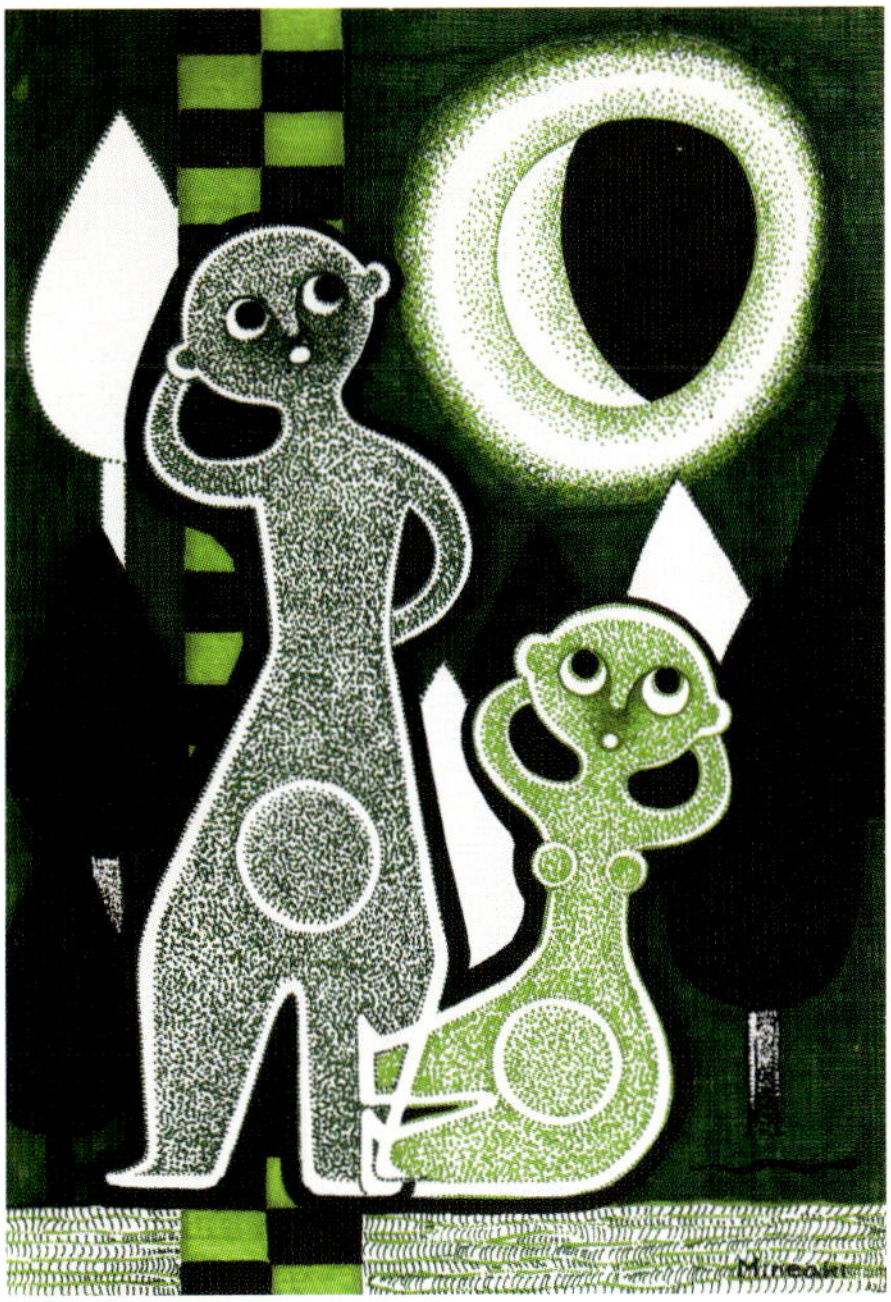

口絵 P16　石原峯明『日蝕（「お兄ちゃん、怖い」
「大丈夫だよ、僕が居るから」）』
オイルマーカー、B 3、1999年

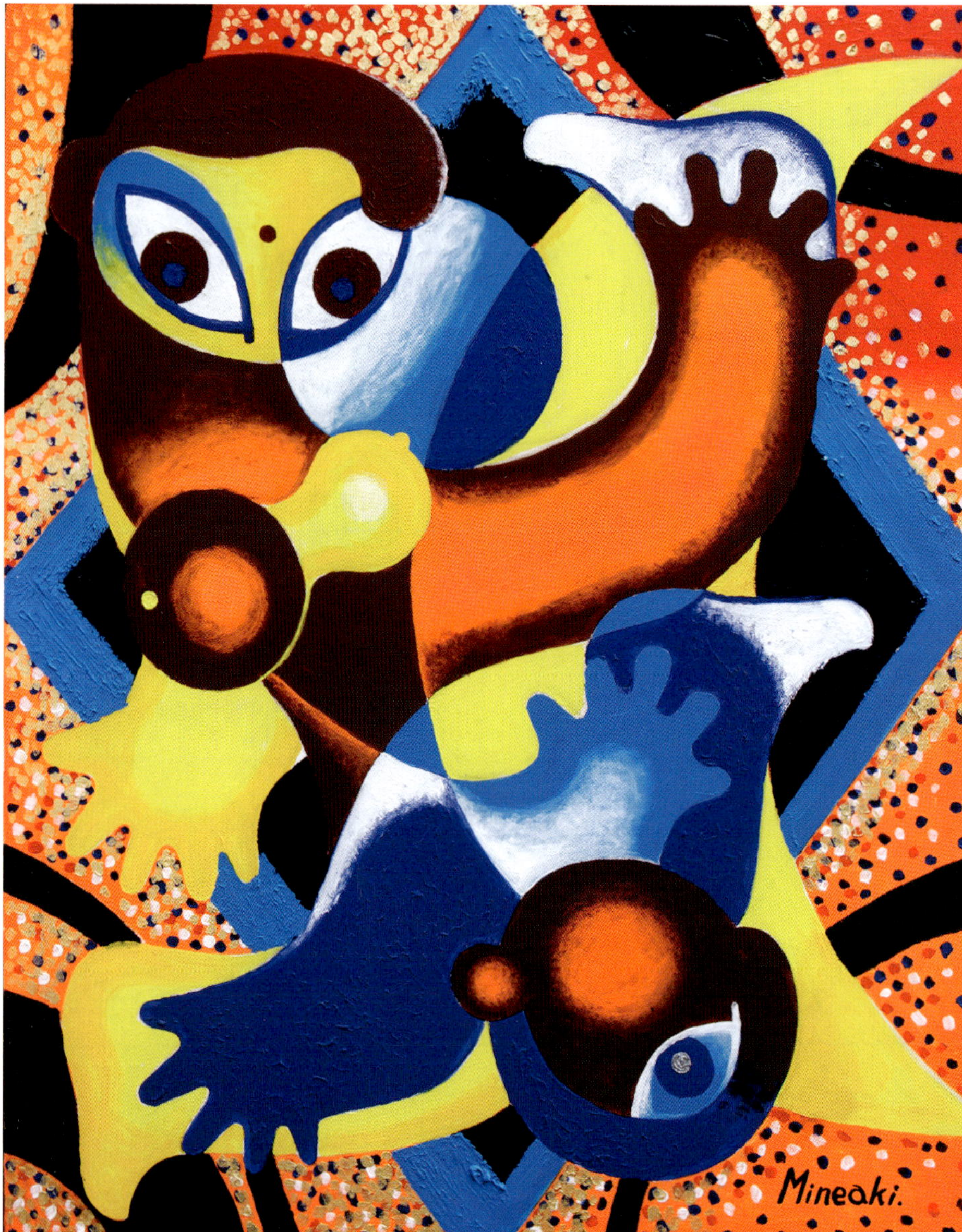

口絵 Q17　石原峯明『迷宮を通り抜けて、外はまだ夜だった』アクリル、F100、1999年

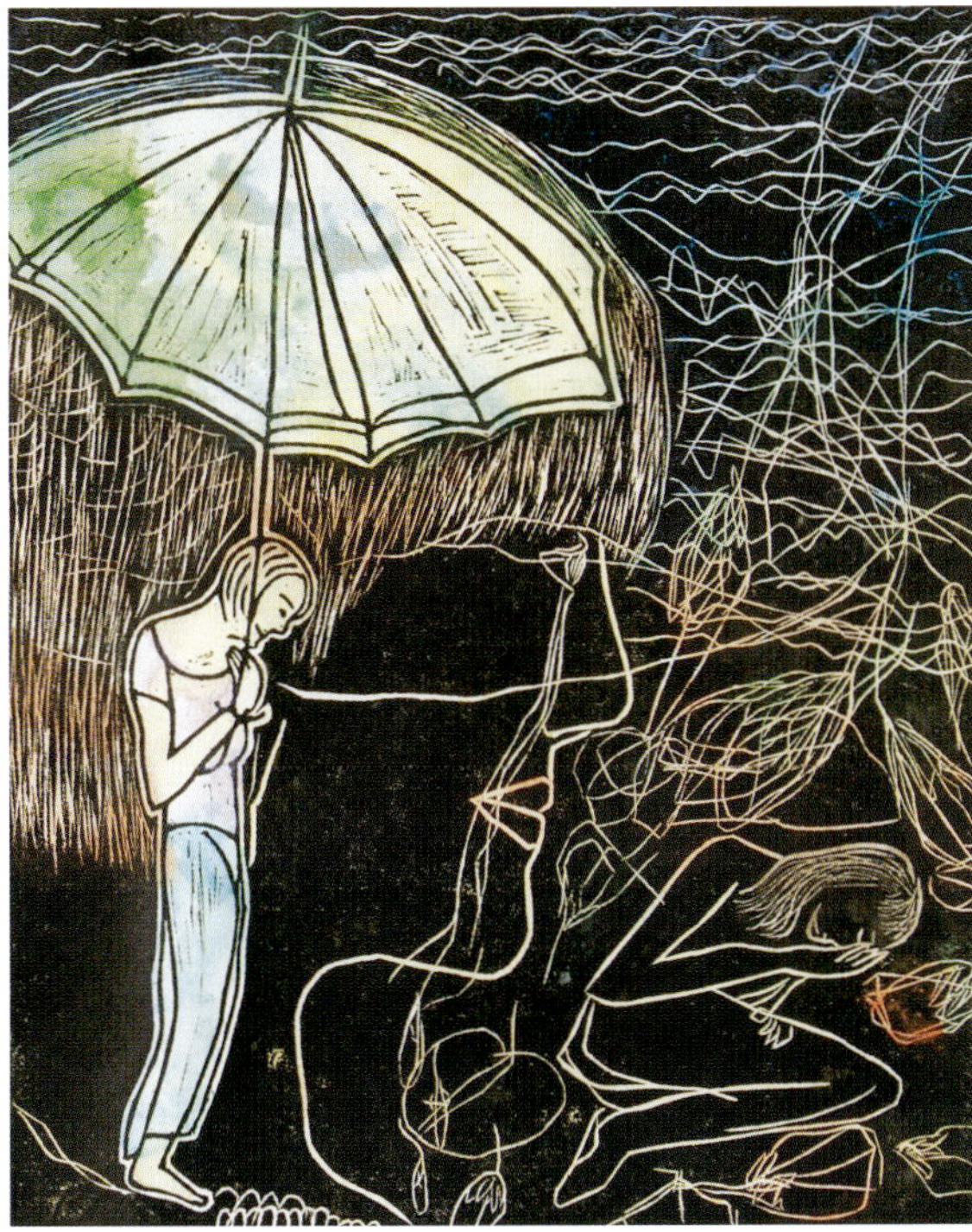

口絵 R18　実月『生きていれば会える』
版画　彫りと刷り：安彦講平・荒井祐樹、
インク、顔彩、31×25.5cm、2010年

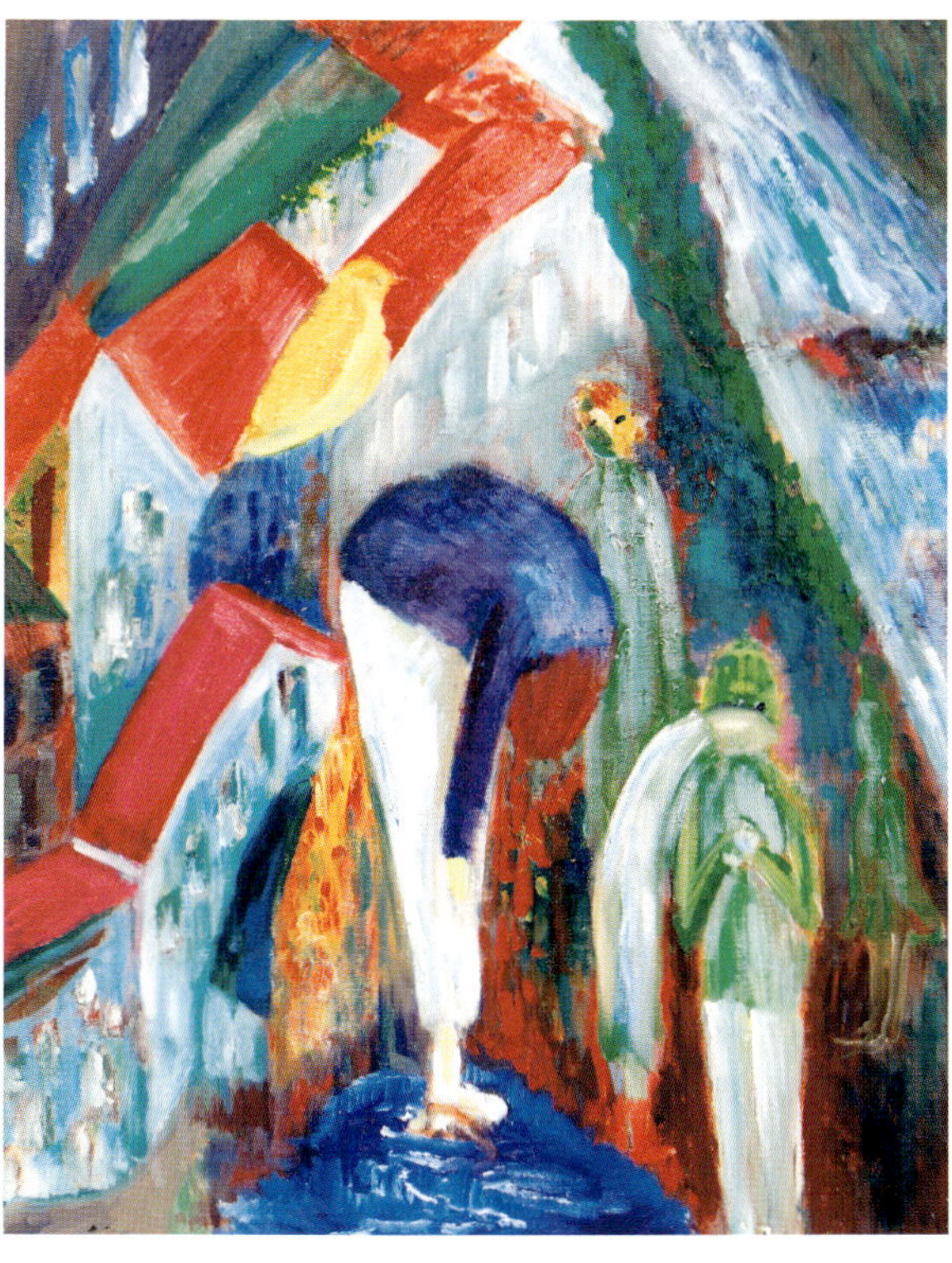

口絵 S19　実月『不足の涙』
油彩、90.9×72.7cm、2009年

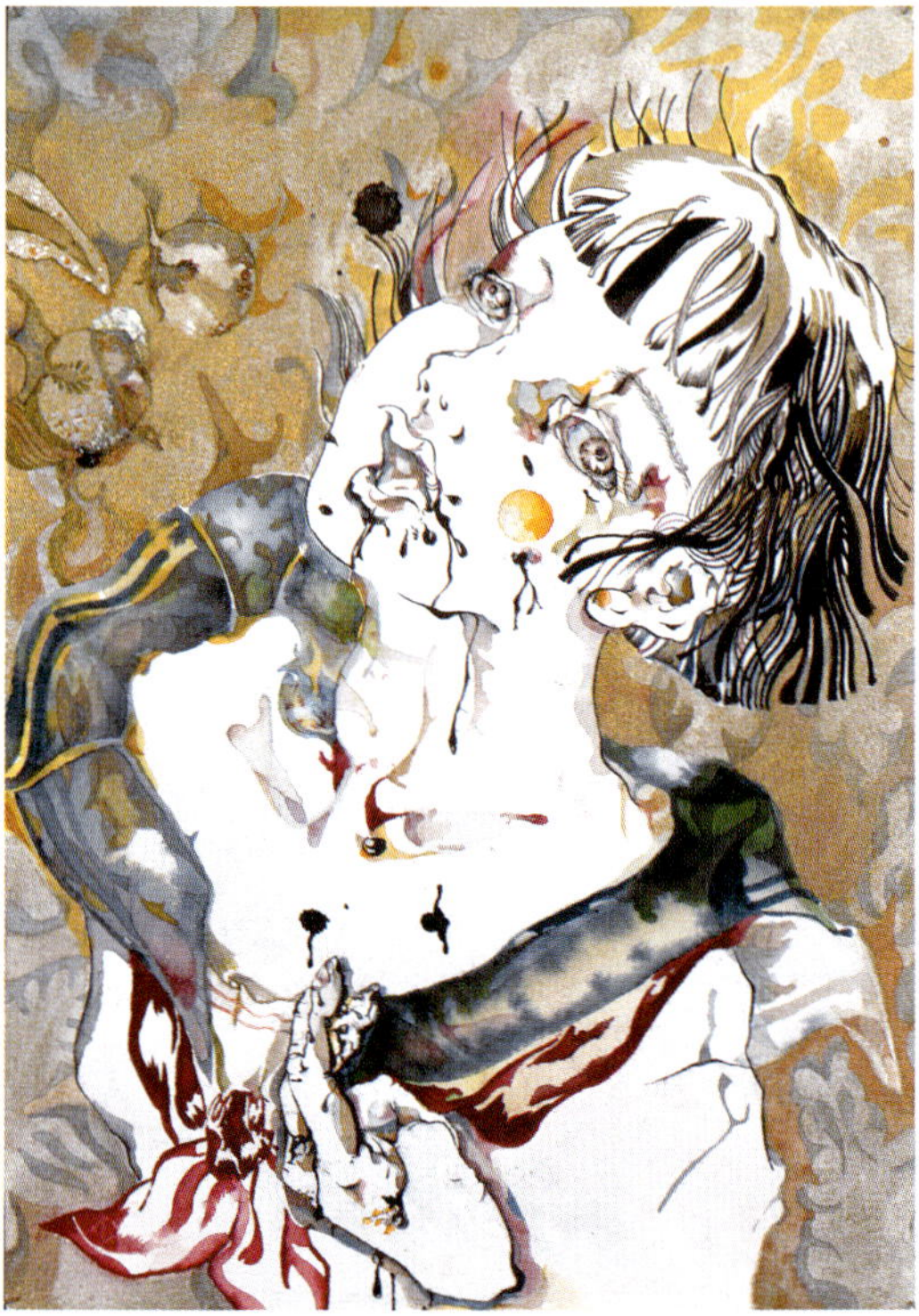

口絵 T20　木村千穂『夜の花裂く森で』
筆ペン、日本画絵の具、19.5×27cm、1996年

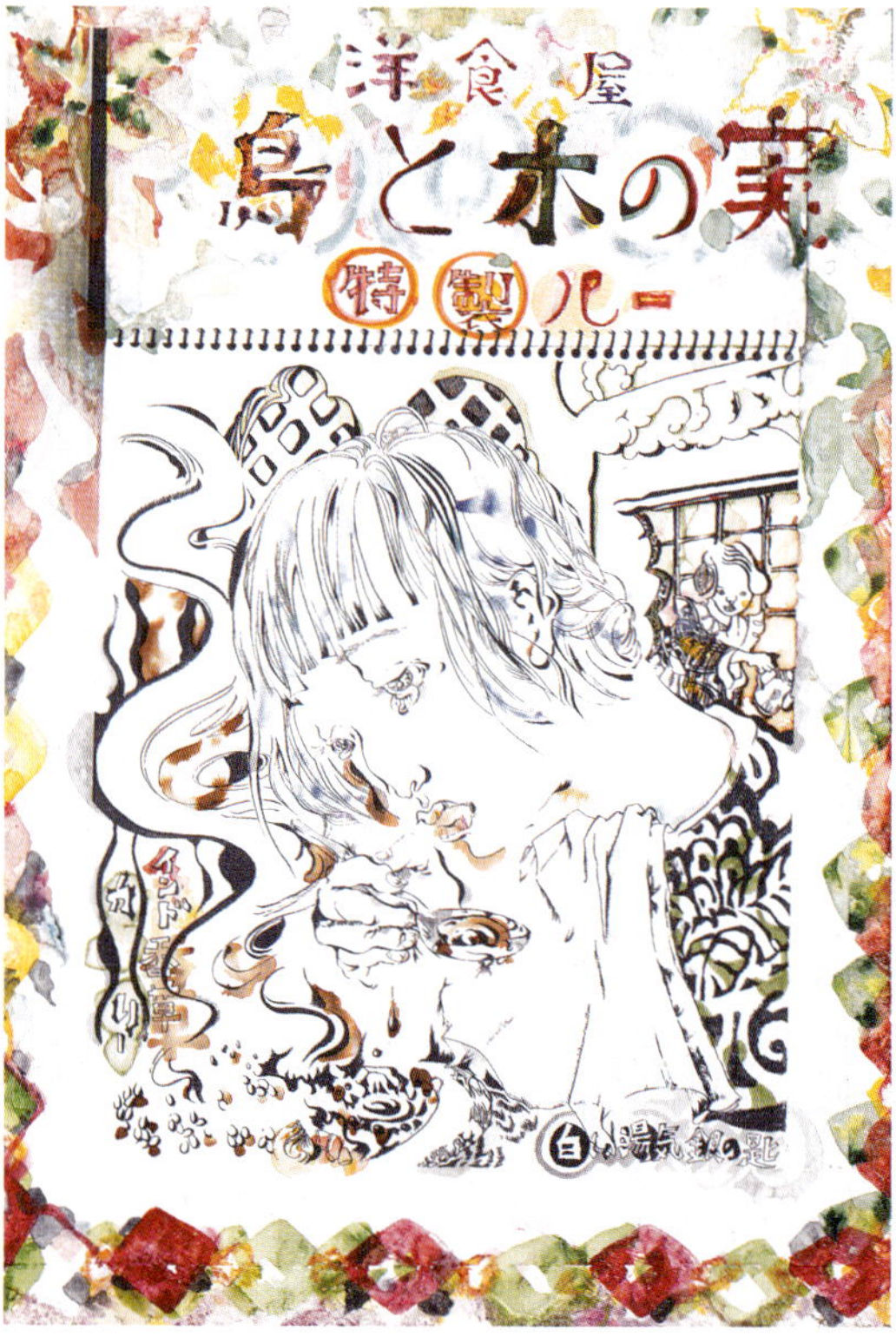

口絵 U21　木村千穂『白い湯気　銀の匙』
筆ペン、日本画絵の具、27×39cm、1997年

まえがき

本書は、生きづらさを抱えた人々が、その苦しみを絵や映像のなかに自己表現することによって「生」をよみがえらせていくプロセスの一端を明らかにしようとしたものである。「生きづらさ」に関しては、近年多くの言説がみられるようになり、彼らの精神的悩み、精神症状、自殺等に関しても問題化されるようになってきている。さらに、生きづらさを感じている人々が、言語表現と共に、あるいはそれに代わってさまざまな媒体を用いておこなっている表現行為に関しても社会的注目を集めるようになってきた(1)。

筆者は、人々の生きづらさと自己アイデンティティという問題に対する関心から、リストカット等の自傷行為や自殺未遂をひき起こしたりする若者たちと関わりをもつようになり、ひきこもりや非行体験をもつ青少年の会や親の会、精神病院などのフィールドで参与観察をおこなってきた。そうした生きづらさを抱える人々と接するなかで、「自分の言葉でそれを表現出来たのはかなり精神的な余裕ができてからだった」と自らの体験を語る人々にしばしば遭遇した。困難を抱えた人々には言語による意味づけすらできにくい場合が現実には多くみられるが、研究としては従来あまりとりあげられていないのが現状である。

社会学においては、一九九〇年代に入って、H．M．リバック、J．G．ブルーンの『臨床社会学』（1991）が出版されたのが一つの契機になって、「臨床社会学」という、新しいパースペクティブをもつ研究分野が生じてきたが、現在のところ、多様な視点や目的、アプローチが混在しながら、さまざまな可能性が示されている段階である。筆者は、そうした臨床社会学の実践的可能性の一つの場として、精神病院造形教室や映像制作に関わる人々と交流を持ちながら、生きづらさの問題、その自己表現と自己解放の問題を通して、自己／社会的関係や社会的相互作用／社会の変化という三者の相互関係性を考察しようと試みてきた。したがって本書は、いわばアートを中心とした、臨床芸術社会学と呼べる分野を扱ったものであるといえるかもしれない。

本書のベースになったのは、二〇〇〇年四月から二〇一三年一一月までの期間におこなった調査である[2]。第一部では、精神病院、福祉施設や共同作業所などで表現行為をおこなう人々やその家族、造形教室の指導者、美術館の学芸員、および医療・福祉関係者に対して、聞き取り調査をおこない、精神的に悩みを抱え、病院で精神疾患の診断を受けながら精神科病院内にある〈造形教室〉で芸術活動をおこなっている人々の視点から、その芸術活動の意味を考察する。彼らがどのように自己表現をし、それは他者によってどのように受けとめられ共感されているかを示し、その過程で、当事者が新しい自己意識をもつようにもなり、また他者にも変化をもたらす点を中心に考察したい。

第二部では、社会、学校、家族内での問題による「生」の実感の喪失や、摂食障害やひきこもり等としてさまざまな形であらわれる生きづらさを抱えながら、自らの姿を詩や絵画で表現したり、ドキュメンタリー映像によって自己表現をおこなう人々を、より個別的に、インタビュー調査や制作日記をとおしてみていく。セルフ・ドキュメンタリーを表現媒体とする彼女たちは、どのような生活史を経て、何に苦しみ、「自己を撮る」という行為により、そこから解放されることを試みたのであろうか。カメラと自己との関係、制作過程にみられる自己と他者との関係の変化、作品を発表することの意味や、作品発表後、自己意識はどのように変化していくかを考察する。

そして、それらは、表現者と共に、精神科病院や知的障害者更生施設の絵画展を筆者の勤務する京都造形芸術大学の付属展覧会施設において開催し（口絵A1・B2・C3・D4、図34（九五頁））、映像関連では、大学映像ホールでセルフ・ドキュメンタリーを含むドキュメンタリー五作品の上映会をおこないながら進め、また鑑賞者の感想もとりあげる。(3)

第一部と第二部はそれぞれ、絵と映像という表現媒体の相違はあるが、生きづらさの表現という点では共通性をもつ行為として捉えることができるであろう。そして、自らの生きづらさのなかで、人が自分について悩み、その苦しみからどのように脱却しようとするかということは、自己アイデンティティに関する問題である。

自己のアイデンティティについては、現代社会においては、個人はアイデンティティを求めず、多様で多元的なアイデンティティの間を流動的に、軽やかに浮遊する側面がみられる（上野編 二〇〇五）。しかし、そのような側面だけではなく、アイデンティティに関する議論には、Z. バウマンが『アイデンティティ』（2004）において、「グローバルなヒエラルキーの一方の極には、異常なほど巨大な地球規模のオファーから自由気ままに自分たちのアイデンティティを構成し、分解できる人々が存在し、もう一方の極には、アイデンティティの選択へのアクセスを拒まれた人々、自分たちの嗜好を決める際にノーと言えない人々、他者によって強制され、課せられたアイデンティティを背負わされる人々が溢れている」（Bauman 2004：邦訳 七〇）と指摘しているように、現代社会においては、その両極性が存在しており、本書で扱うのは、バウマンが述べている後者の人々である。

また、A. ギデンズは、『モダニティと自己アイデンティティ――後期近代における自己と社会――』（1991）において、第二章を「自己：存在論的安心と実存的不安」にあてている。そのなかで、存在論的安心によって、人は人生をのりきれるが、その基本には、エリクソンやウィニコットの言う「基本的信頼」があり、それは早期の養育者との相互関係によって形成される「保護皮膜」の情緒的支えによって育くまれるものであると論じている。

ギデンズは、「自己アイデンティティ」を、「生活史という観点から自分自身によって再帰的に理解された自己」であり、それは「行為主体によって再帰的に解釈される継続性」と定義している。そして、自己アイデンティティを分析する最良の方法は、自己についての感覚が破壊されたり妨げられたりしている人々と対比をすることであると述べている。彼によれば、R．D．レインが『引き裂かれた自己』（1960）で述べているように、存在論的に不安定な人は、時間がばらばらな瞬間として理解され、カフカの登場人物の言葉のように、「俺が生きているぞという確信をもつことができた時間がない」、継続的な物語（ナラティブ）が維持できず、「消滅についての不安、外部から進入する出来事によって呑みこまれ、押しつぶされ、圧倒されることへの不安」をもっている（Giddens 1991：邦訳五八）。ギデンズが述べているように、本書では、生きづらさを抱え、消滅についての不安をもち、自己についての感覚が妨げられている人々をとりあげることによって自己アイデンティティの問題についても理解を深めることができるであろう。

精神科医の高木俊介氏は、G．H．ミードの「I」と「me」について、生命的エネルギーとしての「I」と、その社会化として切り離された「me」としてとらえ、生命体としての「I」は、その解放と充足を求め、「me」は、不可逆的に「I」の流れを滞留させると述べる。そして、「自分探しの病理」と聞いて思い出すのは、「自分探しそのものではなく、あらかじめ自分を否定された者として固定させてしまった若者たちである。それを自分探しの陰画、といってもよいだろう。否定的な自分の固定とは、「I」の完全な滞留、氷結である。だから、その者たちはほとんど例外なく、自死に終わった」（高木 二〇〇九：三六）と書いている。それでは、この「I」の氷結を再び溶かし、生の実感を得るようにするにはどのような状態が必要なのであろうか。それはバウマンが述べている「他者によって強制されたアイデンティティ」を別のものに変化させていくことであり、そのためには、やはり社会のなかで他者とのあいだに異なった新しいかかわりをもつことによって可能になるだろう。
近年は特に、このような生きづらさを抱える人々に関しては、臨床心理学の対象領域としてとらえられ、カウンセリング等の治療実践がおこなわれてきているが、本書では、このような治療という枠組みではなく、自らの自己表現をおこない、その制作や鑑賞を通じて他者との新たな交わりによる関係において現れる変化についてみていくことを目的としている。なお、以下では、「芸術」と「アート」は同一意味で用いている。

注

（1）「生きづらさ」に関しては、家族関係からの考察『生きづらさを超える哲学』（岡田 二〇〇八）、当事者の視点から『生きづらさについて』（雨宮・管野 二〇〇八）、経済的状況との関係については、『生きづらさの臨界』（本田・後藤・中西ほか 二〇〇八）等参照。質的研究においては、「文学や芸術、演劇といった開拓の地が存在する」（ガーゲンM. M.・ガーゲンK. J. 二〇〇六：三一七）と述べられているが、精神科病院における絵の表現に関しては、荒井裕樹のすばらしい書籍である『生きていく絵』（二〇一三）が出版された（本書、一一八頁注（8）参照のこと）。また、「当事者（アルコール依存症、うつ病、ひきこもり、摂食障害、自殺未遂、リストカット）の体験発表や回復に関してのパフォーマンスイベント」として「こわれものの祭典」は重要な意味をもつものとして知られている。

（2） 使用する資料に関しては、第一部では共に絵画展覧会や映像上映会を開催しながらおこなった参与観察の記録（注（3）記載）や、筆者が単独でおこなった表現者へのインタビュー、表現者の展覧会時におけるギャラリー・トーク（絵を前にした語り）及び表現者の記述文章、鑑賞者である学生の感想文が中心となる。
表現者の記述文章としては、〈造形教室〉が独自で毎年開催している展覧会「癒しとしての自己表現展」冊子（自己表現展冊子と略記する）（一九九四―二〇一三年）、丘の上病院が発行していた『丘の上』（入手可能であった第一号一九六九年一一月―第一〇号一九七八年一二月号）、東京精神科病院協会主催公募展「心のアート展」（二〇〇九―二〇一三年）の展覧会冊子等を用いた。

第二部に関しては、木村千穂さん、岡田敦さんへ筆者が単独でおこなったインタビュー記録（詳細に関しては、本文及び注に記載）と、セルフ・ドキュメンタリー映像資料は、日本映画学校作品の『アヒルの子』『私をみつめて』、大阪シネマ塾作品『レター』を使用。これらの作品は、当時日本映画学校教員であり、「大阪シネマ塾」を開塾していた原一男氏の指導によるものである。

また、二〇〇六年、二〇〇七年三―五月に筆者が単独で表現者の小野さやかさん、河合由美子さん、藤田直美さんにおこなったインタビューと、河合さんに追加インタビューとしておこなった二〇一二年一月の、計五時間の記録、また小野さんに関しては、制作日記（小野 二〇〇七）も使用している。

本書記載のインタビュー対象者の年齢は調査開始時のものである。なお引用部分の太字強調は筆者によるものである。本書での名前の記載は、不統一な印象を与えるかもしれないが、本名記載、仮名記載、イニシャル記載等、すべて当事者の希望に従った。

第一部、第二部でも用いた学生の感想文は、展覧会鑑賞後及び映像鑑賞後、京都造形芸術大学において筆者の担当するクラスの芸術系の多様なコースの学生より得た資料で、すべて使用許可を得た上で用いている。なお作品の写真は作者から提供協力と掲載許可を受け、本書の全てのデータに関しては発表の承諾を得ている。

(3) 筆者の勤務大学担当授業で企画・準備した展覧会（会期は各一週間）。内容は、二〇〇二年七月「平川：医療でないアート展」（京都造形芸術大学人間館）、二〇〇四年二月「臨床のアート展」（京都造形芸術大学付属ギャラリーRAKU）、二〇〇四年一二月（「無心の画家たち：知的障害者厚生施設みずのきアトリエの絵画」（同上ギャラリーRAKU）。また、授業とは別に平川病院造形教室と共同開催でおこなった「臨〝生〟のアート：精神病院内での造形活動一九六八―二〇一一」（二〇一一年五月九日―一九日、京都造形芸術大学ギャラリー・オーブ（Galerie Aube））。鑑賞者人数は、筆者の勤務大学学生やアート、医療・福祉関係者、一般市民、各会約六〇〇名である。

第二部のドキュメンタリー作品に関しては、大阪シネマ塾作品上映会を、京都造形芸術大学映像ホールでおこない、五作品を計三回ずつ上映して、各作品の出演者及び、監督、録音、演出、編集等のスタッフと観客との間で話し合いの場をもった。期間は、二〇〇三年一〇月に三日間であり、藤田さんを含む出演者に対しては、各作品の上映会終了後に筆者がインタビューもおこなった。

目次

第一部　臨〝生〟のアート

第一章　精神科病院のなかの芸術活動

一　造形教室の磁場

アートの渦／人間の交流の渦

第一部では、生きづらさを抱えながら自己を表現することによって、表現者がどのように生きる意欲を取り戻しているのかを、具体的には、精神科病院において一九六八年以来、四〇年間以上という長期にわたり造形教室を実践している安彦講平氏の活動をとりあげて考察していく。安彦氏は、一九三六（昭和一一）年生まれで、大学の文学部芸術学科を卒業後、複数の精神科病院内の造形教室で活動を続けているこの分野における先駆者である。(1)

筆者は、二〇〇二年に精神科病院である平川病院（医療法人社団光生会：東京都八王子市美山町）の〈造形教室〉の展覧会を見て、作品のもつ迫力に強く心を打たれ、また作者が絵の前で語る姿、その語られる内容やことばの美しさ、鑑賞者との間に交わされるコミュニケーションに非常に驚き、衝撃を受けた。さっそく同年、勤務大学での展覧会の開催を依頼し、その後展覧会を共におこなったりしながら交流を続けてきている。

安彦氏は、自ら主催する造形教室に関して、表現者が自由に表現行為をおこなうなかで自らを癒すことが大切だと考えており、「治療」のためにおこなわれているものではないと語っている。(2)

まず、安彦氏がおこなってきた精神科病院における造形活動の特徴を示してみるが、安彦氏は、その造形活動を始めた頃のことに関して、「週二日を一日目の午前と午後は、男女の閉鎖病棟、二日目の午前はお年寄り中心の病棟、午後は半開放の病棟へ。いわば、村の中の辻つじを巡り、半日ずつの興行を打って歩く大道芸人のような日を続けて行った」(安彦 二〇〇一:四〇)と記述していることから、この活動は、そもそもその活動の最初から、通常の絵画教室、また芸術療法とも全く異なっていることがわかる。人に生きる意欲を引き出し、楽しませようという「興行」であり、あくまで人を中心とした活動であり、医療のための療法や、絵を描くための通常の絵画教室ではないことを知ることができる。

また、東京足立病院(東京都足立区)では、朝、ふとんを押入れに片付けた後、ちゃぶ台で簡単な絵を描くことをし始めた頃、安彦氏の来る日は絵を描いたり自由にしてもいい日であることが患者の間で話題として広がり、それから病院の方も絵を描くための専用の部屋をつくってくれたというように、病院の方もいわば自然に、安彦氏や患者の姿に応じて変化していっていることがわかる。

安彦氏は〈造形教室〉においてメンバーにどのように接していたのであろうか。メンバーの記述をみてみよう。

ぼくは四七歳、独身の何の変哲もない男だが、絵を描き始めてから、一〇数年が経った。三五歳の頃だったろう、足立病院に通院してデイケアの〈造形教室〉で安彦先生という人と出会った。(略)ある日、『スクリブルというこんな描きかたがあるけどやってみない』と先生に声をかけられ、何だか分からないまま鉛筆を手に、ただ何も意図せずに画用紙の上をなぞっていった。最初、単純だった線も直線、曲線が連続し、交差し、画面全体に広がってゆき、いつしか複雑化していった。時にはその輪郭の中に人物の顔が浮かび上がってきたり、花や動物だったり、線と線との絡み合いのなかに思いもかけなかったようないろんなものが見えてきて、また描き足したりして、自然に出き上がっていくなりゆきを楽しんでいた。（略）開放から閉鎖病棟に移された時、安彦先生が画用紙と黒いインクの入った万年筆を持って来てくれて、今はとにかく、絵を描くことで辛抱したら、など、かなり励ましを受け、助けてもらった。（NAさん、一九九八年、自己表現展冊子より）

前記の文章からは、閉鎖病棟に入っている時も、安彦氏が万年筆と画用紙という最小限のものでも持ってきて励ましている姿が示されている。またNAさんは、スクリブルという、思いつくまま手を動かしていくことを勧められて、線と線の絡み合いから思いもかけないものが見えてきて表現の喜びが感じられているが、その人の状態によって勧められるものは異なっており、別のメンバーの本木健さんは、パステルを勧められ、「心の中の黒白の世界に情念という色彩が入り込んできた」と述べている。

本木さんは、日常は苦しさに溢れていたが、絵を描いている二時間は夢中になれた。安彦先生や入院仲間から次のステップになる温かい言葉をもらい、「眠っていた自分だけにしかない画面にちょっと生意気に言えば意欲が湧いてきたのだ。（略）こんな風に変わっていった自分。自分だけの力ではないとつくづく思う。他者との関わり、自分が動くことで周囲も動き、その行く末にまた出会いがあることを知った様な気がする」と自己表現展冊子（一九九四年）に書いている。この「意欲」というものは、人間にとって基本的なものであり、意欲をもつように他者から勧められても、また自ら意欲をもとうと思っても、なかなか意のままに沸いてこない大切なものである。また名倉さんは、「私の描いたピエロの絵を安彦さんは病棟の廊下の壁に張ってくれた。それを見た他の患者は、今度は女のピエロの絵を描いてくれ、と私に言った」と書いているが、同様に本木さんの詩も次のように廊下に張り出され、そのことによって人の交流が沸き起こっていることがわかる。

木曜日の夕方、〈造形教室〉が終わった後、詩は渡り廊下に掲示された。色々な人達が批評してくれた。僕は励まされ、また次を書く衝動を後押ししてくれているようになっていった。色々な人達と交流が生まれ、いつしか渡り廊下は、夜の社交場のようになった。批評してくれる人達の言葉は、自分自身も気付かない面を発見させてくれ、同時に読んでくれた人達へも、心のひだに届いたようだった……。（本木さん、九三年夏の号『ひよどりの里』三六頁）

袋田病院院長の的場政樹氏は、安彦氏の病院での活動に関して次のように書いている。「さらに安彦さんは、デイケアの中に留まらず、毎回わざわざ病棟に出向いてアートに関心のない患者にもビデオを見せたり、職員を捉まえては万華鏡を見せたりと、場所も対象も限定せずに自然にアートの渦に巻き込んでいこうとする」（的場 二〇〇九：四三）。この場所を限定しない「アートの渦」によって「人間の交流の渦」が生じている。

合評会

この人間の交流の輪の重視は、この〈造形教室〉が「合評会」を大切にしていることからもわかる。前述の名倉さんの記述のなかにも、病院の畳の上にちゃぶ台のような机をおいて描いていた初期段階から、「合評会といって

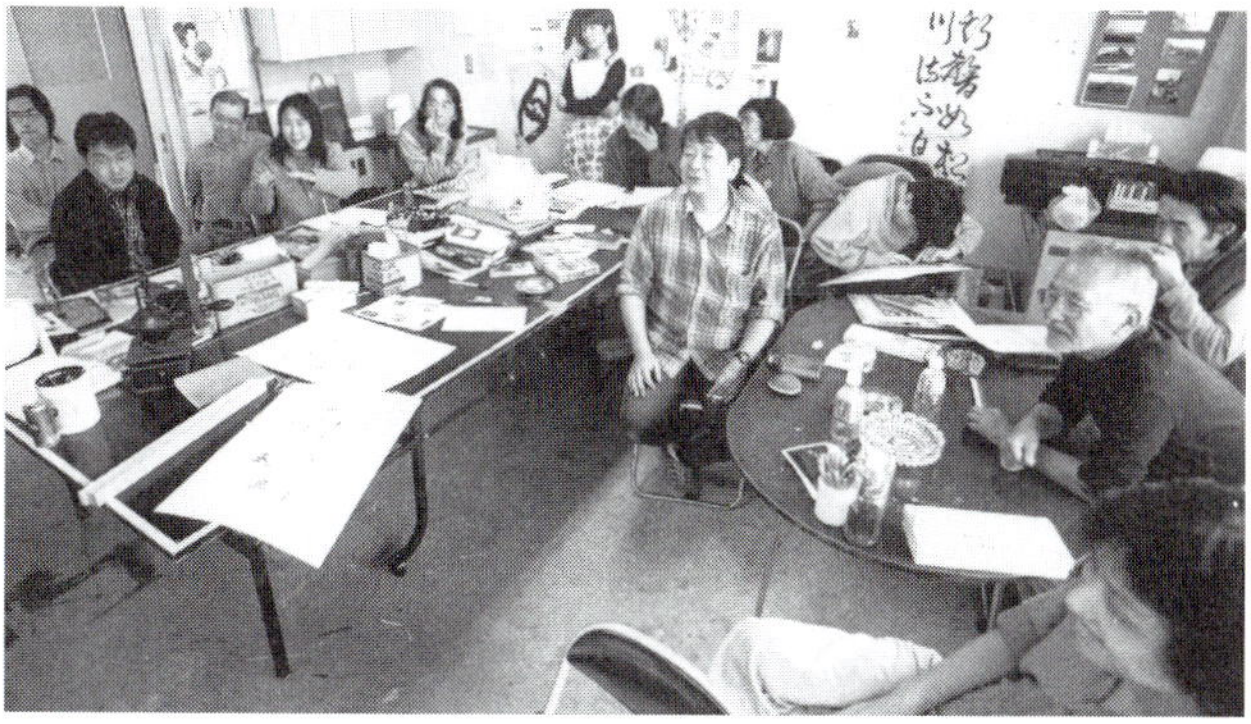

図1　合評会；安彦氏（右）（撮影：稲垣明）

一人一人の絵を見ながら、自分の絵についての印象や他の人の絵の感想を語りあった」とあるが、安彦氏は次のように回想している。

絵の時間の終わりには、描いた絵を皆で囲んで、それぞれに感じたことを話し合う。『合評会』の席には絵を描かなかった患者も集まってきて、一緒に絵を前にしてコモゴモに語り合う。この合評の座は、描き手である患者の充足感、意欲を喚起する力となっていった。はじめ、見るだけといっていた人は、何時しか描く側に移っていった。（安彦 二〇〇一：四二）

筆者も何度も参加させてもらったことがあるが、この合評会は、一人一人が真剣に描いた作品を見守るとても心地良い雰囲気で満ちている（図1）。また、次の記述からは、参加者が、作品に関することだけでなく他のいろいろな関心事の話をしたり、堅苦しくなく駄洒落を言いあったりする楽しい遊びのある場でもあり、「豊かな場」だと感じていることがわかる。

合評は、じっと向き合って、そのときその人が自分の眼で見た、心で感じたことを語ってくれる。明るい・暗い・上手い・下手……ですまされない。それが私たちのグループ。自由にどんな絵を描いたって一向に

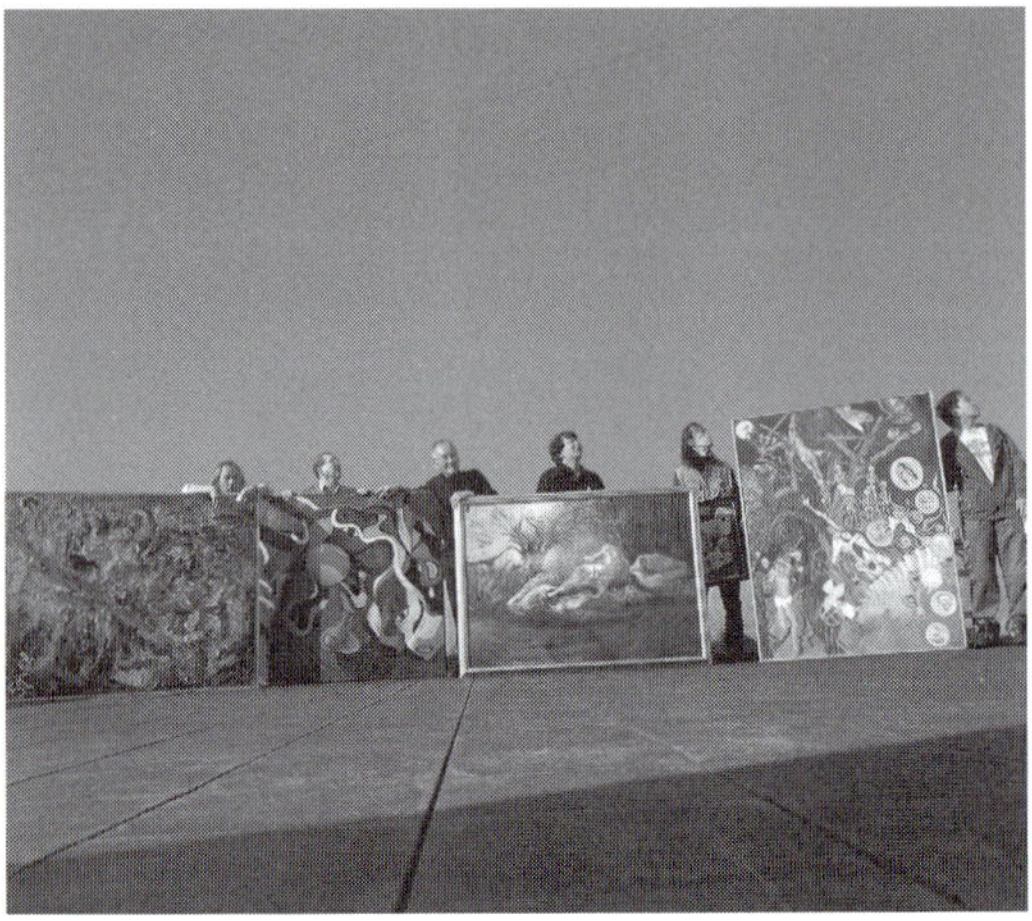

図２　平川病院造形教室（病院の屋上で）（撮影：稲垣明）

かまわない。その自由、ただ、その場しのぎの放任、成り行き任せではない。もう少しできるんじゃないか、こうではないか、自分の中の思い込み、既成の考え方から開放し、一歩突っ込んだ申し合いがある。そうして保証された場のなかで、どんな表現をしても構わない。（本木さん、一九九八年、自己表現展冊子より）

同じように心をむしばまれた者同士は、どうしてもネガティブな話が多くなる。それはそれで同じ苦しみを分かち合い、助け合って行く否定されるべきものではないと思うし、大いにプラスに働くこともある。しかし、そこからはロマンや情熱の気持ちは生まれにくい。だが描くということに魅せられた仲間との関係は大いに情熱をかりたてロマンを共有しているように感じられる。そこにはもはや病いと切り離された仲間意識があるように思える。（Ｕｅさん、「描くことと私」一九九四年、自己表現展冊子より）

ここに来ると、絵については無論のこと、私が関心をもっている現代の人間の問題、文化のこと、世界の情勢、そして、その日の顔ぶれによって、それぞれの生まれた時代や郷土のこと、古今東西の話題が自然に展開していきます。先生は特に駄洒落をくりだし、それに負けじとこちらも懸命に頭をひねる、といった調子です。そんな時『この場は豊かだな』と感じます。明治時代にサロンといわれたところは、ひょっとするとこんな雰囲気だったのかも……。（Haさん、「心の傷を癒す場」一九九九年、自己表現展冊子より）

通常、「合評会」というのは、私の勤務する大学でも、合評週間の前後に学生が精神的に悩んだり、体調を崩したりすることが少なくない。それは、自分の作品がいろいろな人達の面前で他の作品と比較されることも含めて「評価」されることを主目的としているからである。しかし、この〈造形教室〉の「合評会」は、前記のように互いに語りあい、分かち合うというようなコミュニケーションであり、励ましの場であることが中心で、通常の合評会とは全く異なったものであることがわかる。

〈造形教室〉のなかのメンバーの関係性は、決して押しつけがましい人間関係ではなく、一人一人が深遠な世界を描いているのを、そっと傍でみつめているといった関係に見える。もちろん些細なことでのもめごとが全くないわけではないが元に戻ってまた絵を描いている。本木さんはそれを、「背中に感じる連帯感」という表現を用いている。

ところが、救われてきたはずなのに、皆は私の存在もまた支えになっている、と言う。相互に支えあっている。いろいろなことがある。違和感、不信感、時にはあからさまな対立批判……長い時間のなかで、消化、修復しながら、そういう関係、場が養われてきたのだ。教室ではそれぞれ背中を向けてキャンバスに対峙している。その背中に連帯感を感じ出したのはいつ頃からだろう。（本木さん、「杖と鏡について」一九九八年、自己表現展冊子より）

このような連帯感が醸成されるのには、この〈造形教室〉における「合評会」が重要な役割を果たしているのであろう。〈造形教室〉のなかでは、苦しみもまた人生のなかの一側面であり、絵を描くなかで他者と共にそれについて見つめていくということが互いに励ましあいながらおこなわれている。

二　〈造形教室〉と精神病院の環境の歴史

患者への人権侵害とその問題化

安彦氏がこのような活動を始めたのは精神科病院の問題が指摘され始めた頃の一九六八年であるが、そのような時期に芸術活動が花開くことを可能にした土壌があると思われるので、次に、その頃の精神医療と、そのなかでこの造形活動が中心的におこなわれていた丘の上病院はどのような病院であったのかみてみよう。

当時の精神病院における患者の姿が最初に詳しく描かれたのは、アメリカの社会学者E．ゴフマンのそのエスノグラフィーである『アサイラム』(1961)においてである(3)。彼は一九五五―五六年にワシントンの連邦衛生局経営の聖エリザベス病院で参与観察をおこない、患者が病院で被る剥奪過程等を克明に描写した（藤澤　一九八八）。精神障害は、現在でもやはり、非常に大きいスティグマが付与されることが多く、患者には症状の苦しみに加えて、孤立を強いられる社会的状況が存在している。ゴフマンも同上書で、精神病院のなかの自己の「無力化過程」(mortification process)を示したように、劣悪だと批判されてきた当時の精神科病院において「人間が物にされていく」（石川　一九九〇）過程が指摘されてきた。そのような状況において、安彦氏が主宰する〈造形教室〉のなかで、どのようにしてその無力化過程から逆向きの過程を進むことが可能になったかを示す一つの例を見出すことができよう。

当時、アメリカの精神病院入院患者は、一九五五年のピーク（五六万人）をむかえていた時期であったが、医療費抑制の動きや薬物療法の進展により、一九七五年には一九万人に減少している。ゴフマンの研究は、一年後にそれを読んで感動したK．キージーの小説『カッコーの巣の上で』へと続き、映画化（ジャック・ニコルソン主演の映画で大ヒットし、アカデミー賞、作品賞を含む主要五部門受賞）により、人々に精神病院への認識を変化させる要因の一つとなった。

日本においては、明治以降、精神障害者に対する私宅監置及びそれについての警察による許可制がとられていた。東京大学の呉秀三による道府県立病院建設の要望がなされたが、あまり進展はなかった。戦後、民間病院が増えるなか、患者への人権侵害は進み、一九四七—一九五七年の間、精神外科ではロボトミー手術がおこなわれ、また生活療法に関しても、その名前のもとに患者の人権上非常に問題がある運用がなされていた。一九七〇年に、精神病院の実態に関して朝日新聞の大熊一夫記者による「ルポ精神病棟」の連載が開始する。浅野は、「一九七〇年代、私が精神科医になった当時、精神医療の現場を支配していたのは生活療法及び生活指導的思想でもあった。精神病院の内部には、大量の長期在院者が蓄積し、患者にも職員にも無力感が蔓延していた」（浅野 二〇〇〇：四四）と述べている。

全開放型病院として一九六八年に三枚橋病院（群馬県太田市）を創設した石川信義が書いた『開かれている病棟——三枚橋病院でのこころみ——』（一九七八）には、はりきって任務についたにもかかわらず、患者からの出してほしいという声に対して、病院側の出せないという押し問答の繰り返しで次第に絶望していく医師の姿が示されている。

閉鎖病棟のすさまじいまでに異常な環境のもとでは、そこに入れられたというだけで、とたんに患者は拒否反応を起こしてしまい、その結果、切迫感や焦燥感が胸につきあがって、彼はただやみくもにそこから出してもらうことだけを要求するようになるのである。（石川 一九七八：一七）

次第に彼らは沈黙しあきらめていき、訴えようとしなくなり、ぼんやりした様子でただ無為に時間を過ごすだけのようになる。

面接室に呼んでも、彼らはもう私にぶつかって来ない。話しかけにうわべだけの答えはするが、それは変によそよそしく、儀礼的で、通り一遍の返事でしかなかった。（石川 一九九〇：四一）

彼らは打ち棄てられ、打ち棄てられたままに〝倉庫〟に格納され、彼らの人生の時間だけが、ただ徒に空費されていた。（略）〝物〟としての存在しか認められないから、彼らのほうもやむなく〝物〟になった。（同書、一七頁）

管理的なレクリエーションについて

一九六〇年代から精神病院建設ラッシュがおこるが、患者への拘禁性、収容体質が強化され、患者にとって本来楽しいはずのレクリエーションも、小林（一九五六）が述べるように、「生活療法（くらし療法）」のなかにおける、「生活指導（しつけ療法）、作業療法（はたらき療法）、レクリエーション療法（あそび療法）」として全国に急速に広がっていくが、管理されたレクリエーションという性格が顕著であった。

石川は赴任直後の忘れがたい記憶として、患者によかれと思いピクニックに連れ出したが、誰一人喜ばずニコリともせず、列をつくって黙って静かに歩く姿を述べている。小手先で外出させても、自由を含む数々の人権が患者に保障されていないからだと感じたと述べている（同書、五―六頁）。彼は病院が熱心におこなう「レクリエーションでは、寒気がした」と述べ、彼女らは、大人のやる遊びではないことをやらされて笑い声ひとつ立てないでそれをやっていたと回想する。そして、「なぜ、彼女らに、それぞれに見合った仕事や遊びをさせられないのか？」と疑問に思ったが、治療者側にとって管理のために都合がいいからであることがわかったと述べている（石川 一九九〇：四八）。

一九七〇年当時の「丘の上病院」の革新的側面

安彦氏が造形活動をおこなっていた病院のうちで、東京都八王子市にあった「丘の上病院」は、以上のような一九七〇年当時の劣悪な精神医療の状態と比べると画期的な環境がつくられていたことがわかる。丘の上病院は、延島信也院長によって、自分が入院したくなるような病院をつくろうとする思いで一九六九年に五五床で開院された開放制病院である。患者の割合は、神経症五〇％、統合失調症二〇％、躁うつ病二〇％と書かれている（延島 一九八六：三〇）。

「病院はオアシスのごとくあるべきだ」というのは私の持論でもあり、丘の上病院の病室名には「ユートピア」があり、娯楽室名が「オアシス」であることは、これを象徴している。（「親切という美徳」『丘の上』八号、一

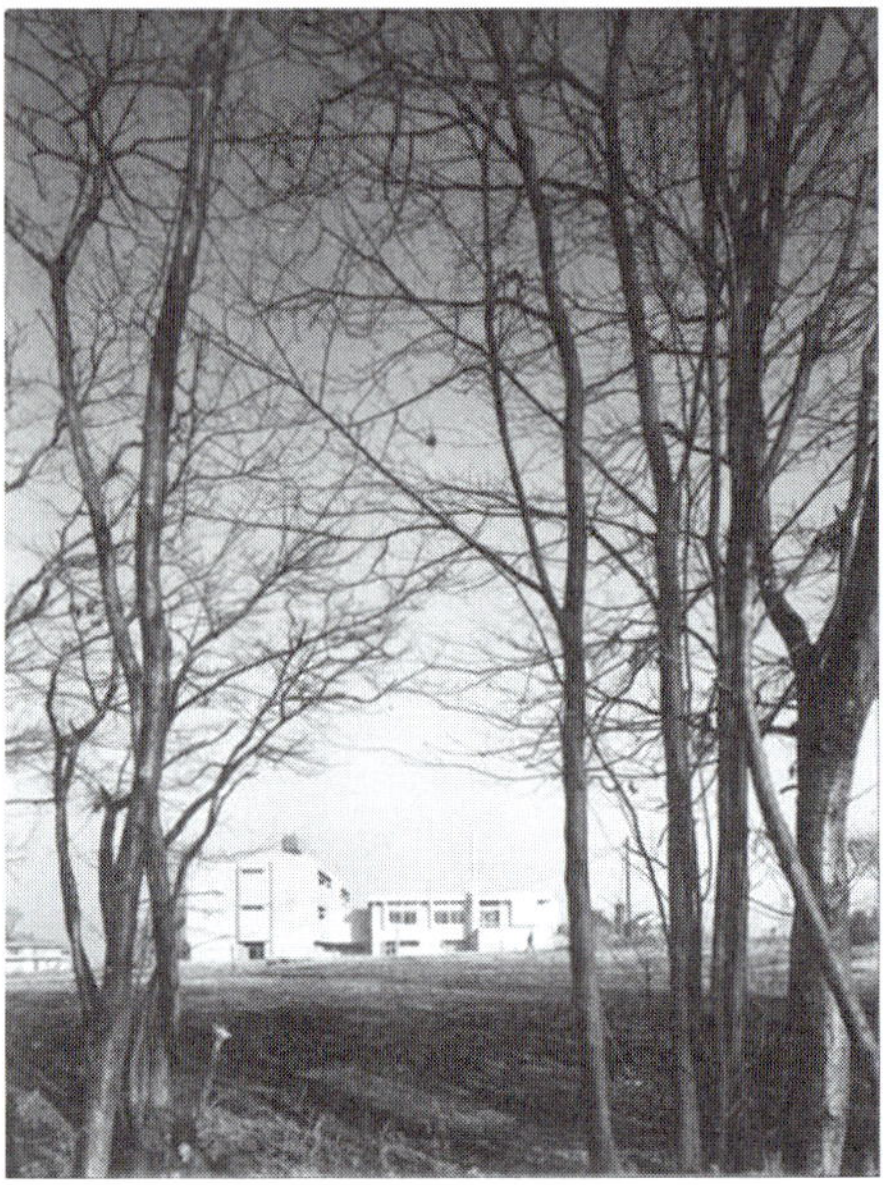

図3　創立当初の丘の上病院（撮影：大橋富夫（1969））

九七六年）

そして、自然環境、完全開放制の建物での治療、運動療法、作業療法、芸術療法、レクリエーション療法を含めて、「治療者はもとより受付嬢から掃除のおばさんに至るまでの全職員の醸す暖かいムード、悩みや人生経験や社会的立場を異にする患者さんたちの相互交流（交流療法、生活療法）などが一般の医学的治療に匹敵する重要性を持つ」（延島 一九八六：三二）と述べて、「心と身体と社会性の三次元にわたる同時並行的に行われる」丘の上病院の治療を『多次元治療 Multi-dimensional Therapy』と名付けている。

この丘の上病院に初めて着いたときの印象を安彦氏は次のように書いている。

と、目の前に低い白亜の建物が現れた。（略）――これはいつかたしかに見た……二十三年前の春、丘の上病院を始めて訪れた時、私は胸の奥底からこみあげてくる懐旧の念にとらわれた。（略）檻も鍵もない精神神経科の病院、こんなところにこんな病院があった。一つのカルチャー・ショックを受けた。（九三年夏の号『ひよどりの里』一八頁）（図3）

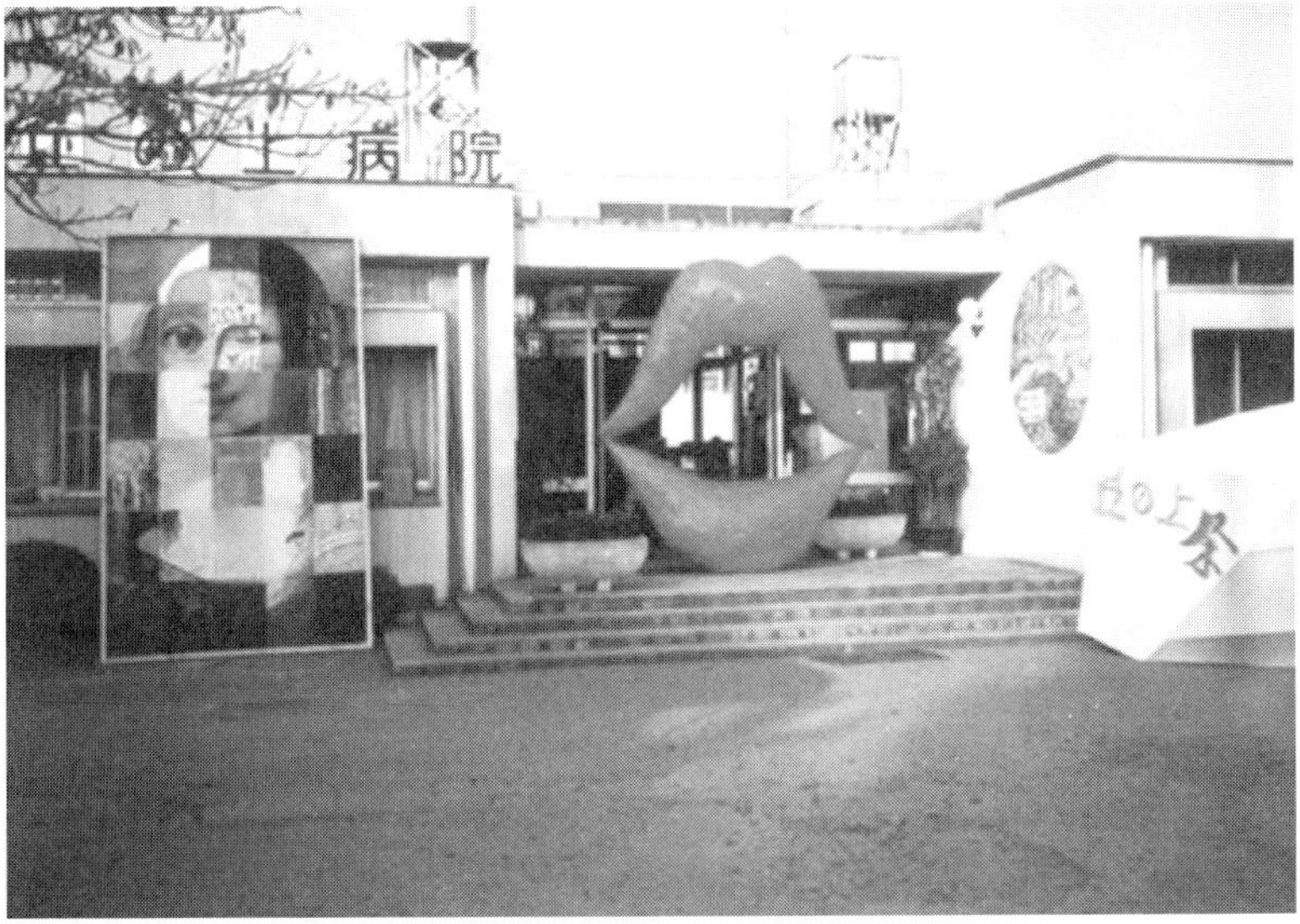

図4　丘の上病院文化祭（1984）

丘の上病院では、さまざまな活発な造形活動、詩をつくる活動、影絵、身体表現等がおこなわれていた。図4は、丘の上病院の祭りの際に、そこをくぐらないと病院に入れないという意図をもって制作されたマリリン・モンローの唇である。同時期の精神科病院としては異例である特徴が一目でわかる。

図5・6・7は、バラバラに分割した絵のパーツを個々人が分担し、再び統合させ、できあがった新しいモナリザの面白さを味わう「価値転換の儀式」（安彦 二〇〇一：一二八―一二四）である。

また、患者の描いた絵や美しい版画で表紙が飾られている手作りの冊子『ひよどりの里』には、患者や病院のスタッフが寄稿した詩や創作が掲載されていた。そこで学ぶ臨床心理学の実習生Aさんは、当時の様子を「完全開放性のアットホームな雰囲気は、私が今まで抱いていた殺伐として荒涼とした精神病院のイメージを一新させました。（略）清潔でいて暖かい雰囲気、廊下には患者さんによる迫力のある絵や書道の力作が並び、診察室の窓の外には鉢植えのかわいい花が咲き、テニスコートやバレーコートからは歓声が聞こえる」（九三年夏の号『ひよどりの里』一六頁）と書いている。

建物に関しても、従来は管理・監督のために、勤務室から奥まで一望できる直線、平行の廊下の両側に縦割りの病室が対称的に並んでいるのに対して、この病院は、廊下は左右に曲がり、患者の公・私の時空が守られており、従来の精神病院にはない建築構造であり、きめ細かい配慮や工夫がなされていたものであった（安彦、第二〇回癒しとしての自己表現展展覧会冊子）。同病院閉院後に平川病院〈造形教室〉で活躍する本木さんは、「二七歳で八王子にあ

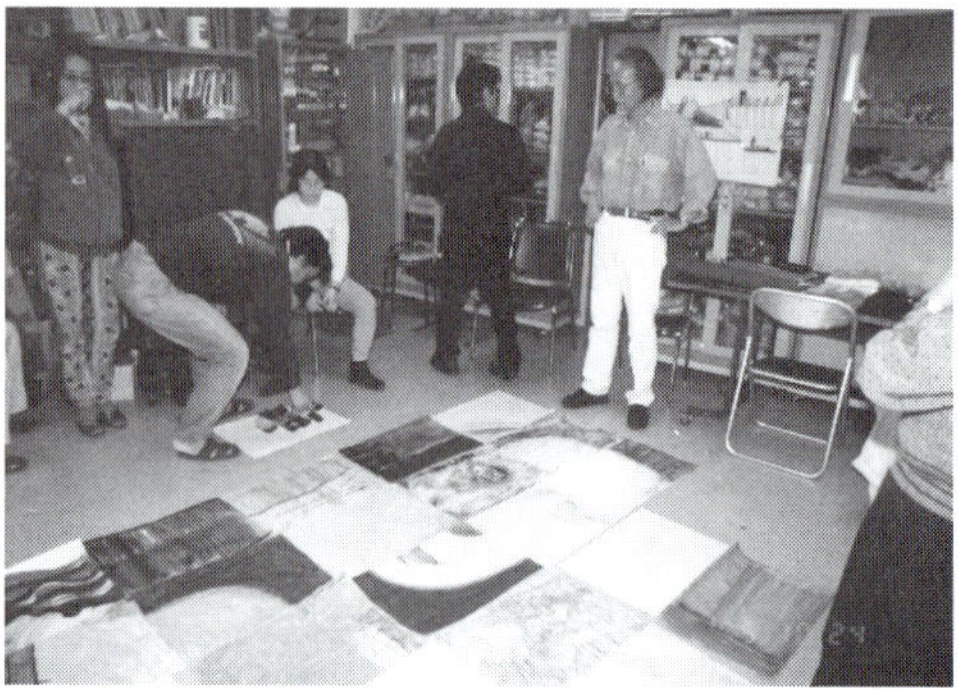

図５　丘の上病院にてモナリザ集団制作（１）1977年
正面に立っているのが安彦氏

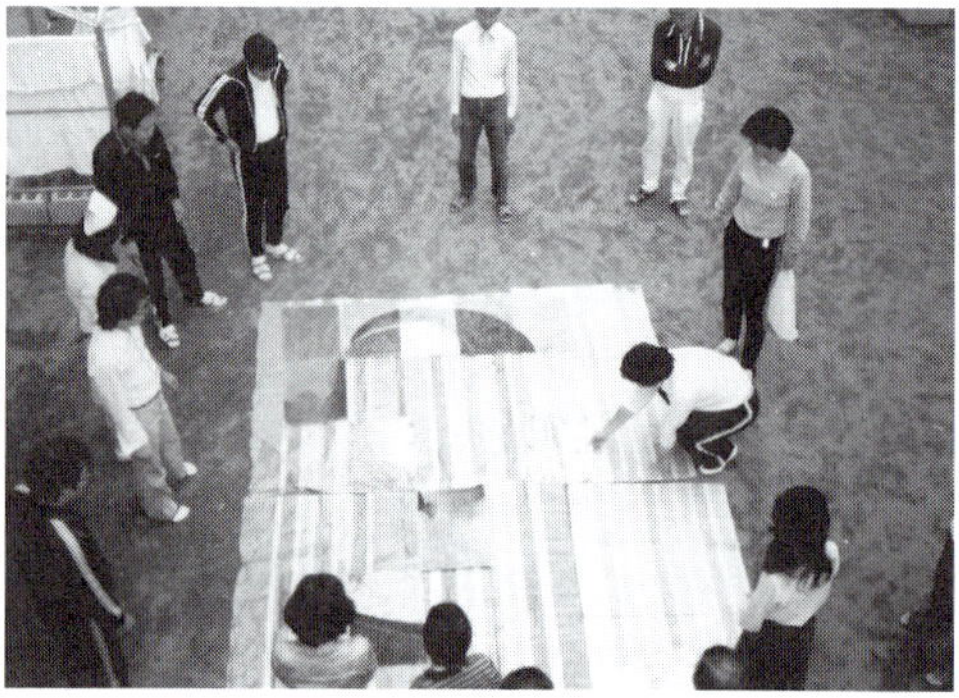

図６　丘の上病院にてモナリザ集団制作（２）1977年

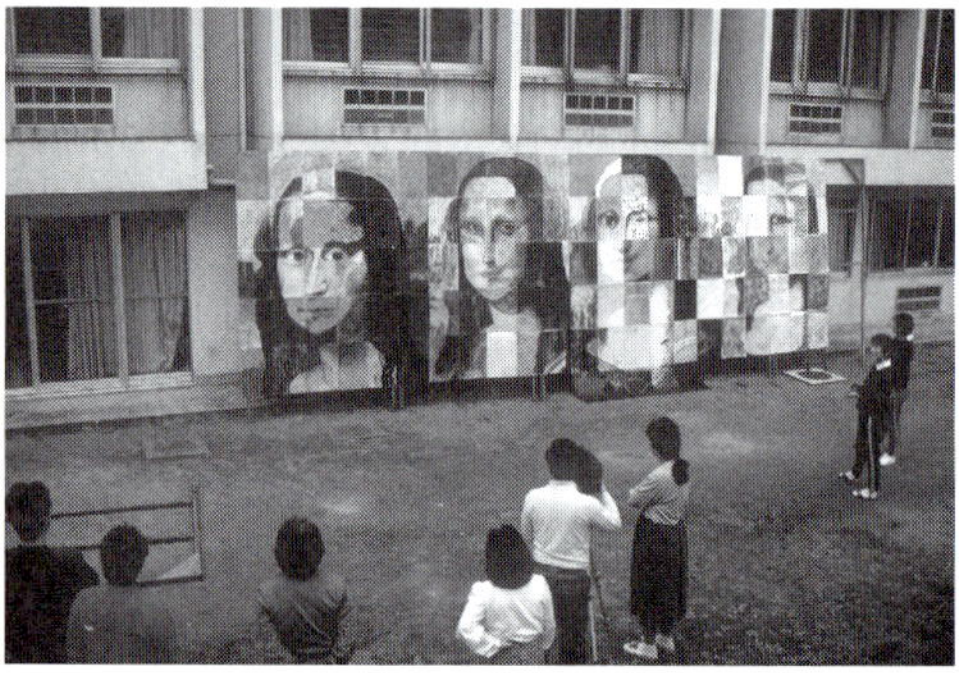

図７　丘の上病院にてモナリザ集団制作（３）1977年

る丘の上病院に入院しまして……。行ってびっくりした、テニスコートはあるわ、タバコは吸えるわ、全開放で」と語る。それでは、患者は丘の上病院に関してどのように感じていたのだろうか。

〈地獄から天国〉

ある患者は、以前いた病院に関して、警察の独房と同じで、病院外のことを患者は「娑婆」といっており、看護婦詰所との間にも二重の鍵があり、してもらいたいことも言いに行けず、外までは四つの鍵があると記述し、「この暗い病院を出て『丘の上』病院に来たときは、心底から〝地獄から天国に来た〟ような気持ちでした。風光明媚な丘の上、ホテルのような建物と部屋、清潔でおいしい食事、暖かい太陽の下でのバレーボール、朝夕の散歩、ホールでのダンス、ピアノ、水泳、先生と看護婦との一体感！『完全オープン制』丘の上病院こそ、『心の病』の治療にはまさに理想的な処だとつくづく思っています」（Tさん、「開放病院の味」『丘の上』二号、一九七〇年、三―四頁）。

〈楽園〉

「退院が決まると、喜びと、一方でまた不安と、『いつまでもこの楽園にいたいな』という気持ちが交錯して、複雑な心境になります」（Sさん、同書、八六頁）。

〈オアシス〉

「長期の闘病生活の初体験によって、失ったものよりも多くのものを得ることができました」（ADさん「乱世の中のオアシス」『丘の上』四号、一九七一年、四六頁）。

〈エデンの園〉

「居心地がいいから逃げ出さない」「入院して一年余りを振り返ってみても楽しい思い出が浮かんでくる」。

〈故郷〉〈ただいま〉

「この病院は私の故郷」（同書、五〇頁）。「外出からもどる時、丘の上病院の建物が見えてくると、懐かしい我が家に戻ってきた様な気がして『ただいま』と自然にいえるようになってきました」（『丘の上』三号、一九七一年、七四頁）。

以上のように、一九七〇年代始めに前記のような記述内容が見られることに驚くが、そのほかにも「入院して初めて人を信じることができた」という記述も見られる。創作活動に関しては、「患者と職員が一緒になってプログラムをつくる」からいいものができるという意見や、次のように、潜在能力や個性を引き出してもらえるという喜びの記述もみられ、また合評会の役割も知ることができる。

〈創作の喜び〉

「毎回のことですが所要時間修了前に各人の作品が、未完成であろうと、合評を必ずなされたということが、実に有意義であったと思います。一人一人の作品を皆の前に掲示して、一つ一つについて夫々全員の批評を求められたと言うことと、ご自身からも寸評を加えられたということです。（略）毎回、合評をし、回を追うに従って、作品が自然と自分の想像していたもの以上に出来ばえがよくなる様になり、大いに自信を深めると共に、快感すらおぼえる程でした。従って造形そのものが大変たのしく、わずかながらでも我々各人が持っている潜在能力、或いは個性をも引き出してくださる。ここにほんとうの創造の芽生えをはぐくむと同時に、その喜びのひときわ大きなものを自然の内に体得させていただけたということは、レクそのものの一典型として誠に有意義であったと思われます。（略）正にこれが『レク療法』の真髄の一端かと思い、有難い気持ちで一杯であります」（「創作——人生の喜びを再体験」（Oさん、『丘の上』八号、一九七六年、四八—四九頁））。

「自然治癒力」重視の考え方

それでは次に、丘の上病院における患者や治療に対する考え方に関してとりあげたい。この点は、非常に重要な点であると思われるが、丘の上病院長の延島氏や安彦氏は、「治療」観や「医者—患者関係」について、ヒポクラテスの「自然治癒力」という言葉を用い、集団で創作する作品にこの文字を入れている。

結局、直ってゆく本能は、患者自らが秘めている「自然治癒力」に負うものであります。こう考える時、治療者は自ら己の治療技術を誇ることなく謙虚になり、患者さんと共鳴のレベルで対応し、共感することが出来るに違いないと思います。（延島「丘の上病院の特徴と治療方法」、『丘の上』七号、一九七五年）

イタリアにおいて精神病院をなくすという驚くべき改革を試みたバザーリア派も、日本の精神医療と異なり、診断や投薬を脇役とみる。「目の前に現れた利用者は『病人』ではなく、『苦悩する人』『生活に困窮をきたした人』とみる。だから病気のみに大きなスポットを当てずに、患者の危機的状況を招いた社会的問題、経済的な問題、人間関係の問題、の解決に主眼をおく」ことを指摘している（大熊二〇〇九：一一八）。

安彦氏と共に病院に勤めていて交流がある伊波真理雄氏もまた「自然治癒力」という言葉を用いる。伊波は、現在は薬物依存専門リハビリ施設・東京ダルクの協力医である。自らもアダルト・チルドレンであったと述べて生きづらかった生活史を明らかにしており、いわば当事者的視点も併せ持つ精神科医である。彼は、医者でありながら医療批判の観点をもち、「医療依存症」の危険について述べている（伊波・石村 二〇〇二）。患者が医師のいうことを素直に聞いて、一見円滑に治療が進んでいるようにみえても、「自立」や「尊厳」を手に入れるのに欠かせない核心である「自分のルールは自分で考える」という態度が忘れ去られ、無力になっていく危険性を指摘する(4)。それ故、医者が主、患者が従ではなく、医者ですら勝手に動かせないルールを決め、医者と患者がルールを平等に守っていくことが大切だと確信する。実際、伊波が関われば、薬物依存に関しても、事故もなくまた類をみないプログラムの達成率をみせていると述べている。それについては医療界からはある意味で「医者としての役割放棄だ」と批判される。

しかし彼は、患者はいわば「自然治癒力」をもっており、自分の病にどのように立ち向かうかは医者が管理できるものでないので、自分は「生きていく道を共に探す同行者」であり、治療者でなく、「共に生きていく人間として向き合いたい」と述べている。その姿勢は安彦氏の姿勢と共通しており、事実、伊波氏は安彦氏の「共にものをつくる役割」という姿勢に共感している。

安彦氏は、「専門家」の指導という姿勢をとらず、安彦氏とメンバーの関係も友人的、仲間関係的要素があるように思われる。安彦氏は、自分自身も子ども時代から、まわりと一緒に遊ぶというよりは、何かしら違和感を抱えて一人で絵を描いたりしていた子どもだったことが、〈造形教室〉を始めようと思ったことと関係があると語っている。「専門家」と「患者」という関係ではなく、その人の表現等による自己治癒力を待つほうが、結果としてかえってその人の抱えている問題が解決されたりする。これは、当事者の視点に立って不必要なことはせず、必要なことだけがなされていることを示すものであると思われる[5]。〈造形教室〉には、治療やアート作品を究極の目的とせず、人間への存在論的な包容があり、それが表立ってではないが最も大切にされている。それはこの教室の表現や創作の源泉であると思われる。同時に表現セラピー等のように、治ることが目的とされているのではない。しかし目的ではないにもかかわらず、かえって自然に結果としてすばらしい作品が生じ、表現者の心も癒されている。

三　表現することによる自己の変化

描かなければ生きていられない

では次に、この〈造形教室〉のなかで、表現することはどのような意味があるのか見ていこう。まず、人間が表現行為をおこなうことに関してであるが、次の文章は、芸術系のある大学生の文章であるが、つらいことを言語で表現しにくい場合には、別の手段で表現する必要が生じることを表している。

私の大切な人が「つらいことがあるから病むのではない。言いたいことが言えなくなるから病むのだ」と言ったことがあった。私はその言葉にこおりついたようになってしまった。その通りだと思う。

私はたまに話せなくなってしまう。言いたいこと、言えないこと、言わなきゃいけないこと、言ってはいけないこと。それらが頭の中で、ぐるぐるぐるぐるして、吐いたり、涙が止まらなくなったりする。放出だ。声に、言葉にならないから、違う方法で外に出す。手段はさほど問題ではないのだ。ただ、伝えたかっただけなのだ。そうしないと死んでしまうだけなのだ。

ただ楽しいだけで作品を生み出す芸術家がこの世にはたして何人いるだろう。作ることは唯一の魂の癒される行為なのだから。（芸術系大学学生、女子の文章から）

また以下の散文詩は、安彦氏が現在活動する平川病院〈造形教室〉の表現者の言葉である。


私の心は、吐き出せば吐き出すほどに何もなくなっていった。

溜め込むことでひびが入り、中身が見え出してきた。

やがて、絵を描いて表現する場を与えられ、
受けとめてくれる人たちに出会い、その言葉に癒された。

吐き出し、受け止めてくれる人たちがいて、壊れかけていた心が再びつながりだした。

絵を見てくれた人と向き合い、絵の前に立つ私への言葉を心に取り込んでいったら
そこに安心できる部屋が出来た。

受けとめられたように、自分を受けとめればいいのだと思うようになった。（略）

絵を見にいらしてくださった方と私との言葉の交換。

大した絵は描けなくても、感じてくれる人がいる。

想像してくれる人がいる。（実月さん、東京精神科病院協会主催　第二回「心のアート展展覧会冊子」（二〇一〇年五月、九頁））（図8）

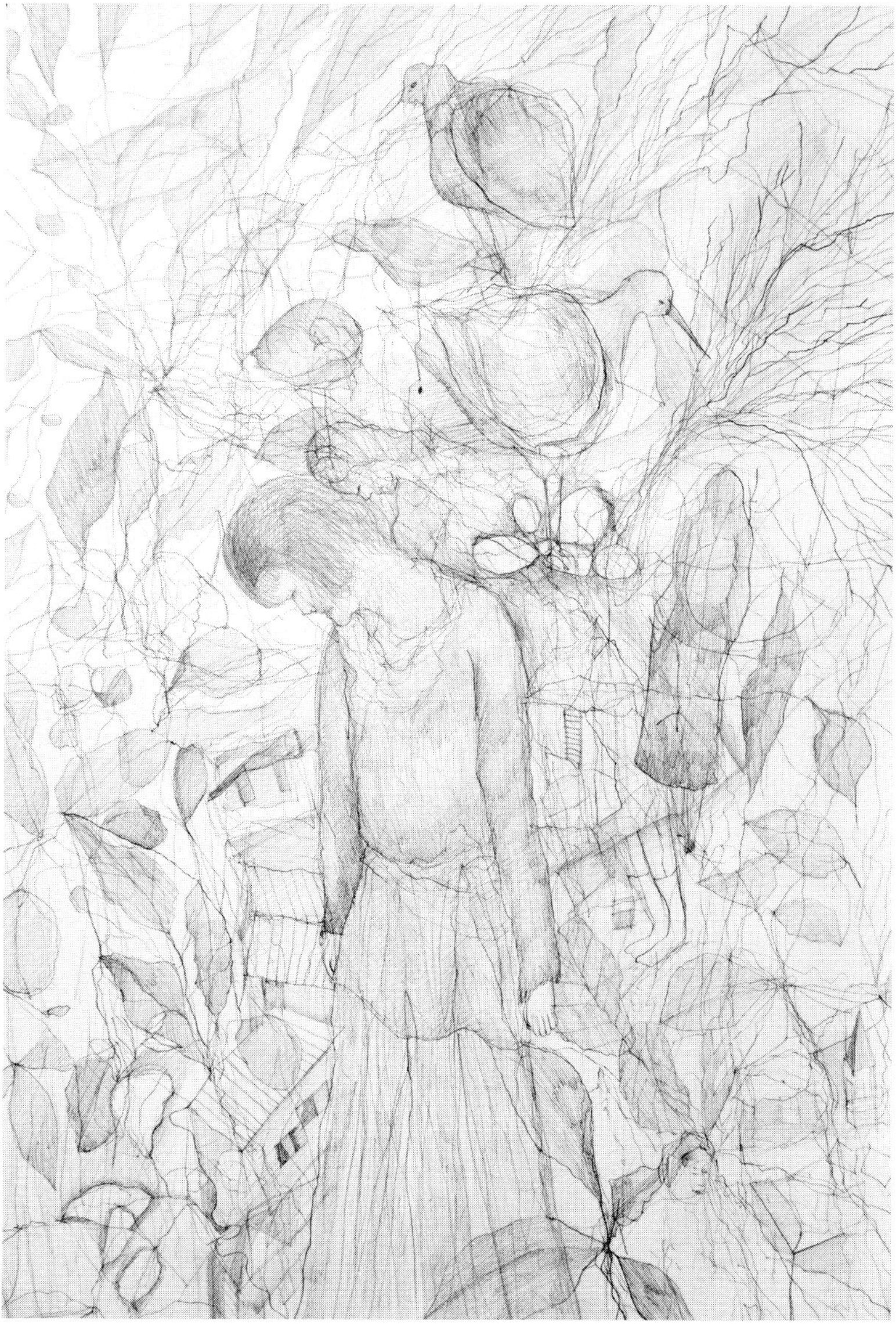

図8　実月さん『疲れた人』鉛筆、54×38cm、2009年

そこには、つらいことを溜め込むことのつらさと、それを表現することができる場があること、またそれを受け止めて共感されることの喜びがある。〈造形教室〉のなかで、「絵がなければ死んでいた」という言葉をよく耳にする。それほど描くことは〈造形教室〉で表現する当事者にとって大きいことであることに驚く。

絵があったから今ここにいれて、**絵がなかったら、ここに……この世にいなかったと思います。**学校にも友達もいなかったし、家に帰っても親にも何も話せなかったし、誰もいなかったし、心のやり場が絵しかなかったので、ずっと一〇代、二〇代ずっと支えてくれたのが絵なんで、自殺未遂とかもたくさんしたんですけれど、何か死ねなくて、どうしても描いて生きたいという思いがあって……。（杉本たまえさん、二〇一一年「臨“生”のアート展」、ギャラリー・トークより）（図18、四六頁）

僕はもう、あの、自己実現とか、そういうのじゃなくて、もう描かずにはいられないと、極端に言えば**描かなければ生きていられないと**……そういう気持ちになりました。（中尾君夫さん、二〇〇二年、自己表現展、ギャラリー・トークより）（図23、五五頁）

僕にとって、絵は僕の一部みたいなものです。無くなってしまっていたら、僕は、死んでしまっていたでしょう。（二〇〇六年、自己表現展冊子、しみずさんの文章より）

苦しみを描く自己表現

では、彼らの描く絵にはどのようなものがみられるだろうか。それは型にはまっておらず一人一人表現者によっ

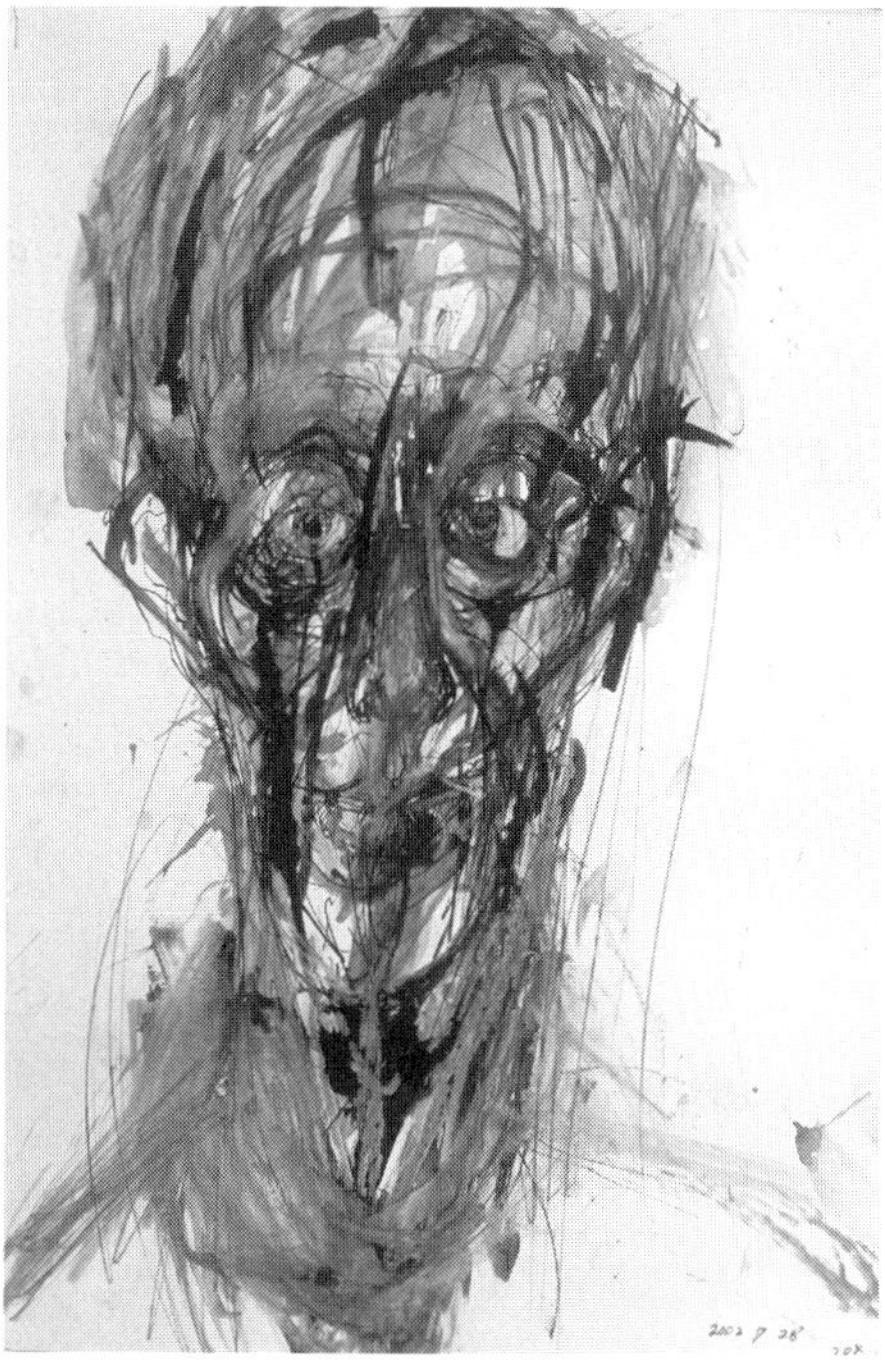

図9　谷本光隆『自画像１』
ミクストメディア、54×38cm、2002年

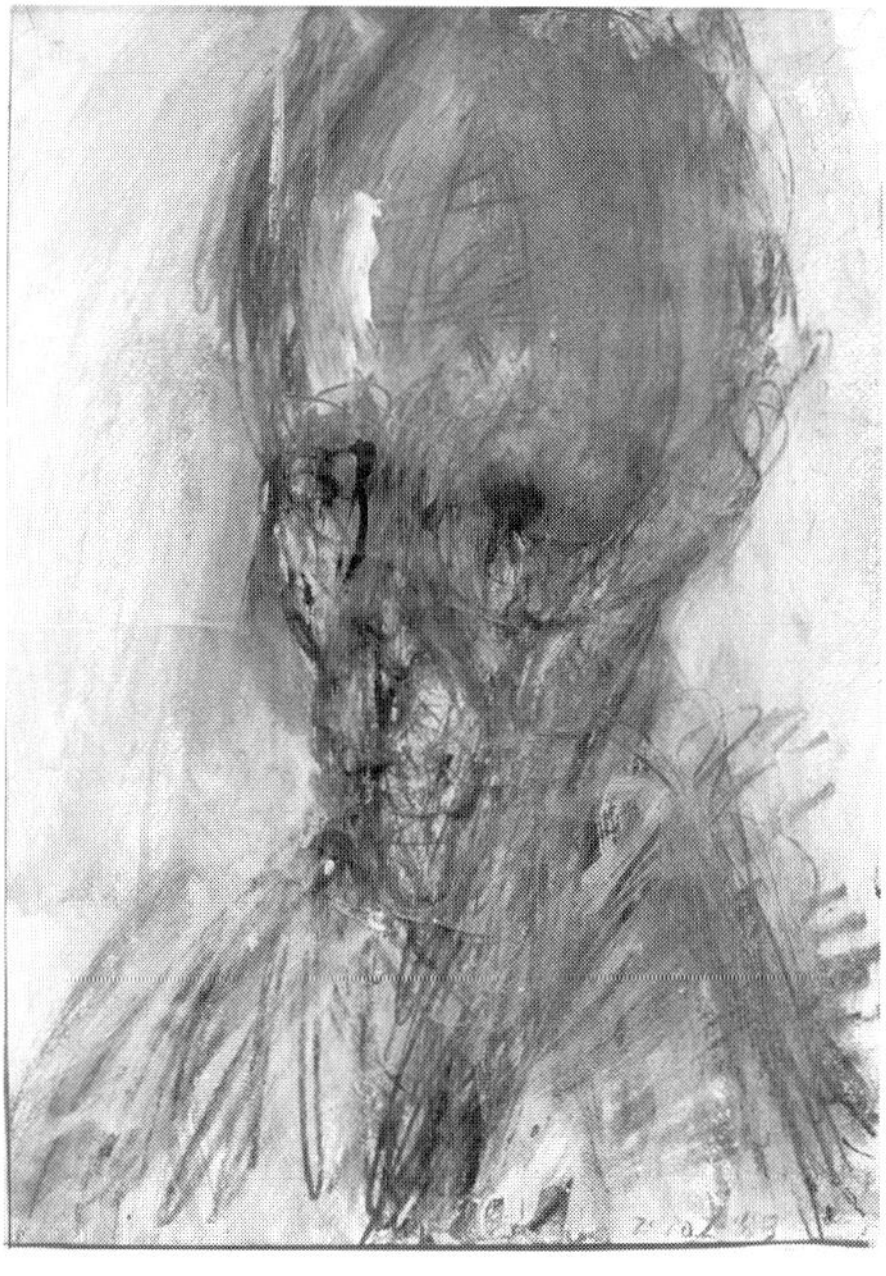

図10　谷本光隆『自画像２』
ミクストメディア、54×38cm、2002年

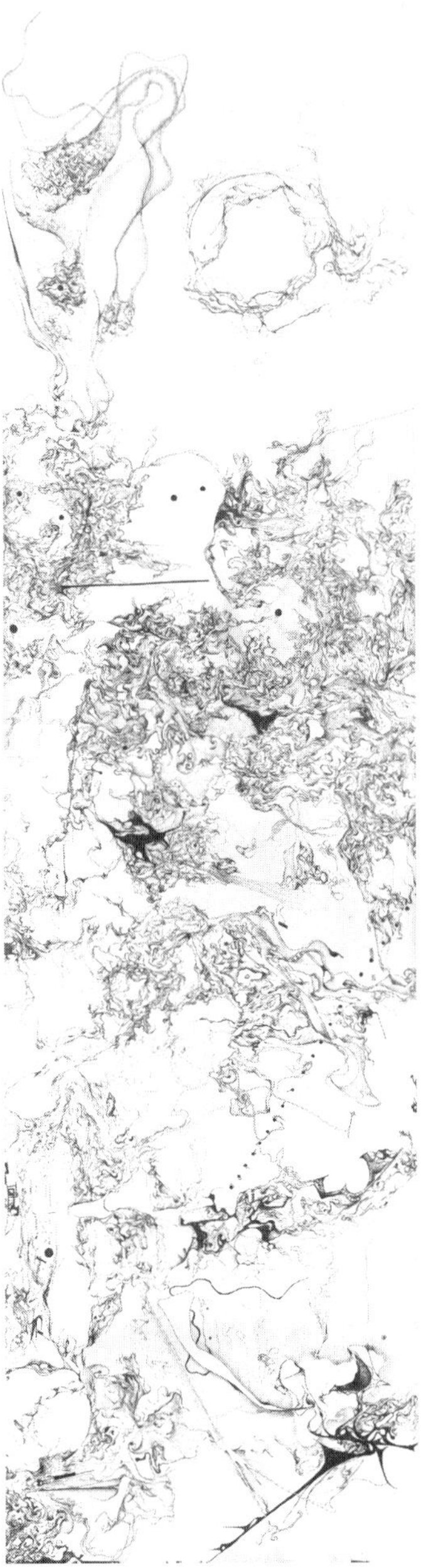

図11　名倉要造『地に潜る顔』ボールペン、31×105cm、1986年

て異なり、多種多様であるが、そこには自らの苦しさを描く表現が多くみられる。一例をあげれば、彼らが描く絵には、自己をみつめる自画像があるが、図9・10は、実際は二〇代後半の若く、はつらつとした印象を与える谷本光隆さんが毎回描いていた自画像であるが、それは実際のその人とは全く異なった苦しそうな表情の自画像になっている[6]（図9・図10）。

　また、自殺は苦しさと関係する究極の出来事の一つであろうが、この〈造形教室〉で表現する人に限っていえば自殺者はいない。しかし、彼らのまわりには生きづらさから自殺する人々が多く、それにまつわる絵も多い。

　これ、この辺から描きだしたんですよ。だんだん**これが顔になっちゃった……女の人の顔……亡くなる方が多いんでね、精神科病院患者関係は。**意図的に描いているわけじゃないけれど……。描いている間は夢中だか

ら。（名倉さん、二〇〇二年、自己表現展、ギャラリー・トークより）（図11）

これはマンガ以外、唯一書いたもの、死にたいくらいで死ぬなという書ですが、精神病院では死が多く、自分も死にたいという気分になりますし。単純に、死にたいくらいで死んだらいけないという、単純なことに気がつきまして。この言葉を口ばしって、しのいだこともあり、この書を書いたからには……と。死という字が暗いので展示するかどうか迷ったけど。（中尾さん、同上ギャラリー・トーク）（図12）

それに対しては、鑑賞者に次のような感情を抱かせている。

平川病院の人々の絵を見せてもらって、「苦しみ」のある絵に私は一つ一つに「重さ」を感じました。この「重さ」は患者さんの描いた絵がもし、やぶれたり、燃やされでもしたら、絵と一緒にその作者である患者さんも粉々になって燃えてしまうんじゃないかって思いを抱かせる魂のこもった「重さ」です。（芸術系大学学生、女子）

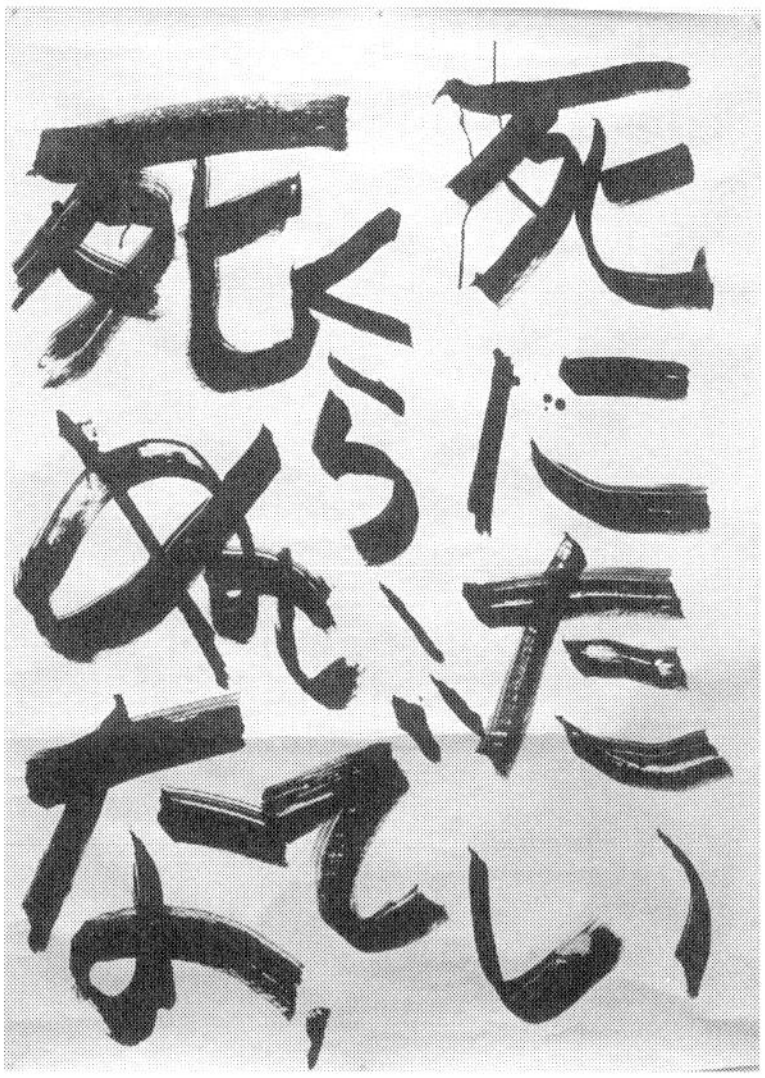

図12　中尾君夫『死にたいくらいで死ぬな』
墨汁、59.5×96.5cm、2002年

生きることを描く自己表現

苦しみや死に関することをとりあげたが、その裏側には生きたいという気持ちがあり、栗原さんは、『煉獄』（図13）という作品の前で次のように語る。この「生」

の表現に関しては、鑑賞者の多くが感じ取っており、後述の鑑賞者による感想文に示す。

これが煉獄っていうか、これがお母さんで、これがお父さんで、皆それぞれ苦闘して、洪水で流されて……初めこれ血の海だったんですよ、その中に流されて、そこで母が私を……波にさらわれまいとしていて……やっぱり自分とは何かっていうのはたえずありますよね。私も病になって二〇年ちょっとなんですよ。**今、必死に生きてる、皆で。そういうところを描きたかったんですよね。**（栗原さん、二〇〇二年「平川：医療ではないアート」展覧会、ギャラリー・トークより）

またこのような苦しい現実を生きるために、絵のなかでは、希望や自由が表現されており、以下のように、栗原さんは、絵のなかでの「自由感」を語っている。

社会とか人間関係とかにはうまくいかないけれど、キャンバスの上では少しずつ自分の内面を出せて、**自由感を表現しているんと思うんですよね。**それは……うまくいくか、いかないかはまた別ですけれど。（栗原さん、同上）

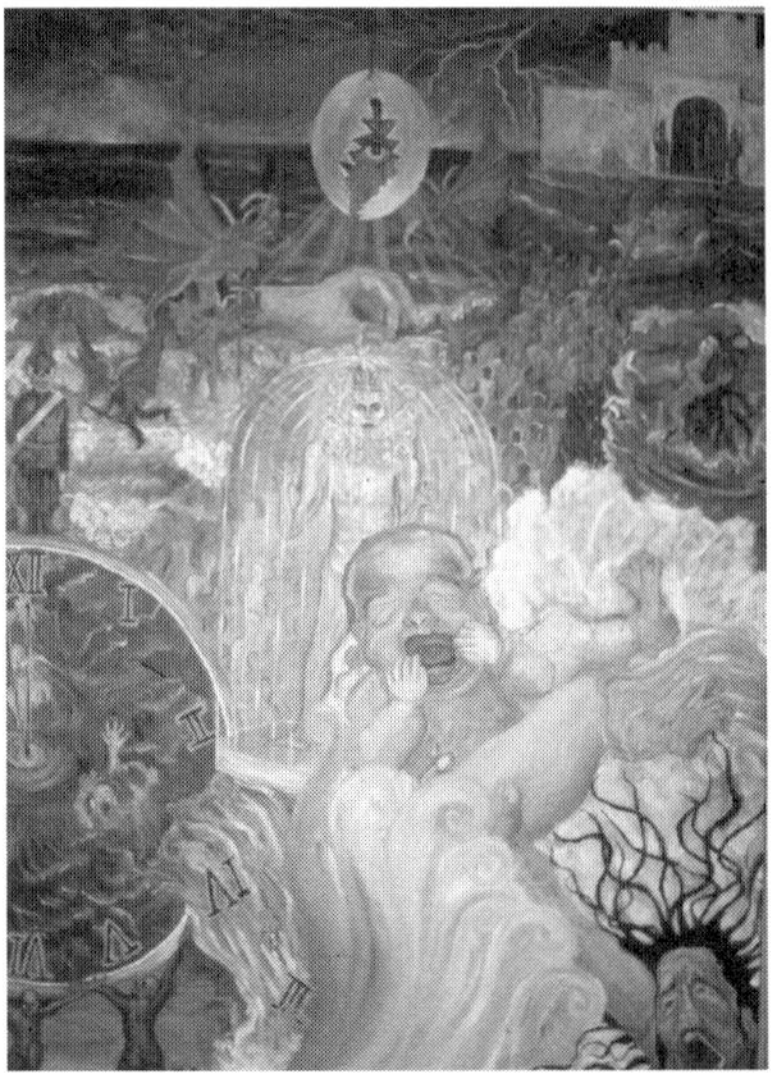

図13　栗原さん『煉獄』油彩、F100、2002年

この「自由感」に関しては、〈造形教室〉の長谷川さんの明るい色調で描かれた楽しい作品に関して筆者が問うた

ところ、「僕自身は暗い気持ちであっても、自分がその絵のなかに入ってみたいというようなあこがれる生活やそのなかでなりたい自分を描いているから明るい絵になるんでしょう」と答えた。

表現者たちの生活史と自己表現

では次にこの〈造形教室〉の表現者たちの何人かについて、より詳しくその生活史と表現に関してみていきたい。

〈本木健さん：自己表現と自己の変化、そして社会的意味〉

本木さん（出会った時四〇代半ば、男性）は、「運動も勉強もできて目だってしまったことから小学校の三年生からいじめを受け始め」、また家族内では「瞬間湯沸かし器」のようだった厳しい父がピリピリしていて、自分に自信がなくなっていったと語る。弟は「兄貴が先にいたおかげで自分が被害をかわすことができた」と言う。本木さんは今も亡くなった父のことを夢に見ることが多く、「朝、目がさめたとき、ああオレは自由なんだ」と思う。また当時母親も味方にはなってくれず、今も母ともあまり会うことは少ない。

そして小学校四年の頃から強迫神経症、特に確認強迫のような症状が出始め、水道の蛇口を閉めたかどうかを何回も確認しなければならないなどの苦しみをもち、またいじめの被害から勉強も頭に入らなくなる。遅れを取り戻さなければならないというストレスでアルコールを毎晩飲みながら入った高大一貫校から大学に進むが、その症状のことを誰にも言えなかったという。症状に苦しむなかで、父からは「就職活動すらできずなさけないやつだな」と言われる。そして卒業後、家業の工場で働くが、二四歳でついに仕事が出来ず耐えられなくなり、親にもついに症状のことを伝えて初めて大学病院に行き服薬が始まった。親との葛藤は続き、二五歳で家を飛び出しドラッグストアのチェーン店で働くが、そこでも症状のため、役にたたないと嫌がらせをうける。
二七歳で丘の上病院へ約三年半入院中に〈造形教室〉と出会い、第一作が都民展に入選した。現在はその症状が軽減するが、それは絵を描くことと関係していると感じられ、「薄皮をはぐようによくなっていった感じでした」と語る。本木さんは、最初の頃、美しい色彩の絵を描いていたが、ある日、その絵に傷を入れて（口絵E５）、自分の症状を含む、自分の暗部と思っていたものを描き出し、それを「宿痾（しゅくあ）シリーズ」と名づけた。

ある日、キャンバスに向かって何故か描く気になった。それほど強い決意であった訳ではない。それまでの明るいパステル調の油絵に疑念を持った。貝の立像に斜めに傷を入れた。〈何故かホッとした〉。それまでの絵が虚飾だった訳ではない。（略）次第に画面が暗くなっていった。同時にふと、自分はこれを描いていて大丈夫かと不安になり自問した。**大丈夫か？　答えは大丈夫だった。それは自分と向き合う表現への始まりだった。**自分の情況を絵画にしていく。**内にある暗部を晒すことにより、逆に解放されていく様な気がした。**様々な強迫症状の〈瞬間〉を持っている。**僕だけの特別な症状が武器になるとさえ思えるのだ。**自らへの荒治療が結実した様に思えている。（二〇〇四年「臨床のアート」展、展覧会冊子の本木さんの文章より）

以下は、それを本木さんが詩によってあらわしたものであるが、後述の江中裕子さんによって毎回の展覧会時に朗読されることから、〈造形教室〉では、本木さんの思いは、単に個人的なものではなく、この詩の内容がメンバーに共通した思いを示しているものであるととらえられていると思われる。

『或る決意――重大な』
はじめ南の島の貝殻の彩りとして　僕は生き始めた
それぞれの分身を油絵にして　生み育んできた／あの彩りは僕の支えだった／新生児としての再生……
在る日　心を病んでいるといわれる僕は／本当の自分に向き合っているか疑った
僕は何者なんだ？　キャンパスに傷を描け！／そういう自分が頭をもたげた
海の上に浮かぶ貝殻に　斜めに傷を入れた／何故か　ほっとした／こんな自分も在ったのだ
一日一日を刻み込む様に生き／芸術を人生の糧とする　確信犯の声を聴け！
語り得ぬものの内側に何が在る！
一日一日をただ与えられた時間をこなしていくのではなく／語れ！　語り得ぬものを！
未だ人生の途上なのだ／僕は思う　病んでいるといわれているうちに描くのは
実は千載一遇のチャンスなのだ！／芸術とは治ってはいけない病気なのだ！
そう……自分で自分を解放してやるのだ！
何処までも際限なく何処までも……これからも……開拓していくのだ
何故僕は生きてきた？　何故僕は生きる？／僕は何者？　僕は何処へ行く？　さあ……？
命の契り　証として　作品と共に在るかけがえのないもの／これからも欠かしてはいけないもの　僕と共に存在してくれるか？／病んでいると言われるうちに　命の楔（くさび）命の礎として／作品は共に在る
かけがえのないもの　これからも欠かしてはいけないもの／僕と共にここに存在していてくれるか？

―本木　健―　『本木健詩画集』より

以上の詩には、病の症状を、自己の存在の「命の契り、証」として、「作品と共にあるかけがえのないもの」として、肯定的にとらえるように変化したことが表現されている。「僕は何処へ行く?」という未来の自己は、苦しみではなく、「大きな楽しみ」と変わっていっている。

本木さんは、〈造形教室〉が開かれている木曜日と金曜日の他は、「一人暮らししているから一週間休むと二週間、まるまるしゃべらない、もう本当に頭がおかしくなりそうで」と語るように、一日中、誰とも話さずアパートにいる生活であり、〈造形教室〉でしか絵を描かないと語る。本木さんのように、退院しても地域のなかで他者と交流のない生活をおくっている人は多くみられる。交流する他者の不在によって、自己の存在が希薄に感じられるなかで、自己表現をおこなうことにより、「僕はこの世に存在していた」と思えるようになる。そして「僕の『生』は意味のあるものの様に思えるようになってきた」と述べられているように、自己否定感から解放されていっているることがわかるのではないだろうか。彼は、「本当に自分を許せるようになった、何をこだわっていたのかなと思います」と語っている。

瑣末なことはこの世では僕を縛ろうとする。が、一歩抜け出たとき、僕の詩『ある決意』にもある様に、「僕は何者?」という大きな主題に向き合う機会に多く恵まれていると思う。「僕は何処へ行く?」は長い苦闘を経て、大きな楽しみである。ある程度僕はいつ朽ち果ててもいいと思っている。**少々僕は今までに足跡を残してきたからだ**。「**僕はこの世に存在していた**」。

ではこの先どうするか。創作というのは終わりがない。定年はない。今、四五歳。これからどの様な未来にするか。どの様な未来になるかではない。時間の流れ、社会の流れ、宇宙の流れ、の中で僕は立ち向かおう。

この頃になって、僕の「生」は意味のあるものの様に思える様になってきた。一個の「人間」として手応えを得た。流されまい。そして表現し続けよう。そこには、そしてこれからは、魅力的な小宇宙が広がっている様に思えてならない。
僕の「生」は、そういう風に生きるように定められていたのか。そこに至るまでは、本当に苦しみ通したけれど。（本木さん、全家連『Review』No.41、二〇〇二年）

本木さんの作品『家路』（口絵F6（1））は、勤務大学での展覧会のために運ばれてきたとき、ブルーの透明感がある色調の、背筋がのびた颯爽とした人の姿にみえたが、本木さんから話を伺うと、次の文章にもあるように、〈造形教室〉からの帰りに疲れ切った暗い中、通りがかりのコンビニのガラスに自らの姿が投影されている情景を表現したものであるとのことであった。

『家路』という絵は、はじめはみじめったらしく背中を曲げて、重い足どりで歩いている情けない姿を描こうと思っていたのです。そういう自分を描いても大丈夫か？と自分に聞いて、もう大丈夫だと応える自分があって、描いていった。描き出していくうちに、背中を曲げなくていいんだ、背筋を伸ばして家に帰っていく、というふうに変わっていった。画面の変化が心の変化をもたらしたものなのか、心の動きが絵の構図を動かし変えていったのか、わかりません。同時なんでしょう。（同書）

本木さんの前記の文章には、自らに関して、人に見られたくない隠したい姿であったが、描きだすうちに、「背筋をのばして家に帰っていく」というように変化していったことが示されており、描くことと精神的変化が同時におこっていることに関して書かれている。

『風呂場を確認する男』（口絵F6（2））が表現しているのは、ガス栓をしめているかどうかを確認するという「確認強迫」とよばれる症状の一つであり、鑑賞者からは、「本木さんの作品は、一瞬のスナップショットのような時間が止まったような感じを受けるが、それはなぜか?」と質問されていた。後日、本木さんは筆者に、その作品は、「何度も確認しているうちに、体の血の気が抜けていくような、また反対に充血していくような、相反した気持ち」を描いたものであり、実際は三〇分か一時間ぐらいずっとその確認行為をおこなっている「時間」を絵では表しにくいと語ったが、「スナップショットのように見える」のは、その苦しい行為が自らの目に焼きついているのではないかと筆者は感じた。

しかし、その「今までは思い返すのも嫌だ」と否定していた姿は、「安彦先生がこんな絵を描いてもいいって言ってくれるから、こんなのをいいって言ってくれる人はちょっと世の中にはそうはいない」というように、本木さんの変化を後押ししてくれる安彦氏や〈造形教室〉の存在があったためにそのような自分を描く勇気が出てきたとのことであった。

今でもぼくは強迫症状にとらわれたり、気分の浮き沈みも激しい。でも、**絵を描いたから治る、とかそんなことは全然考えていません。**社会生活に支障をきたすようだと、それは困りますが、最小限そういうことは何とかコントロールしながらやっていかなければなりません。精神症状を抱え、不安や苦悩に苛まれながらも、そういう生活の中でこうして自己表現しつづけていく。**それは実にかけがえのないものです。そういう活動は社会的にも何らかの存在理由、意味があると**ぼくは思うようになってきました。（同書）

このように、それは、芸術療法とよばれる治療とは異なり、「絵を描いたから治る、とかそういうことは全然考えていません」と述べられている。むしろ「治療」であるよりは、不安や苦悩のなかでのかけがえのない自己表現に意味があるととらえられており、それはまた、「社会的にも何らかの意味がある」と、その意義が自分にとってのみならず、社会にとっても意義があると敷衍されている。本木さんは、二〇一一年の筆者の勤務大学での「臨〝生〟のアート展」のギャラリー・トークで今考えているテーマについて以下のように語った。

今は自分の内面のことを描いていますけれど、この自分のできる力というか、他の人のために何かできることがあるんではないかと思い始めました。おののきながら手を差しのべようとする、社会の人とのつながりで、何か出来ることがあるんじゃないかと。（本木さん、二〇一一年「臨〝生〟のアート展」、ギャラリー・トークより）

また、二〇一三年度自己表現展において『敗・ケ・ヌ』と、未来の原発の姿を描いた『三〇年後——石棺の排水』という二枚が展示されていた。『敗・ケ・ヌ』は、震災後、被災地に行ったが、来なければよかったと思うくらいの惨状を感じ、被災地の海辺に座り込む自らの姿を描いたものであり、「あそこの人たちも暗闇を見ただろうし、僕も暗闇をみえるし、ことばにするとそうなりますけれど、イメージとしてはああいう画像が先に浮かんで」と語るように、自らの苦しみと社会の人々の苦しみを重ねた作品である。

以前の「宿痾《しゅくあ》シリーズ」は、症状が軽くなった上、もう十分描いたので、これ以上あまり描く気やエネルギーが沸いてこないということで、視線が社会へ向いていくプロセスが見られた。しかし、「あれはまさしくアイデンティティみたいなもので、僕しか描けないもので、それ以外に果たして僕が描くものがあるのかと思うんですよね、一方でね」とも語っていて、「今は、はざかい期かもしれません」とのことだった。本木さんにとって、自分と他者や社会との関係を考えながら、たえず、表現のなかで新しいアイデンティティが模索されている。

〈江中裕子さん：創作すること、創作を見てもらうことは「生きている証」〉

江中さん（出会った時四〇歳代半ば、女性）は、祖母が非常に厳しく土曜日も遊びに行けないくらいで、家では本を読んで過ごしていた。また祖母が母のことを悪く言うのが大きなストレスであったが、祖母と一つの部屋で育てられて、家のなかに居場所がなかったという。小学校でもいじめられている子をかばったことから、小学校、中学校でいじめられるようになり、中学生のときから生きづらさを感じるようになったという。高校を卒業後就職した地元のガス会社でも先輩にいじめられて、駅から職場にバスに乗っていると汚物が見えてくるような症状が出だし、医者にかかる。また職場の皆が自分の考えていることをすべてわかっているような感じがして、何も言えなくなり、これは後から考えると統合失調症の症状「思考伝播」であったという。症状がひどくなり、会社からも頼むから休んで欲しいといわれ、自分は仕事も出来ない、廃人みたいになってしまったと、泣いてばかりいたと語る。

江中さんの生活史上の、診断名の変遷は以下の通りである。身体に先天性疾患があり、幼少時から虚弱で、自家中毒症を繰り返し、小学四年生から自律神経失調症、三二歳でうつ病、後に統合失調症、重度の強迫神経症、また摂食障害にもなる。さまざまな診断名による入退院を繰り返し、平川病院入院中にコラージュを作り始める。

強迫観念から外界への不潔感があるので、白い手袋を外せないが、紙をちぎってコラージュ作品をつくる時は、安心して手袋を外して制作することが出来る。ハサミは精神病院では一人では使用することが許可されていないので手でちぎり、「これが私にとっての癒しとしての自己表現の一つでもあるのです」という。

私は、友達が人の退院祝いの花吹雪をつくるために煙草室にあった雑誌をちぎっているのを見て、「花吹雪なんだから、きれいな色を選びなよ」と言って、自分もちぎっているうちに、創作意欲がわき朝四時半に起きてつくっています。発病以来、一日一五時間位をベットで過ごし、母にも「アンタはただの生き物」と言われていて、**心が死んでいる状態でした。ところが絵画教室に通ううちに私も生きていると実感でき、創作することは、「生きていること」で、創作過程を見てもらうことも私にとっては「生きている証」の様な気がします。**先生に認めてもらえたこと、絵画教室に出会えたこと、感謝しています。（二〇〇二年、「平川：医療ではないアート」冊子の江中さんの文章より）

江中さんは、一五時間ほどベッドで寝ている「心が死んでいる状態」から、現在は、コラージュ創作で都民展で入選を続け、生きがいをもって生活している。次の文章からは、苦しむ自分が作品で自己表現することで救われるだけではなく、他者のためにも作品をつくりたいと思っていることがわかる。また、メンバーに対しては、症状が出たときはいたわりある「ソウルメイト」としてとらえられており、そのような他者への感情と関係性のなかで、創作は可能となっている。

私は、昔から現代人は肉体の病気も含めて何らかの病を全ての人が抱えていると思っている。そういった人々の為にも〝癒し〟となる作品をこれからも作り続けていきたいと思う。安彦先生は個性を重視してくれるので、それぞれ違った絵を描きながらもお互いに刺激しあい、それぞれの持つ病状が出た時は、いたわり合ったりする、**私にとっては第二の家族であり、メンバーの名倉さんの言うところの「ソウルメイト」になっている。**（同書）

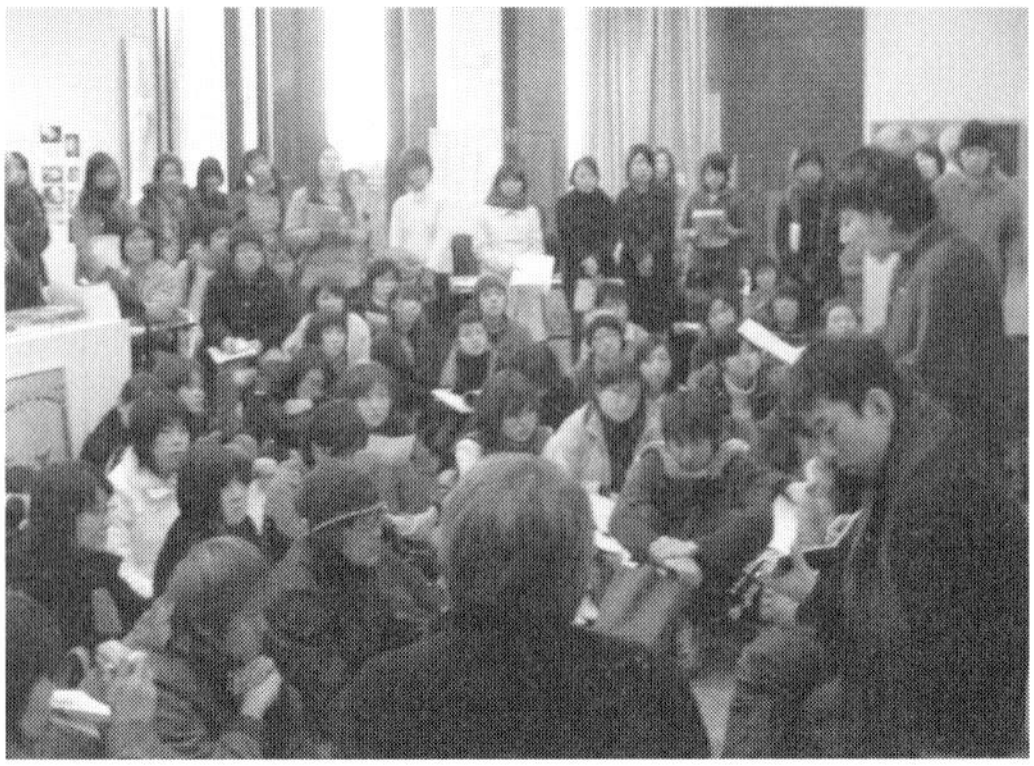

図14　平川病院展（2004）にて、江中さん朗読

江中さんの作品は、現在、とても評価が高くなり、アウトサイダー・アート関連の展覧会からの出品依頼も多い。口絵G7は二枚一組の『光と影』という題名の作品であるが、安彦氏がこの題で作品をつくったらと勧めたことがきっかけである。江中さんは、「昔から死ぬか生きるかのような両極端の考えが出てきて、そこからどうやって答えを出すのかに苦しむ」ことが多いという。「闇があってこそ光がある」と考え、影の絵の方を上に展示する。両方の絵にはドアがついていて行き来できる。最初は自分でつけた題名ではないにもかかわらず、コラージュ作品をつくっていった四カ月間で、考えがまとまってきて、完成したときは「自分の両極端な面というのが素直に出せて、自分の考え方が反映されていてすっきりした」という。江中さんは病気がひどいときは、小さなシミが広がってしまい「両極端のものがバアっと広がってしまって。作品をつくることによって広がっていったものを濃縮させる作業で、いろんなものが貼れるわけですよ」と語る。

展覧会時には、江中さんが本木さんの前述の詩を、長谷川さんによるギターの伴奏で朗読することが多いが、そのときは、普段は、はにかむような笑顔のおとなしい江中さんが、別人のように、力強い声で朗読する（図14）。

これも日常の自分とは異なった、詩の朗読による自己表現の一つであろう。現在、江中さんが自らの作品の前で語るギャラリー・トークには、詩的かつ哲学的なことばで鑑賞者を魅了し、最初に展覧会をおこなった二〇〇二年時の、まるで少女のような初々しい印象から比べると、現在では堂々とした風格が感じられる。

〈杉本たまえさん：虐待の記憶を表現「死なないために生きている」〉

杉本さん（出会った時三〇代初め、女性）は、ギャラリー・トークの際に、自分は、学校にも友達が一人もいず、家でも居場所がなく、「生まれたときから絵の他に何もなかった」と語る。学校では小学校、中学校時に、階段の二階からいつも突き落とされていて、骨が丈夫だったから骨折はしなかったが、先生や両親に言ってもいじめられる側も悪い、おとなしいので自己主張したら等言われた。高校は、いじめをさけるために、学校の先生のアドバイスで美術の専門学校の高等科に進んだ。

また家では母親から虐待を受けていて、外では社交的で明るい母親から、小、中学校時には、お風呂の湯船に窒息しそうなほど頭をつけられ、苦しくてバタバタして顔をあげたらまた湯船につけたり、ビール瓶で頭を殴られ大量出血したら、薄い色のシャツが真っ赤になり、床に流れた血を見た母親に床がきたないからはやくふけと言われたり、真冬に雪が降っている中で、はだしで外に立たされたりした。父親は強い母親の味方をしていたが、そのときだけは明け方家に入れてもらった。学校でいじめを受けていたので、勉強どころではなく、勉強が出来る子にならなかったのも母が苛立つ原因だったのではないかと語り、また祖母が死んだときに母は葬式にでていなかったので、もしかしたら「虐待の連鎖」があったのかもしれないと推測している。

母親から愛情を感じたことがなく、妹にはそのようなことはないので、二〇歳のときに、自分が実子かどうか確かめに市役所に戸籍を調べにいった。その後も虐待に耐えかねて二二歳から四年間一人暮らしをしていた彼女は、母親から「自分の体が悪くて死にそうだから帰ってくるように」と言われたのでアパートを引き払って帰ってみると、母の健康は悪くなく嘘だということがわかったが、再び虐待が始まったという。実の母でなければともかく、実の母なのになぜ虐待をするのか理解ができないという。二九歳のときにまた実家を逃げ出し、今まで心にためてきたものが出て、医者にかかり社会不安障害という診断名で、以後服薬している。

杉本さんは展覧会のときはギャラリー・トーク時に虐待について語るが、普段は「自分と全く異なる境遇の人に話してもわからないから」あえて話さない。一度だけ若いとき交際した人にすべて話したら、支えきれないといってその男性は去っていった。話すことで楽になることはなく、絵を描くことは「そこに集中できて入りこめるので、手をこう画面に向かって動かしているだけで、ぐるぐるぐるっていうだけのその連続だけでもいいので、描いていると安心できるというか、楽になります」と語る。

図15『病葉Ⅱ—リストカット』は、リストカットした血をペットボトルに溜めて描き始めた絵であり、約四年以上も描き続けている葉であると、「二〇一三年自己表現展」のギャラリー・トークで語っていた。深刻なトークの内容にも、スタッフはユーモラスな雰囲気で何気ない言葉で支えていたことも印象的であった。図16は、自然のものに心が安らぐという彼女が、同じく何年もかかって描いている葉であり、これを描いたら、彼女はその葉を元あった山の位置に返しに行くそうである。描くことで母親のことが蘇るのではという筆者の問いに対して次のように答えた。

蘇ってきた方が集中して描きやすいです。あえて忘れようとせずに、掘り探ってどんどん思い出して、それ

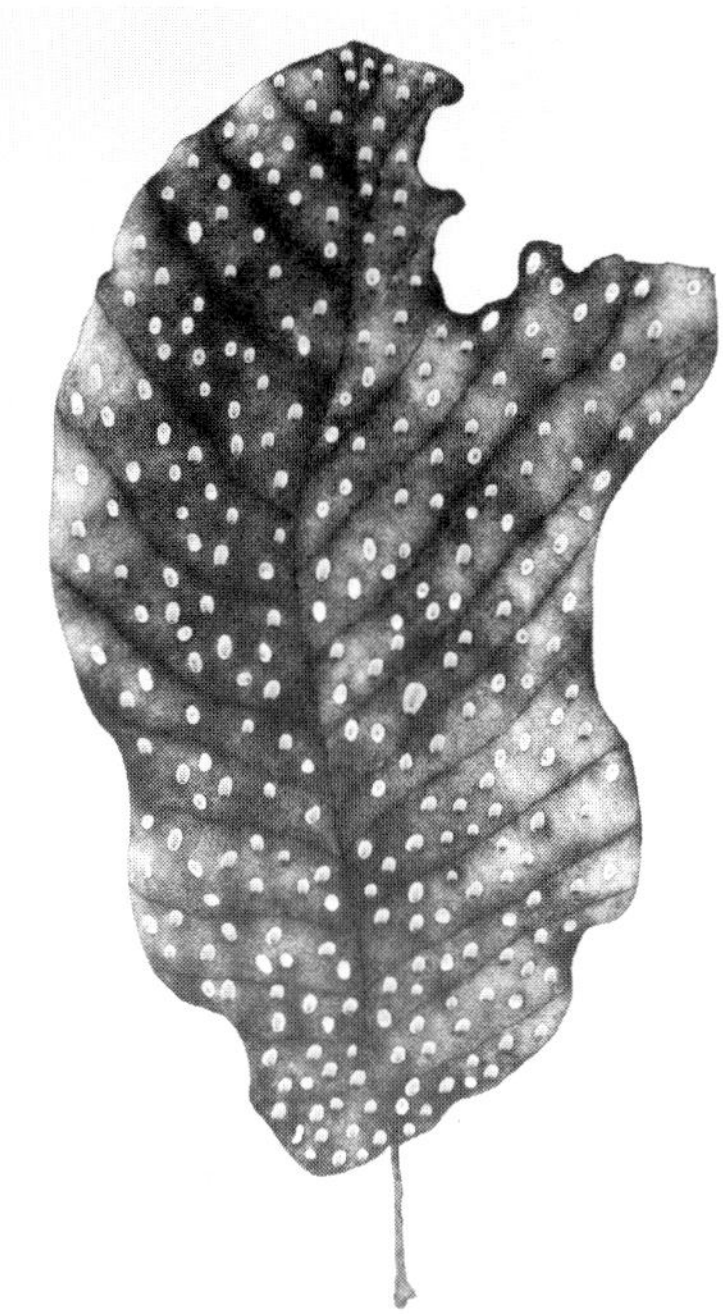

図15　杉本たまえ『病葉Ⅱ―リストカット』
血液、ボールペン、100.3×72.5cm、2013年

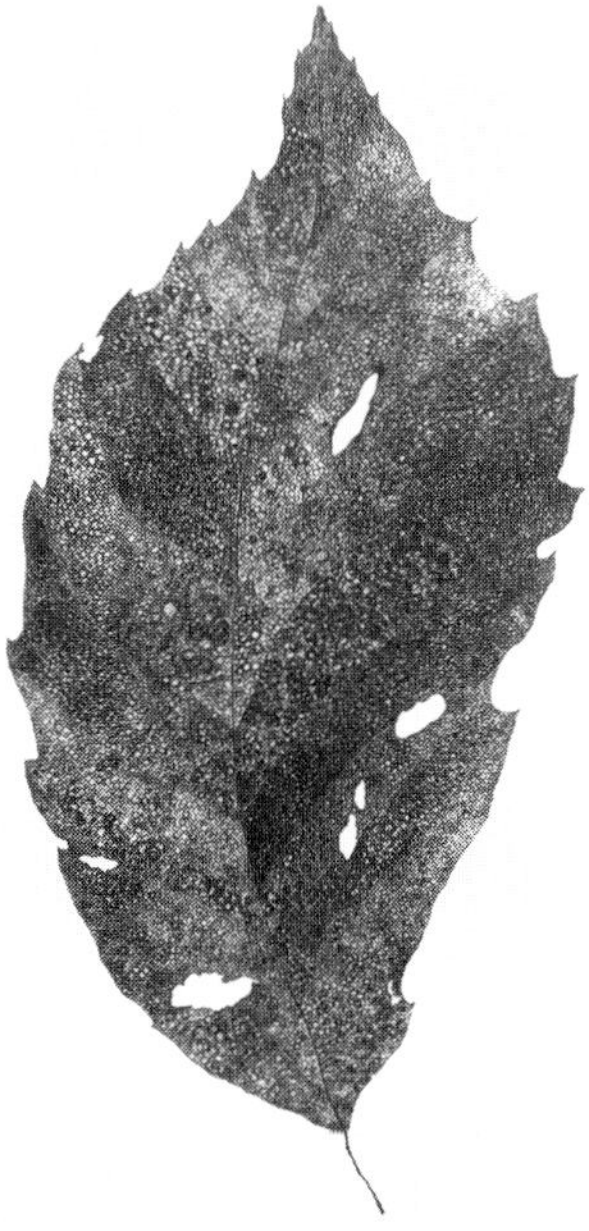

図16　杉本たまえ『病葉―葉の中の宇宙』
ペン、54×38cm、2008年

を吐き出すように描くんです。完全に楽になることはないとは思うんですけれど。吐き出すためには忘れちゃだめなんです。常にこうやって吐き出していかないと、もう死んでしまいそうなんです。

また、杉本さんの絵は今非常に注目されているので、プロのようなことは考えているかという問いには、注文されて描くことは出来ないし、お金が関わると「本当に純粋に絵と向き合えなくなると思う」と述べ、次のように語った。

一番大事なのは絵を描くことで、自分にとって心の支え、生きる支えになっているんです。お金とか名誉とかよりも、死なないために生きていくことなんで、絵を描くのが。今でもそうやってだいぶ絵に支えられて、今も支えられているし、これからもそういうふうになっていくと思うんです。

口絵H8(1)『抑圧された青空』は、母親がつくっていたパズルを思い出し、一ピースごとに、パズルを貼ってふちどりして、取ったあとに中を描き、どんどんグレー系の色をかけていった作品で、毎日五、六時間ぐらい三六五日描いて一年かかったという。杉本さんにとって、絵を描くことは母親や学校でのいじめといったつらい記憶を吐き出すことで解毒し、自らを浄化していく行為のように感じられた。

ここにしかない心の空を描こうと思って、一年くらい色を塗りこんでみました。母親がよくジグソーパズルをつくっていたので、**パズルが母親、母親に抑圧されていた。真っ青な空ではなくて、ところどころ穴があいているというか……。真っ青で飛んでいけそうな空にしたいんだけれど、むこうへいけないみたいな……。**自分の家を、部屋をここに描きました。(杉本さん、口絵H8(1)『抑圧された青空』について、二〇一一年「臨〝生〟のアー

ト展」、ギャラリー・トークより）

彼女は小さいときから絵を描いていたが、エイブル・アート・ジャパンのちらしで〈造形教室〉のことを知り、一日だけ見学させてほしいと訪れ、その後メンバーになって六年であり、「ここでメンバーと知り合えたことが宝物になっている」と語った。メンバーのなかでは、唯一、仕事についている人である。そのため、月に一回ほどしか〈造形教室〉には行くことができず家でも描いている。

教室にいるとまわりに仲間がいるし、そういう空気のなかにいるのが居心地がいいし、働いているので、月に一度でも似たような状態で絵を描いている仲間と一緒に絵を描ける、一カ月に一度、数時間でもいいので、いい時間、大切な時間だと思います。（杉本さん、同上）

月に一度、仲間に会うと日頃の緊張から解放されます。でも、私が精神的病だと知らない会社仲間との交流も大切だと最近 思いました。傷つくことが多いけど平等に働く事が良い意味でストレスになっているような気がします。ただ、一番恐ろしいのは、このまま、まともな社会人になってしまわないかということです。自立して生活安定していく事と 絵に没頭することの両立はとても難しいのです。今、服の鉛筆画連作と病葉二枚目を続けていますが、その作品のインスピレーションが沸いたのは、もう八年くらい前です。このインスピレーションが私の唯一のものならば、連作でずっと描いていくと思う。今は安定しているから平凡です。つまらない。もっとどん底に堕ちなきゃ何も生まれません。今は幸せで、自分らしくないです。（杉本さん、筆者へのメール文より）

彼女が連作している「カタルシス」というシリーズの作品については、「心のアート展」冊子に書かれている。彼女は、ある日職場で孤立し、自分の悪口が聞こえてきて、消えてしまいたい思いが押し寄せて、「まるで人形のように座って、自分が自分ではなく抜け殻だけがそこにあるようだった」。そのとき、突然、不思議な感覚がして、「その感覚が、どこにもやり場のない鬱積した感情と重なり、どうしてもそれを描かなければならないと思った」ということだが、そのときのことを次のように語った。

事務の仕事をしていたときに、ふと何かこう、降りてきたような感じがして、体のなかで黒いモヤモヤがたまって、それが一瞬にして流されて、離れて、蒸発していくような不思議な感覚があって、それを少しでも、どうにか、絵を描いて、気持ちを楽にしたいと強く思って、それがきっかけで……一枚だけではもの足りなくて、何枚も……。

これは天からふってきたというか描かなければどうにもならないという気持ちになって、でも描き終わったらすごくすっきりして、二枚、三枚と描くうちにどんどん浄化されていく感じでした。描いた服に思い出とか、気持ちとか、いろいろつまっていると思います。服の中をいろいろ描いちゃうと描ききれないというか、何をどう描いたらいいかわからないので、あえて真っ白にしてみました。（杉本さん、二〇一一年「臨〝生〟のアート展」、ギャラリー・トークより）

その思いを表現するため、自分の着ているさまざまな服の回りを丁寧に薄くエンピツで塗ることで服を型どり描いている。服の型の内側は真っ白である（図17）（口絵H8（2））。この作業に時間がかかるため、最初は三カ月に一枚、今は一年に一枚描いており、展覧会時で九枚目になる。非常に洗練されていて、この絵をほしいという人が

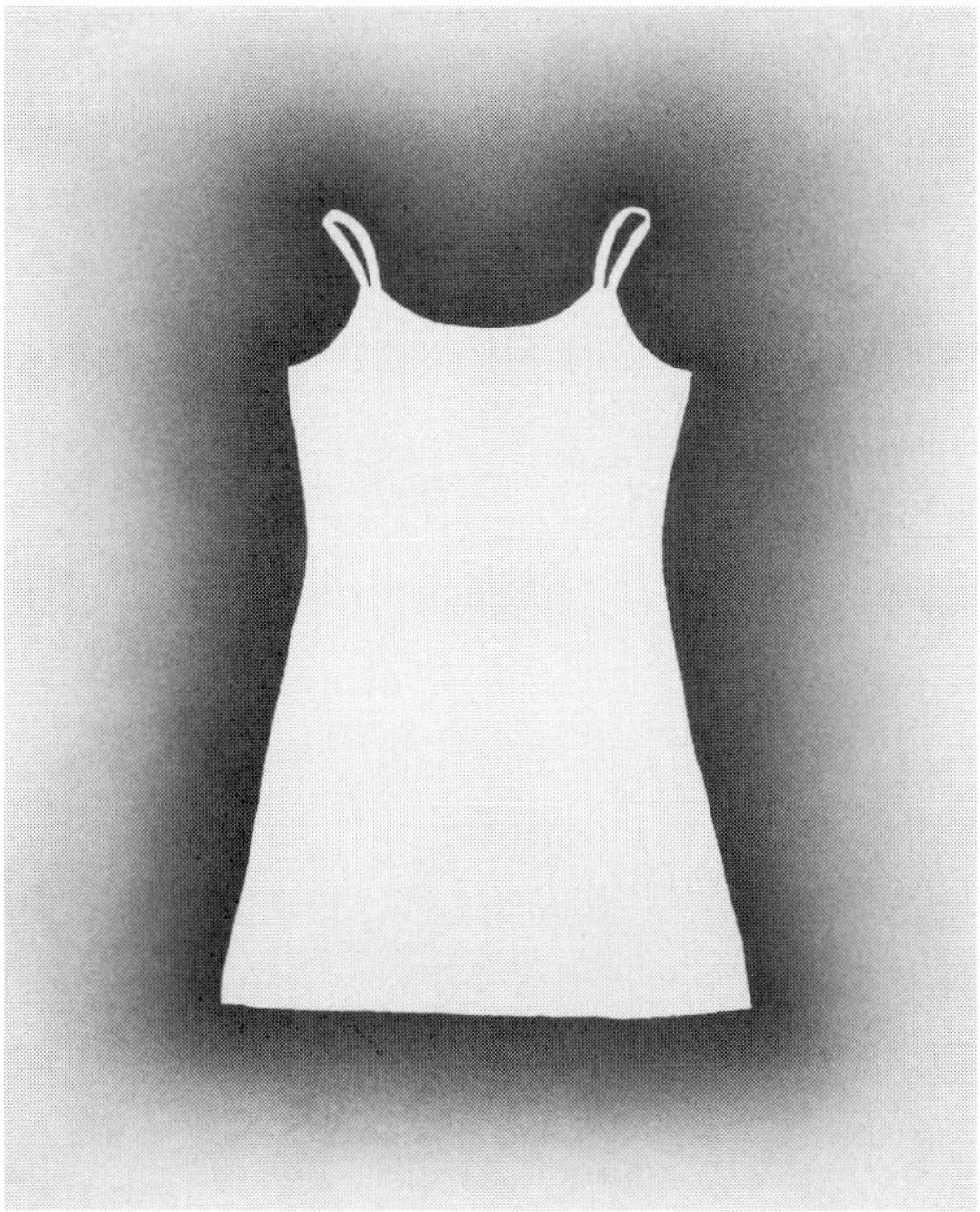

図17　杉本たまえ『カタルシス NO.１』鉛筆、103×72.8cm、2004年

多かった作品である。この作品は、一見スプレーで服の回りを吹き付けているようにみえるので、鑑賞者はそれがエンピツで描かれたものであると知ると一様に驚きの表情を示していた。この独創的な作品は、彼女の体験をいかに表現しようかと考えて創造され、描きながら気分が「浄化」されたものであり、オリジナリティが高いものであると思われる。

さて、どう表現するか……。服はいつも身に付けているもので感情が焼き付いた影のように思う。実際に着ていた服を直接紙にのせて縁取りをし、周りだけを描いて表現しようと決めた。画材は、空気のうねりを表したかったから細かく繊細に描ける画材がいいと思い、木炭など試したが直ぐ塗れてしまう為この画には不向きで、空気に思いを込めるには鉛筆がいいと思った。６Ｂ—９Ｈで隅々ま

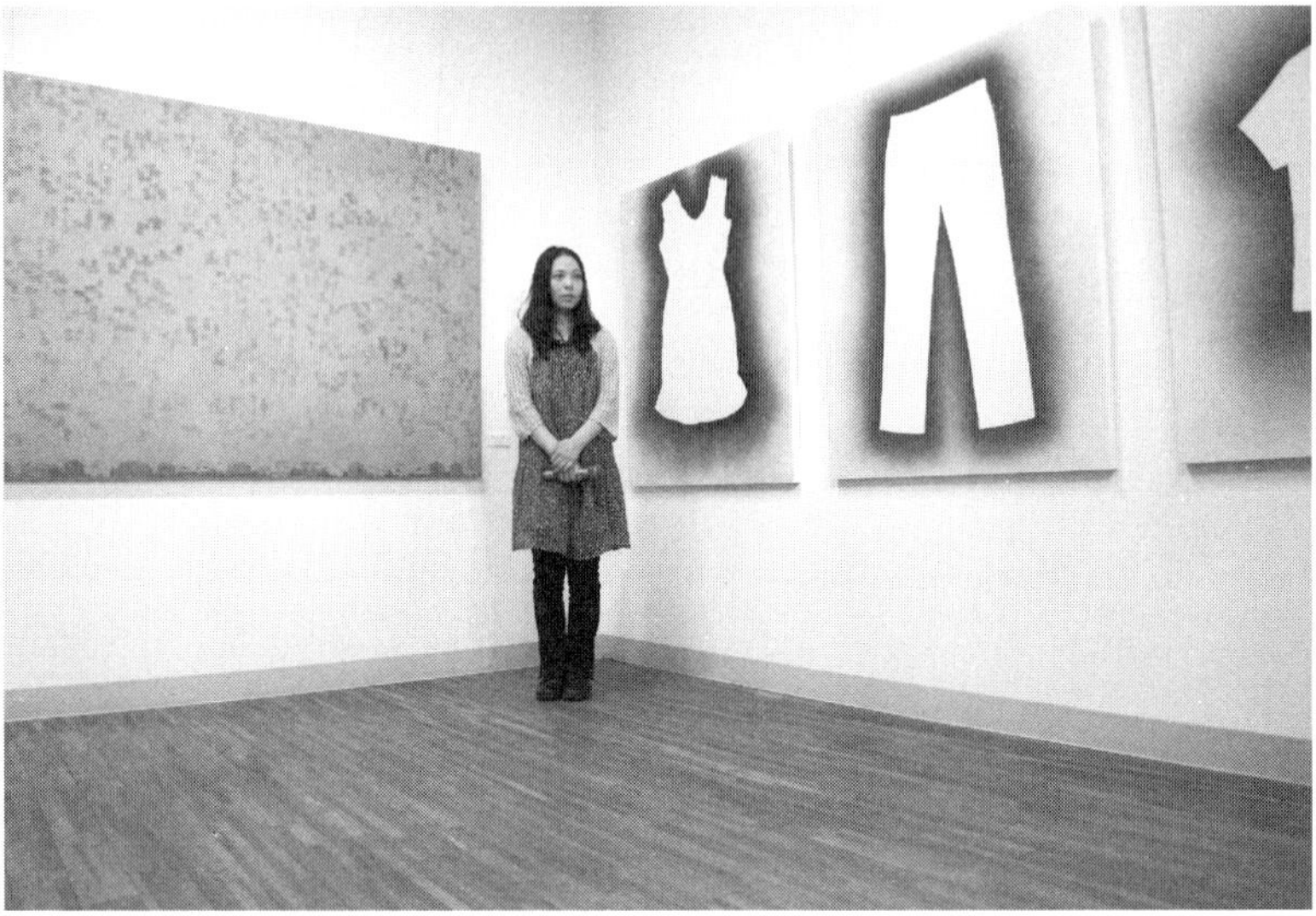

図18　杉本さん「臨“生”のアート展」（2011）のギャラリー・トーク

で描き、中心部は白紙のままにした。一枚では描きたりず、今は八枚目を描いている。（略）しかしあの時の感覚は何だったのか今も分からない。が、それを描き続けていたら抑圧された魂が少しずつ解放されていったようだ。（作品について語る事は難しい。言葉にならない感情などを絵に込めるのだから。いつも文章を書くときは苦労する。少しでも書ければいいと思う。）（杉本さん、「心のアート展」冊子より）

〈名倉要造さん：保護室を描く：作品『幸いへの黒い扉』（口絵Ⅰ9）について〉

名倉さん（出会った時五〇代前半、男性）は、〈造形教室〉の最初期からのメンバーの一人であり、四〇年間以上描いている。その生活史に関しては、二〇一三年に筆者のインタビューに応じてもらった際次のように語っている。

名倉さんは、六人兄弟の長男として、ヘルニアや内臓疾患で働けなくなった両親に代わって小さい頃から洋傘を商う忙しい家業を切り盛りし、遊ぶこともできず店で働いていた。父親は埼玉の貧しい農家の出身で、五、六歳頃の小学校に入るか入らないうちから丁稚に出され、それから身を起こして自分で何でもやってきて戦後店をもったという自信から、名倉さんにもそのような頑張りを当然のように求め、母親は口を挟まずそれに従っていた。両親の病をきっかけに家族ぐるみで創価学会に入信させられ、「長男としての重責や、宗教のことで」父親と口論となって家を飛び出し、家の仕事との両立で時間がなく必修単位を落とし、二三歳で自動車のタイヤを作る会社に入って非正規として働いた。その後呼び戻されるが、名倉さんは、あのときに帰らなかったらまた別の道もあったと思うと語る。

睡眠不足と不規則な食事のため衰弱しながらも誰にも相談出来ず、「一人で先のことを思うようになった」という。ある日、父親との口論の最中に初めて窓ガラスを少し割ったときに母親が警察に通報した。事情を知らない名倉さんは突然の警察官の姿に驚き、説明してくれたらいいのに、何も言わないで、急に部屋に入ってきたので警察官ともめたことから、警察で一夜を過ごした後、強い注射を打たれ精神病院保護室に入れられ、最初の三週間の入院となる。「精神衛生法による強制入院となり、衛生法で入ったから皆におっかながられていた」という。その後、医者からは病状に関する何の説明もなく、三食後に薬を飲まされ、その当時の薬は今とは雲泥の差で、「睡眠、食事、食欲といった普通のことが薬（の副作用）により駄目になり」、また幻聴の症状があらわれ、「そこからおかしくなった」と語る。その当時の警察官や医者の「説明の軽視」は、「患者」とされた人に対する人権の無視であろう。そしてそのなかで、次の記述にあるように〈造形教室〉の安彦氏と出会うことになる。

私は両側から二人の看護人に抱えられて廊下を歩いていった。廊下は昼間なのに薄暗く、板張りで歩くたびにギシギシいい、陰気な感じだった。気がついたら私は独房と言われる小さな保護室に入院させられていた。

横になっていた私に職員がスプーンでお粥を食べさせてくれた。その後、鍵が閉められ、真冬の保護室の寒さ、ガジャガジャと鍵が閉められた時の音は一生忘れられない。真夜中、格子のはめられた小窓から月が見えた。しかし、月は何にも言ってくれなかった。

それから、保護室から出て、男子病棟に移された。そこも鍵と檻の閉鎖病棟だった。そこに安彦さんが入って来て、皆で絵を描く時間を担当していた。畳の部屋に食卓机を並べ、それぞれが好きなように絵を描き、合評会といって一人一人の絵を見ながら、自分の絵についての印象や他の人の絵の感想を語りあった。私の描いたピエロの絵を安彦さんは病棟の廊下の壁に張ってくれた。それを見た他の患者は、今度は女のピエロの絵を描いてくれ、と私に言った。

最初の入院は一九七一年。三ケ月の入院。それから四度の入院を経験。以来、実家を出て一人暮らしの生活を続けて一三年間。現在、アパートで一人住まい、平川病院の「造形教室」に通い、絵を描き続けている。

（名倉 二〇〇二：六二）

以上の記述からは、安彦氏が、当時の東京足立病院の閉鎖病棟でおこなっていた最初の「造形教室」つまり、畳の部屋に食卓机を並べて、好きなように絵を描くという活動との出会いを通じて、絵を描くようになったこと、後述する「合評会」の自由な雰囲気のようすがわかる。また合評会と同様に、アートの素朴な形として、描かれた絵が廊下にはりだされることで、精神科病院の廊下のアートを通して人の輪ができている。

勤務大学における展覧会時のギャラリー・トークのなかで、名倉さんは、次のような、「大便で絵を描いた」という話をしたが、その瞬間、聞いていた芸術系学生が静まり返った瞬間があった。それは、自分たちは名倉さんと同じように、それほどに表現したいという切迫した衝動があるだろうか、というアートにとっては最も重要な点において、名倉さんに負けていると学生たちが感じていたという。

保護室から出て、絵の具はないし。そのときにどこかから紙をひっぱがしてきたのがあって、筆や絵の具はなかったから、トイレに浮かんでいるウンコを手ですくって絵を描いたんですよ。それを看護婦が見つけて驚いて、それを主治医に言って……。えらくおこられた。あんた何してるんだって、また保護室へ。保護室の絵は、その時のことを思い出して。横と縦のオリで縛られて、おまけにカギで縛られたんで、それから家族との亀裂にしばられてて、黒と黄と白と灰色で檻を描きました。気分転換で外出しても帰ってきたら檻が待っているし。今でも覚えていますけれど、休んでたら安彦先生が本当は違う病院につれてってやりたいんだけれど、と。いろんなことが鉄格子にこめられていました。（名倉さん、二〇〇四年「臨床のアート展」、ギャラリー・トーク）

私は八年前、四度目の入院で閉鎖病棟の奥の、鍵のかかった黒い扉の小さな保護室に入った。保護室で急に泣いたり、怒ったり、誰かを急に襲いたくなったり、何も食べなくなったりした。とても激しい心の動きだった。何層にも重なったシミ、穴ぼこだらけの壁をじっと見つめて、**いつか退院したら油絵に描こうと思った。**黒い扉の中での辛い日々を耐え忍び、なんとか退院でき、大きなキャンバスに向かって、黒い扉のことを思い出し、太い筆で絵の具を盛りあげて描いていった。ぎりぎりの感情を画用紙にぶつけ、血や太陽の明るい陽差しのような強烈な色で描いた。**入院したとき、黒い扉は怖く、嫌だったが、描いてるうちに熱が入って、一気に描き上げた。**（二〇〇四年「臨床のアート展」、展覧会冊子の名倉さんの文章より）

名倉さんは、統合失調症で「保護室」に入ったつらい体験を、鉄格子であらわす。さまざまな色の絵の具の線が、力強く盛り上がった油絵で表現することによって、その恐怖を絵という他の形に変えていたのかもしれない。その檻は物理的なものだけではない、檻と鍵、家族の亀裂に縛られていたと語られる当時の生活に対する思いを知ることができる。またそこに「幸いへの黒い扉」という出口を描くことで未来への希望が示されているようだ。

名倉さんの展覧会のギャラリー・トークを続けてみていこう。名倉さんは四五歳のときに職業安定所に行き、求人票に追い込みと書いてあったが何の仕事かわからず、「行ったら屠殺場だった」という。

精神科に通っていることを言ったら就職がなくなると言われた。それでも精神科に行っているし仕事ないし食べていかないといけないし……。最初はバカにされましてね、外国人ならいいけれどバカじゃな、とバカにされました。バカと言われるところもひっかかりました（求人票のところへ行って屠殺場ということがわかり）。おっかなくて、トンカツも食えなくなった。牛の血が最初はドス黒い色が赤になっていくところがきれいで描いてみました。（名倉さん、二〇〇四年「臨床のアート」展、ギャラリー・トーク）

名倉さんはこのように、屠殺場への「おっかない」という恐怖心、また精神科病院の患者ということに対する職業安定所の職員の差別的なことばをあびせかけられるという体験をもつが、「保護室」と同様に、この体験も描くことで客観視され、炎のような作品『血』として結晶化されている（口絵J10）。

名倉さんは、ギャラリー・トークの際に、劣悪だった精神科病院の環境や患者のこともわかってほしい、作品だけではなく、人間にも関心をもってほしいと語っていた。「生」という作品に関してのトークの際に、病院まで往復の時間は四時間かかるので、「メンバーの本木さんに生活保護をとるのを手伝ってもらい、一日五〇〇円から七

○○円のお金をためて、絵の具を買ったりしている。油をばらまいて、生のチューブをしぼって……。生きるという意味をこめて生（ナマ）と題をつけました」と語っていた。また症状のため、描けなくても教室に通っているという。

絵を描く前にテーマを決めているんじゃなくて、絵を描いているうちに、自分の気持ちを落ち着かせたり、しょげている時は元気づけるようにしているんですよ。描けなくても毎日通う、幻聴の強い日もありますし、安彦先生が描けなくても行って帰ってくるだけでもいいって、とにかく来なさいって。（名倉さん、同上）

〈中尾君夫さん：つらいはずの体験をマンガのなかで笑う〉

中尾さんは一七歳で発病し丘の上病院に入院する。「最初、花とか、風景画を描いていたが、下手だなと思って満足感がなかった」ので、マンガという表現で、精神病に関するテーマで描いていたところ、合評会でメンバーが笑ってくれ、安彦氏に勧められてそれを本にしたところ、多くのファンができたと語っていた。勤務大学での展覧会時にも、多くの本が文字通りあっという間に完売状態になり、改めてその人気に驚いた。それは不思議なマンガであり、それができたときのことを中尾さんは、「（相変わらず絵が下手だと思っていたところ）革命が起きたのだ。マイ・レボである。『ネタ』を画用紙にぶつけたのである。思い浮かんだ言葉の断片に、それにあわせた記号のような図柄をそえたのだ。これは反響が大きかった。（略）それ以来、描いている最中から、合評会まで、はしゃぎまくった。楽しかった」と述べている（中尾さん「詩にいたる病」、安彦二〇〇一：九三）（図19・20・21・22）。

また中尾さんは、開催中に会場に座って、鑑賞者から「お題を下さい」と題をもらい、四コママンガを即興で描いており、鑑賞者とのコミュニケーションをもち、そのまわりにはいつも笑いの渦があった。しかし描くときは、じっと真剣に考えて描いているので、会期中体力を保つことができるのかどうか、本当に心配した。描いた絵は鑑賞者にプレゼントしていたので、鑑賞者はとても喜び、また彼がいないところでもその絵を前に笑いが広がっていた。ある時は、「入院中の恰好《かっこう》できました」（本当に入院中であったそうだが）とトレーナーとスリッパ姿で来てくれて、人を笑わすためのサービス精神満点であった（図23（1））。彼が「視線恐怖」であったことは後になって知るまでは全くわからなかった。

> 「お題をちょうだい」こういうのがあればコミュニケーションがあるから。自分も面白いと思って、相手にも笑ってほしい。（中尾さん、二〇〇四年展覧会、ギャラリー・トーク）（図23（2））

中尾さんの描くマンガは、精神病や精神病院に関するものが多く、そのつらいはずの体験を笑うことが、救いになり心を守る役割をはたしていると語っていた。

> 精神病院のなかの厳しい体験、女性がリストカットしたり、独居房、自傷他傷、外出できないとか、病院のなかの人口密度が高かったり、いったい治るのか、オレは？　という不安、薬が合わなかったり……。人にわからない気持ちを、**マンガのなかでの笑いというもので、救いになるのかなと。人間には皆、そんな心を守ることがある**、そんなところあると思います。（中尾さん、二〇〇二年、自己表現展、ギャラリー・トーク）

中尾さんは病気で故人になってしまわれたが、それを私が知ったのは、彼の画集が欲しいという学生のために、彼のホームページにアクセスしたところ、「〇月〇日、中尾君夫死去、シーン」と描かれ、彼のマンガの自画像が

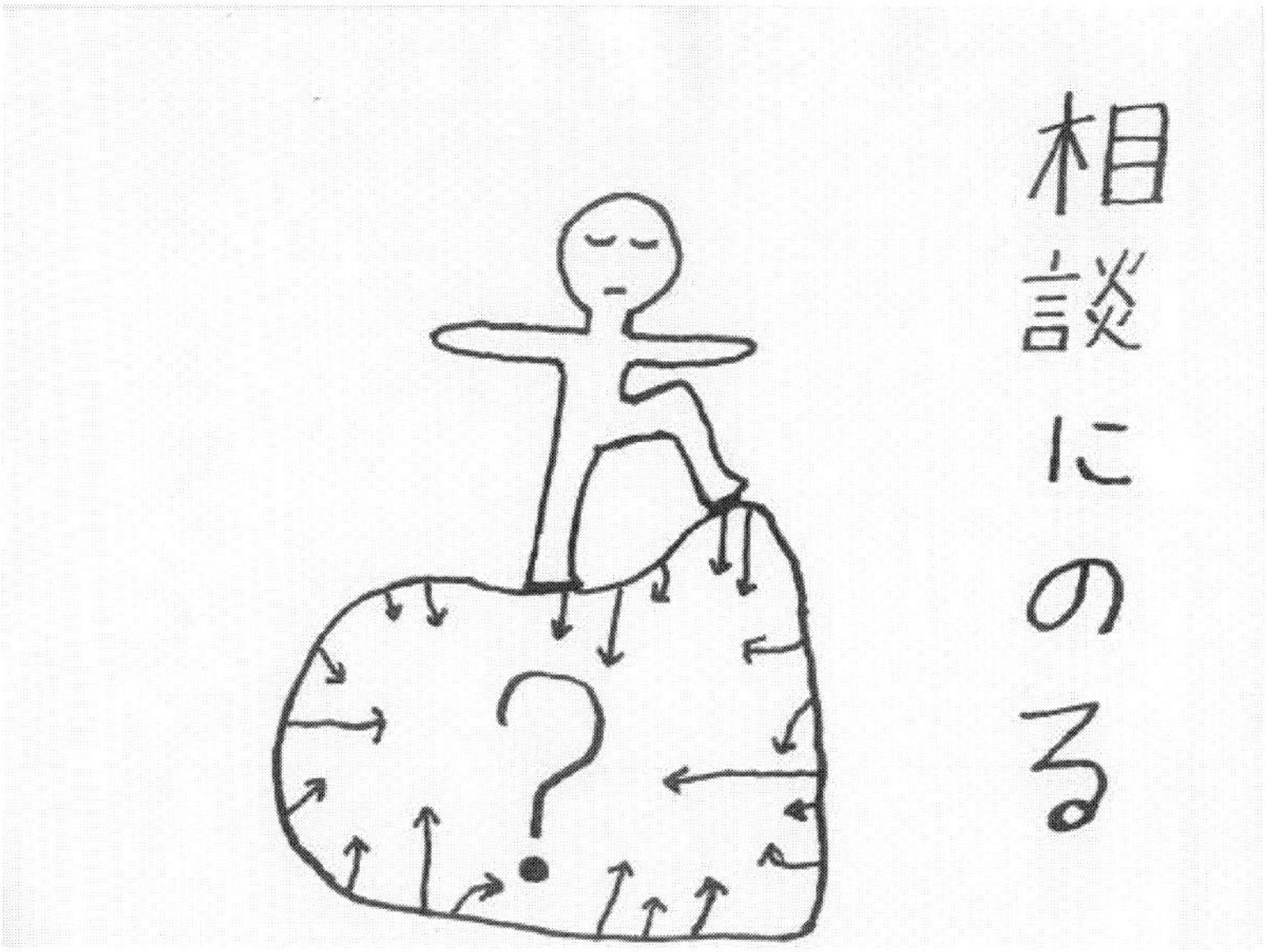

図19　中尾君夫『マンガ：相談に乗る』ペン、54×38cm、2005年

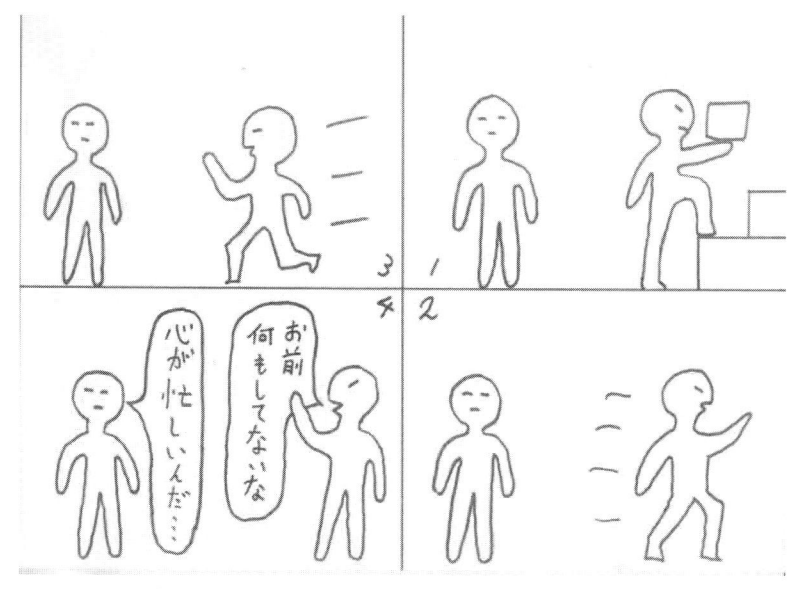

図20　中尾君夫『マンガ：心が忙しいんだ』ペン、54×38cm、2006年

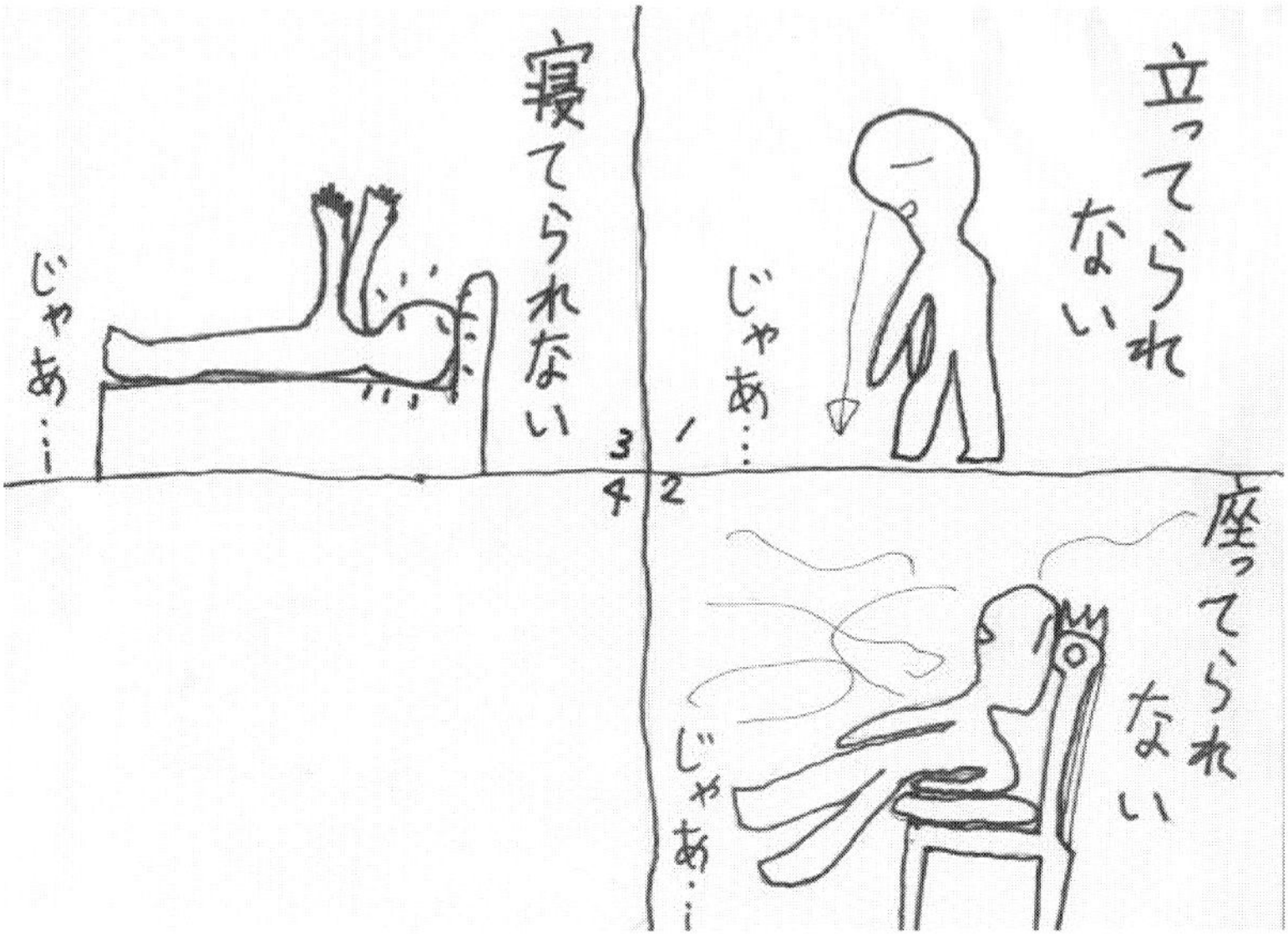

図21　中尾君夫『マンガ：to be continued』ペン、54×38cm、2005年

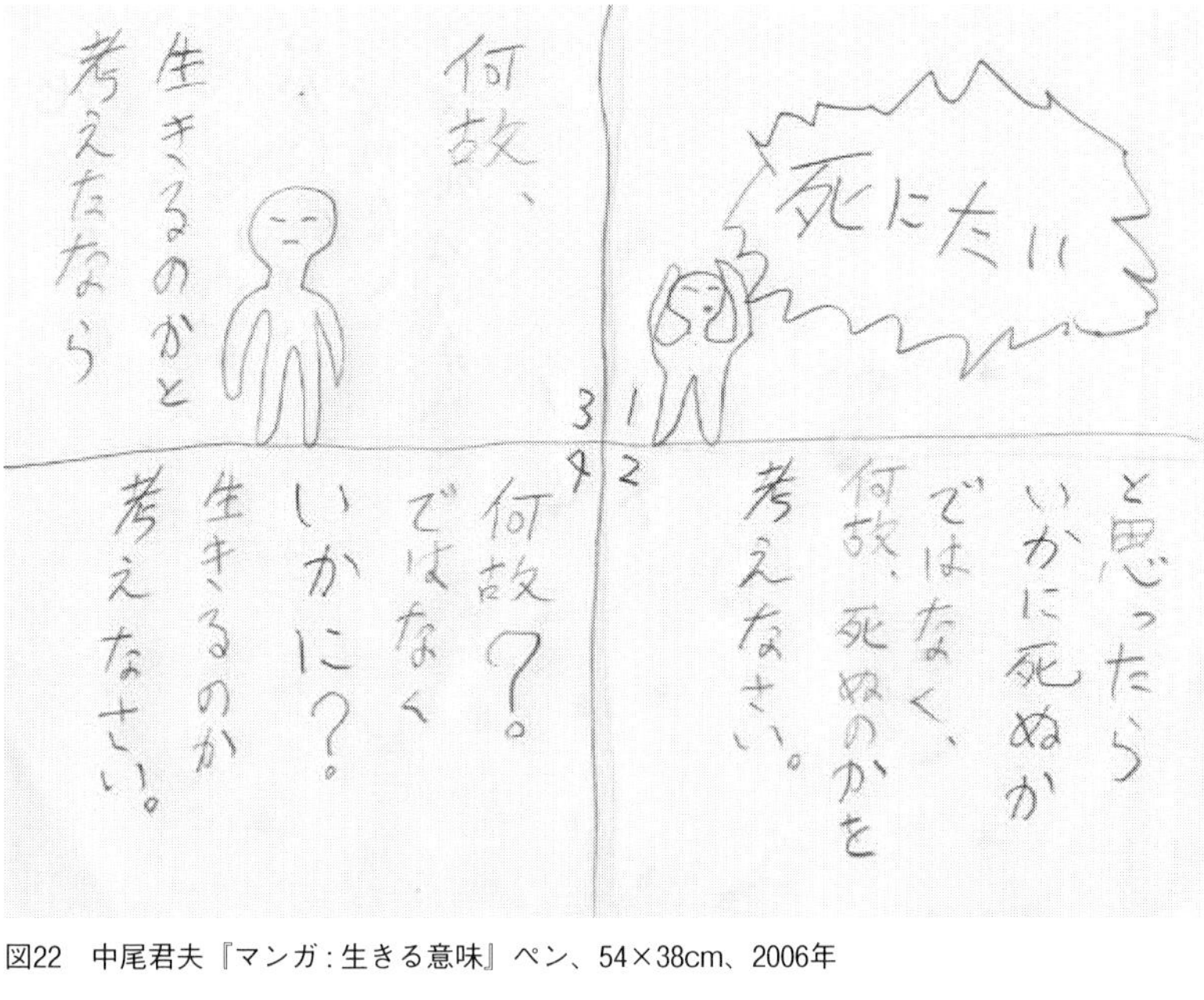

図22　中尾君夫『マンガ：生きる意味』ペン、54×38cm、2006年

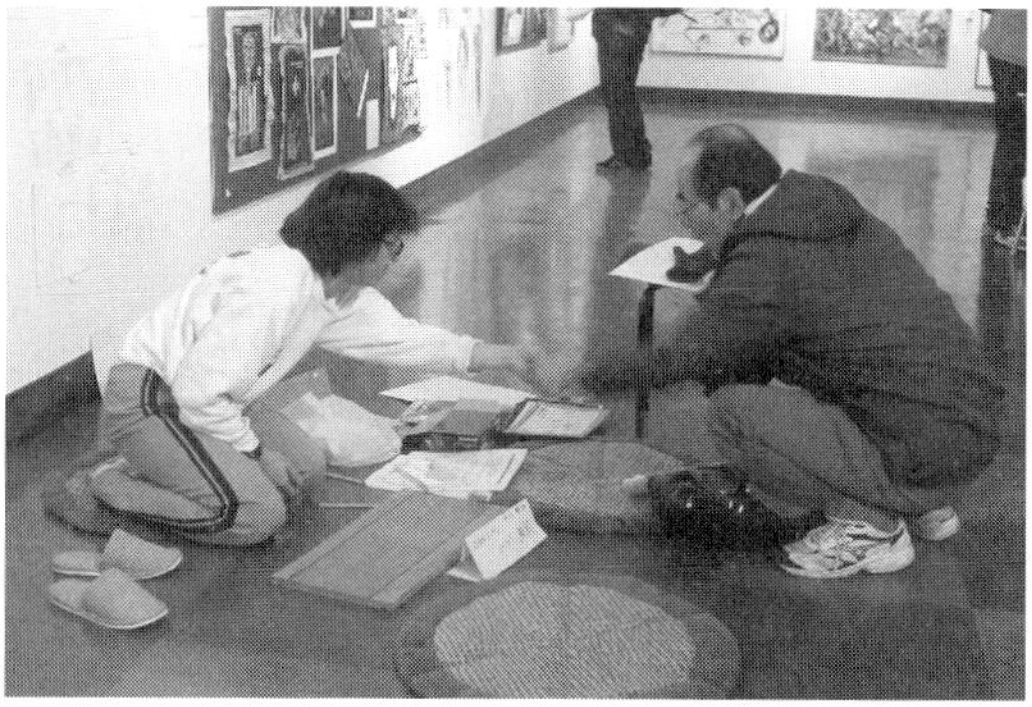

図23（1） 中尾君夫、臨床のアート展（2004）
京都造形芸術大学展覧会場「お題を下さい」

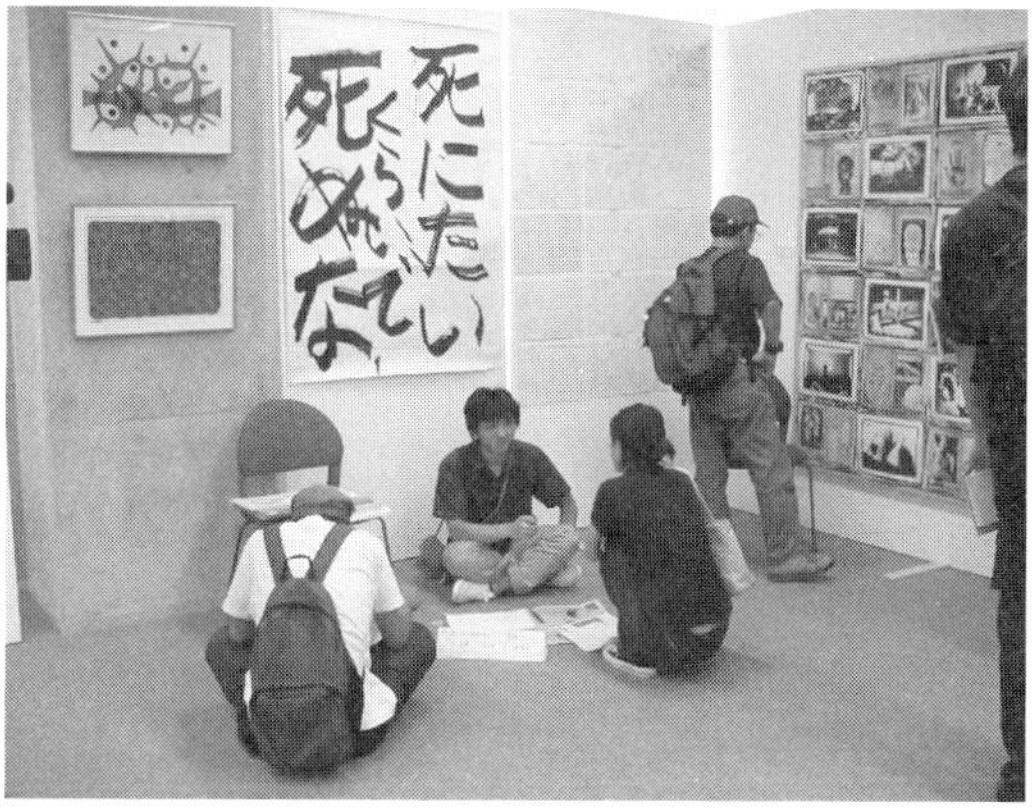

図23（2） 中尾君夫、平川病院展（2002）
京都造形芸術大学展覧会場「お題を下さい」

描かれていた。自らの死を予期し準備して亡くなったのであろうが、（また、その○月○日がページを閲覧した前日の日付であり）、筆者は大変ショックを受け、中尾さんは自分の死の時という最後まで、人を驚かすアーティストであったことを改めて確認した。

〈楠登さん：元妻の自死を描く「死の理由を悲しみの中で探し、現在は思い出を探す」〉

楠さん（五〇代後半、男性）は、一九歳のとき、統合失調症という病名で、三カ月間、丘の上病院入院時、〈造形教室〉で知り合ったやはり病者の女性と結婚した。彼女は何でも話せる自分の片割れのような存在だったという。四畳半の木造アパートから始まり、木造のアパートを転々と引越しして、相互に入退院を繰り返しながら共同生活を維持していたが、三〇代の終わり頃、突然離婚をしようと言われ、理由がわからないまま離婚した。住んでいるところが近かったので、時々会っていたが、ある時彼女の思いもかけないある行為を止める話をしたことがあり、それからあまり日がたたないうちに、彼女は飛び降り自殺をした。楠さんは衝撃と悲しみのあまりバイトもできなくなり八カ月間足立病院に入院し、〈造形教室〉でその苦しみを表現し続けた。そのようにして描かれた絵は、感情が溢れでるままに表現されているため、作為性や、どこかで類似した絵をみたというような感じが全くない表現になっており、人間の情動の深部や神秘性を筆者は感じていた。

彼女が亡くなる前に描いた絵として図24『焼きつく球体』があるが、それは、「何か自分が不完全な存在で、本当は球体なんですけれど、欠けてもえちゃっているっていう絵なんですけれど、エネルギーがあったけれど、どう使っていいのかわからないような状態ですね、ただ放熱しているような」と語る。

彼女が亡くなってから最初に描いたのは図25『暗闇の中で』であり、筆者は説明を聞くまでクモの巣のような抽象画と思っていたが、真ん中の黒いものは彼女の目だという。「たしか、とらえどころがなくて目が二つあるのが残ったので白地に黒で描いた。浮遊してどっかに飛んでいく物体みたいに感じた」という。楠さんは彼女の親からもお前が殺したんだと言われ、彼女の絵とかわいがっていた犬だけを抱いて出た後は、誰ともそのことを語ることはなく悲しみを共有する人もいなかった。楠さんは彼女がなぜ死んだのかどう受け止めたらいいのかわからずに茫

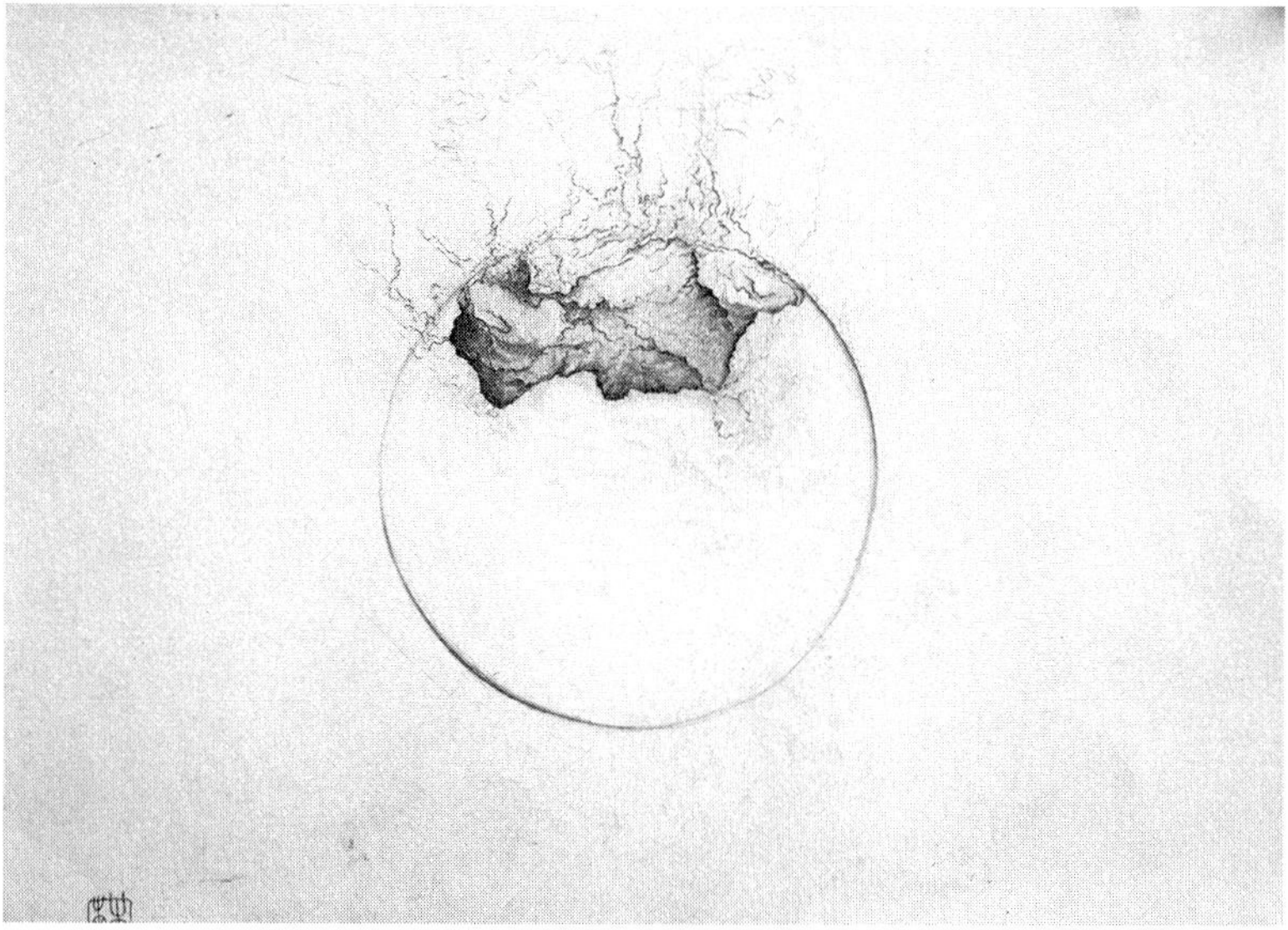

図24　楠登『焼きつく球体』鉛筆、Ｂ３、1991年

然とし、号泣して過呼吸になって病院のスタッフに電話をしたりしていたが、しかし、「僕はショックのために病院で泣いてばかりしていられなくて、絵に表現するしかなかった。毎日一枚描いて、絵で発露していた時期がありました」と語る。

図26『横たわる君と生まれなかった子供そして、僕』は二枚目の絵で、彼女が早朝六時半に亡くなったので、朝、横たわる姿を描いたもので、絵の下には病を案じる院長の勧めもあり、やむなく生まれることがなかった子と自分を描いたという。他にも彼女が子どもを抱いている絵も描いており、今でも子どもを産ませてあげられなかったことを悔やんでいるという。

口絵Ｋ11は『炎のなかの二人』という題名で、楠さんは、「彼女は大事な存在だったんです。唯一の存在だったんです。世界が二人になっていて誰も介入できないみたいなところがあって、いつも僕と彼女と二人でいたというような」という。

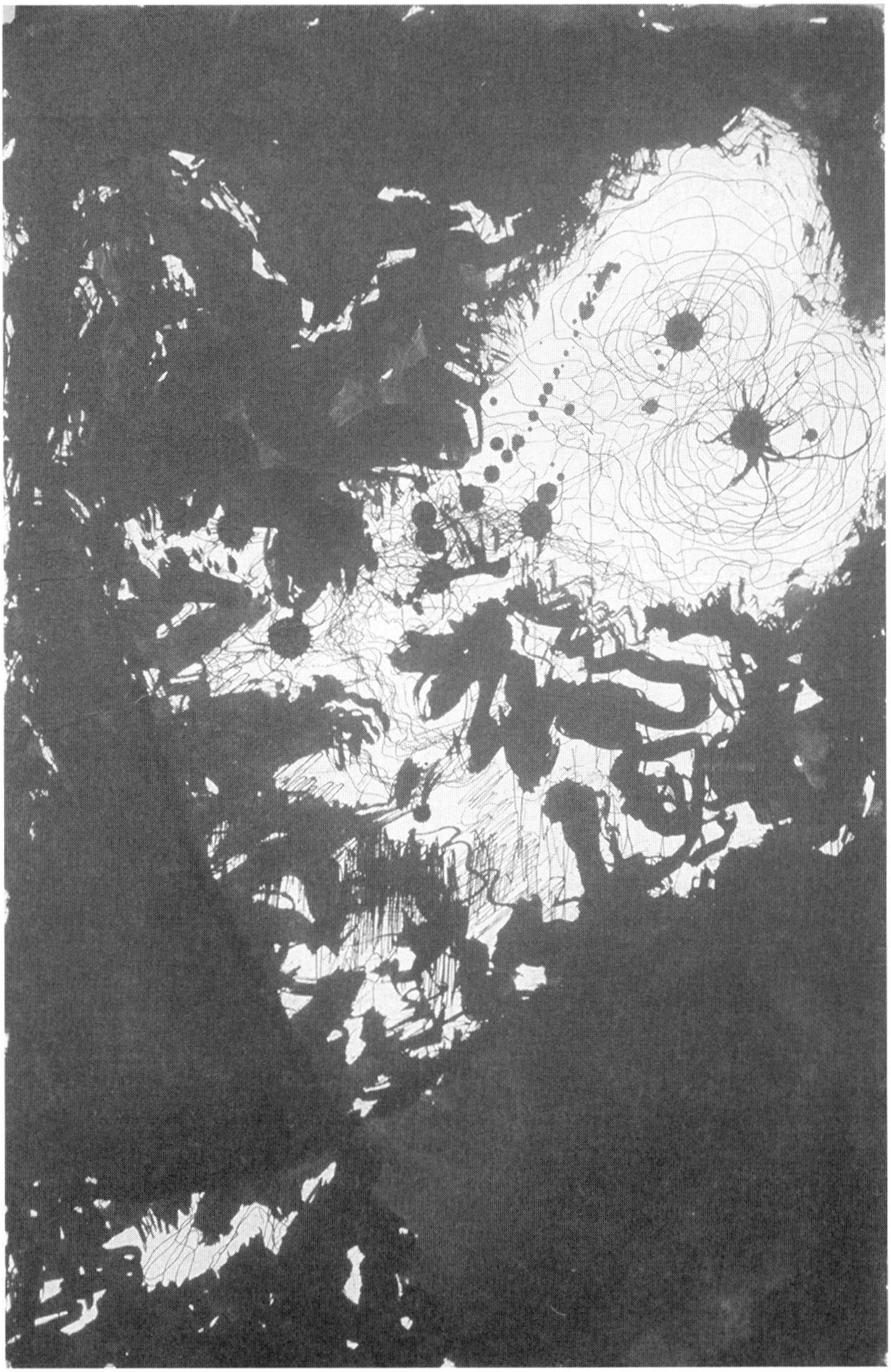

図25　楠登『暗闇の中で』墨汁、B3、1991年

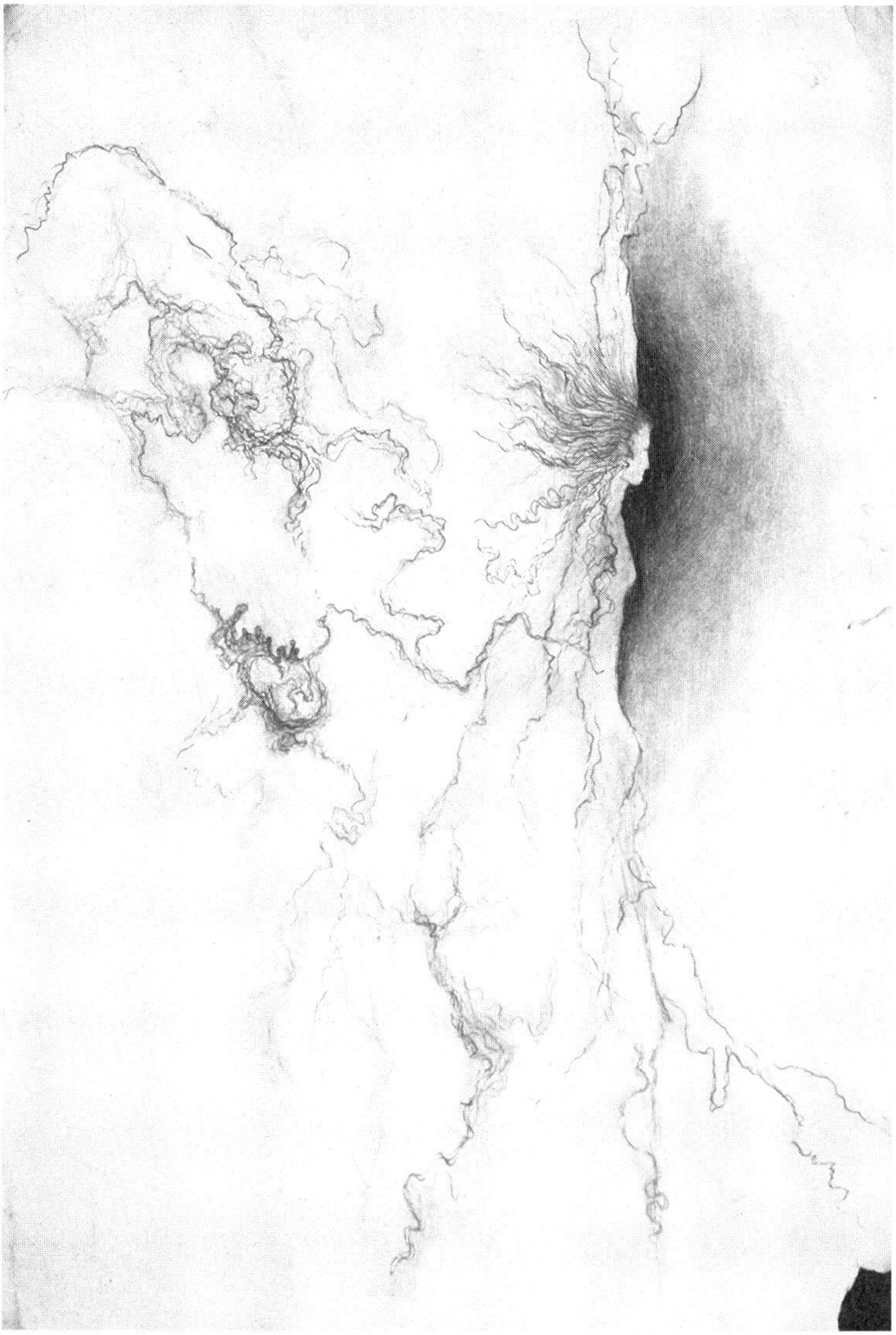

図26　楠登『横たわる君と生まれなかった子供そして、僕』鉛筆、B3、1991年

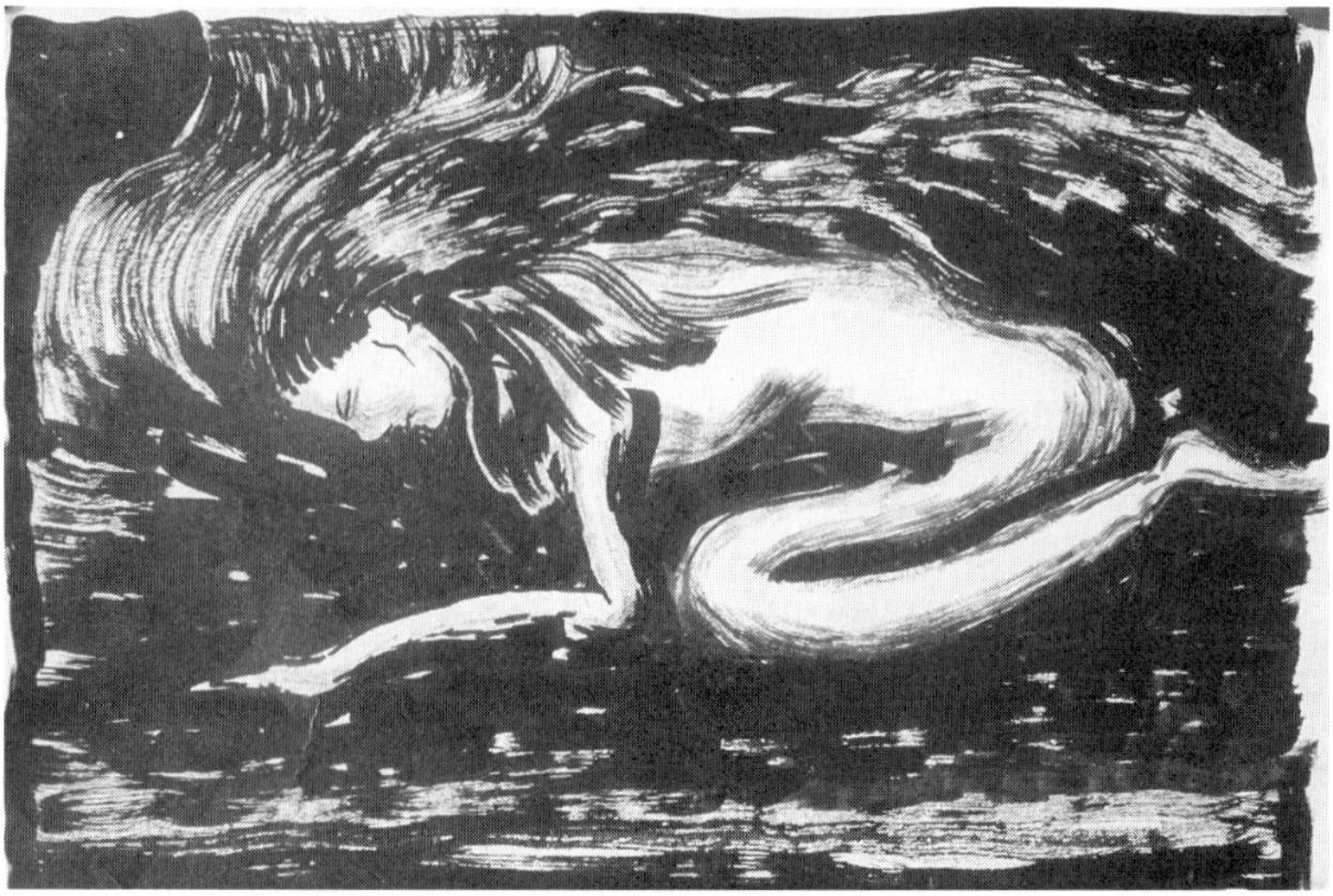

図27　楠登『悲しみ２』ミクストメディア、Ｂ３、1991年

> 燃え盛る炎の中に二人がいる絵です。二人とも燃えつくしちゃうんです。自殺も病の一つだと思いますが、渦中にいても自分らは意識できないみたいな、本当は炎に囲まれているんだみたいな気持ちで描いたと思います。描いているときは何も考えてないんで、今は説明していますけれど、そのときは、とにかく描いて描いて描き連ねていて、絵に関しては説明することはしませんでした。しばらくたって、安彦先生に尋ねられて僕も話せるようになった。（楠さん、筆者のインタビューより）

『悲しみ』（口絵Ｌ12）や『悲しみ２』（図27）の絵については、彼女が「ただ得体のしれないもので悲しんでいる、僕の想像ですけれど。僕から見れば理解できない、とにかく悲しんでいる彼女のことを描いたんです」とのべ、口絵Ｍ13は、『そしてすべては光になり、、』という題名の絵で、「死んだ命が光の粒子になって、生身の人間が生きてる苦しさよりも、何か、命がやっと光輝いている、あれ

が最後の絵だったと思います」と語り、楠さんの一連の絵は終わりを遂げる。

その後、ある日「自分だけのうのうと生きていること」に嫌悪感をもち、この世から自分の痕跡を消したいと思い絵は燃やしてしまったが、その前に安彦氏からの勧めで彼が自分でスライドに撮っている。それからの約二〇年間、〈造形教室〉からも足が遠のき、絵は特に描いていなかったが、筆者が平川病院を訪問したとき、偶然最近入院していた楠さんが、図26と全く同じ構図のパステル画を描いているところを見て話を伺った。最近教室で数枚だが絵を描き始め、黙って絵に集中していると気が楽になるという。

カミさんのことは原点で、本当に忘れたら彼女がこの世に存在しなくなっちゃうような気がして。一緒に生きてるようなところが欲しいんですね。今は、もう記憶ってどんどん消えて、とらえ方もどんどんやわらいできちゃう。ただ彼女が生きていたっていう印がほしいんですよね。彼女と一緒に生きてた、それでこういう絵を描いているんです。何か彼女が毎日どんなふうに生きてたかを思い出せるような気がして。(略)でも自分が誰かと生きてると思わないと、すごい孤独ですから。だからこんな絵描いて、山や朝焼けの絵を描いている。僕の中ではこうやって表現していると、きっと何かいい思い出でも思いだせるかなと。悲しくって苦笑いしているカミさんってのが夢に出てくるんですよ、何か笑おうとしてるんだけれど悲しそうなんですよ。それがあって、どうしてなんだろう、これまだ描きかけなんですけれど。死んだことと生きていることは別に区別はつけてないんですけれど。彼女も僕の家族として、カミさんも存在してると思いたいんですよ、何か、今でもね。(楠さん、筆者のインタビューより)

楠さんは、アルコール依存だった兄を中学の時にガス自殺で亡くし、その後姉も自殺し、元妻が亡くなった後少しの間交際した女性も自殺で失っている。やはり統合失調症でひきこもっていた母がいたが、家族というより共同生活をしていた感じで、生きている兄弟とも大きくなってからはばらばらになったという。彼女の死に加えてそのようなこともあり、〈造形教室〉以外の日や病棟に戻っているとき、孤独や恐怖感に襲われる日が多いという。

三〇年前は、夢中で絵を描くことは、自らの罪悪感と向き合い、彼女の死の理由の手がかりを探ることであったが、現在は、思い出を探し、また自らの孤独のなかで彼女が実際は亡くなっているが、心の中では彼女も家族として存在していると感じながら同じ構図の絵を描いているのだと筆者は思った。〈造形教室〉の日はスタッフも先生も暖かいので、その中で描けることで気持ちが楽になるという。

〈石原峯明さん：一人で描いた絵から、造形教室で描いた絵への変化〉

最後に、二〇一一年に肝臓の病気闘病の末亡くなられた石原さんについてふれておきたい。亡くなられる前、最後に石原さんにお会いしたときのこと、病棟の入院のベッドで寝ている石原さんに安彦氏が、「今日は〈造形教室〉の日ですよ」と声をかけたが、体調が悪そうで無理だろうと感じていたが、その後、教室に来られていつものように楽しそうに小さな画用紙にエンピツで絵を描かれていた。

石原さんは一九三五年生まれで、三三歳で統合失調症を発症し、約二〇年間の入院後、一〇年間アパートで一人暮らしをしていた。一九九七年に安彦氏は平川病院のケースワーカーから、通院していた石原さんが病棟等で一人で描いた大小の画用紙の分厚い束の絵を、「本人がもう絵を描かないから処分してほしい」と言っているとのことで相談を受けたが、絵を見て驚き、作品を引き取ってその年の「癒しとしての自己表現展」に展示した。その後、石原さんは〈造形教室〉で絵を描くことになり、「あの時、安彦先生に拾われなかったら私はどうなったかわからない」(映画『破片のきらめき』より)と語っていた。

石原さんを長年治療してきた橋本和幸氏は、「ヒトとヒトとのかかわり合いが絵を変えた」というタイトルで、入院中病棟の片隅で一人で描いていた幾何学模様の絵と、〈造形教室〉に入ってから、メンバーとの関わりのなかで描かれた、ヒトとヒトとの関わりを表わしている絵とでは別人の絵であるように感じたと書いている(安彦 二〇〇一:八七)。もちろん、後の〈造形教室〉で描かれた絵にも幾何学模様は描かれているので、全く変わってしまったというのではないが、橋本氏が述べるように、後で描かれた絵の方には、自分の家族を描いたような具象画が多く、複雑な心情を表現することができる状態になったと推測できる。

図28(一九八五)は、勤務大学での展覧会の際に、学生が選び、DMに使わせてもらった絵で、図29『鳥と魚と妊婦』、図30『日蝕』(一九八四)も共に、一人でオイルマーカー(マジック)で描いていた頃の絵である。そのとき、石原さんがなぜか、なかなか展覧会での展示の許可を与えてくれなかった『母子』(二〇〇一)(口絵N14)という作品がある。死後、作品集が〈造形教室〉のスタッフによって作られたが、それによれば、七歳の頃、実の母が出て行ったので、自分は捨てられたと思ったという。また、最初の継母がマラリアで死に、末の弟さんも三日後に亡くなっている。弟たちのために川で魚、エビ、カニなどを釣って揚げ物にして食べさせていた苦しい生活であった(『石原峯明作品集』、二〇一一年、二一三頁)。安彦氏によれば、継母が何人も変わったが、父とも継母とも折り合いがよくなく、小学校のときから家出をしてその後いろいろな職を転々として生活をしていた。

石原さんは〈造形教室〉に通うようになってから、『家族』(一九九九)(口絵O15)を描いた。どことなく冷たく感じられる横顔の大人と、真ん中に乳房の横で(『母子』と同様に)頼りなさげに描かれた子どもが描かれている。これらの絵の子どもには口が描かれているが、なぜか大人には口がない。口絵P16は同じ『日蝕』というタイトル

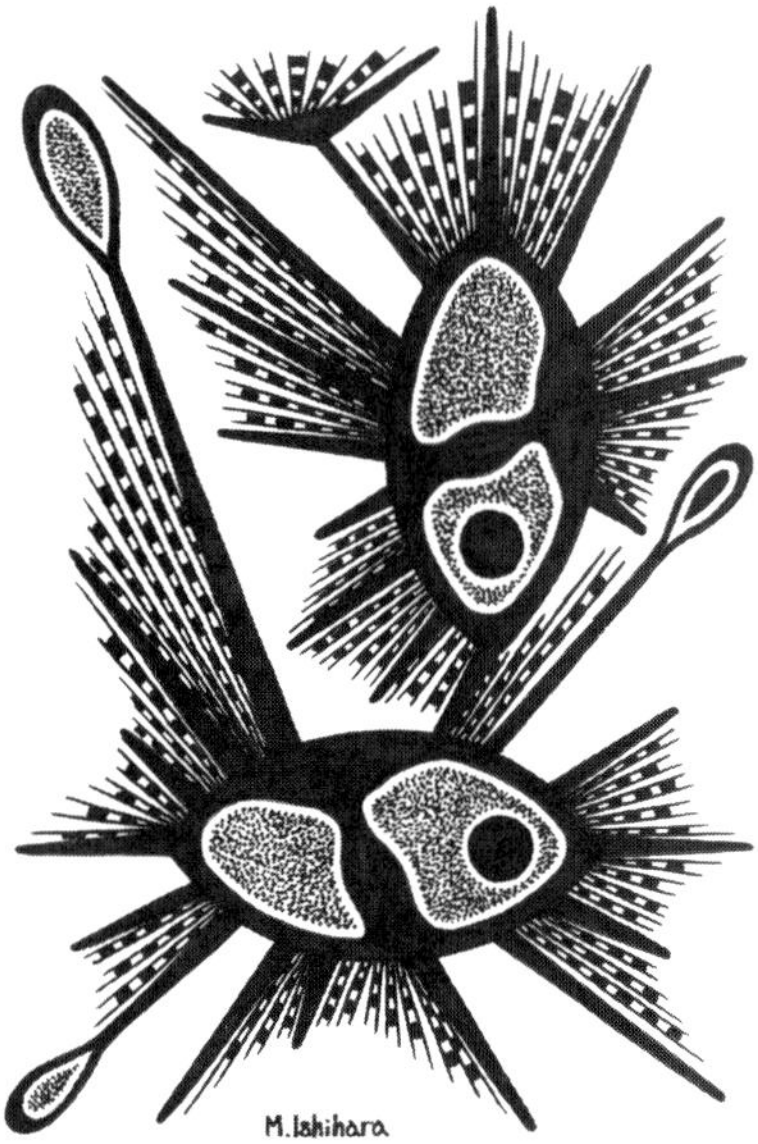

図28　石原峯明『オイルマーカー』Ｂ4、1985年

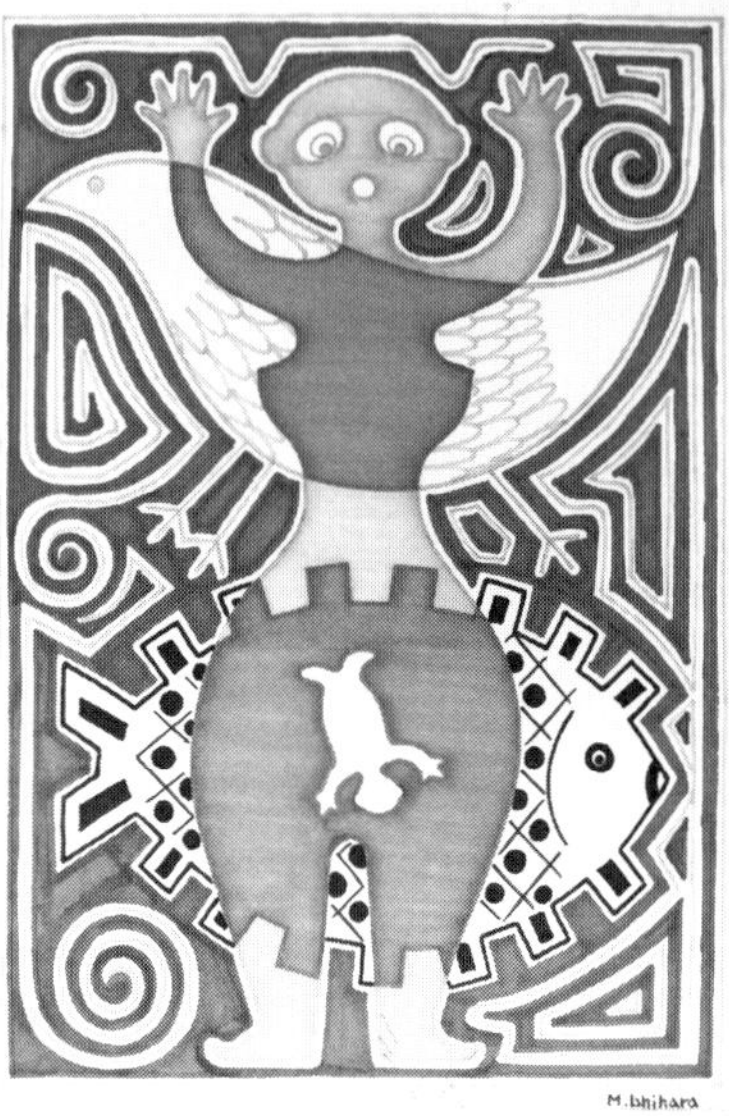

図29　石原峯明『鳥と魚と妊婦』
オイルマーカー、Ｂ3、1989年

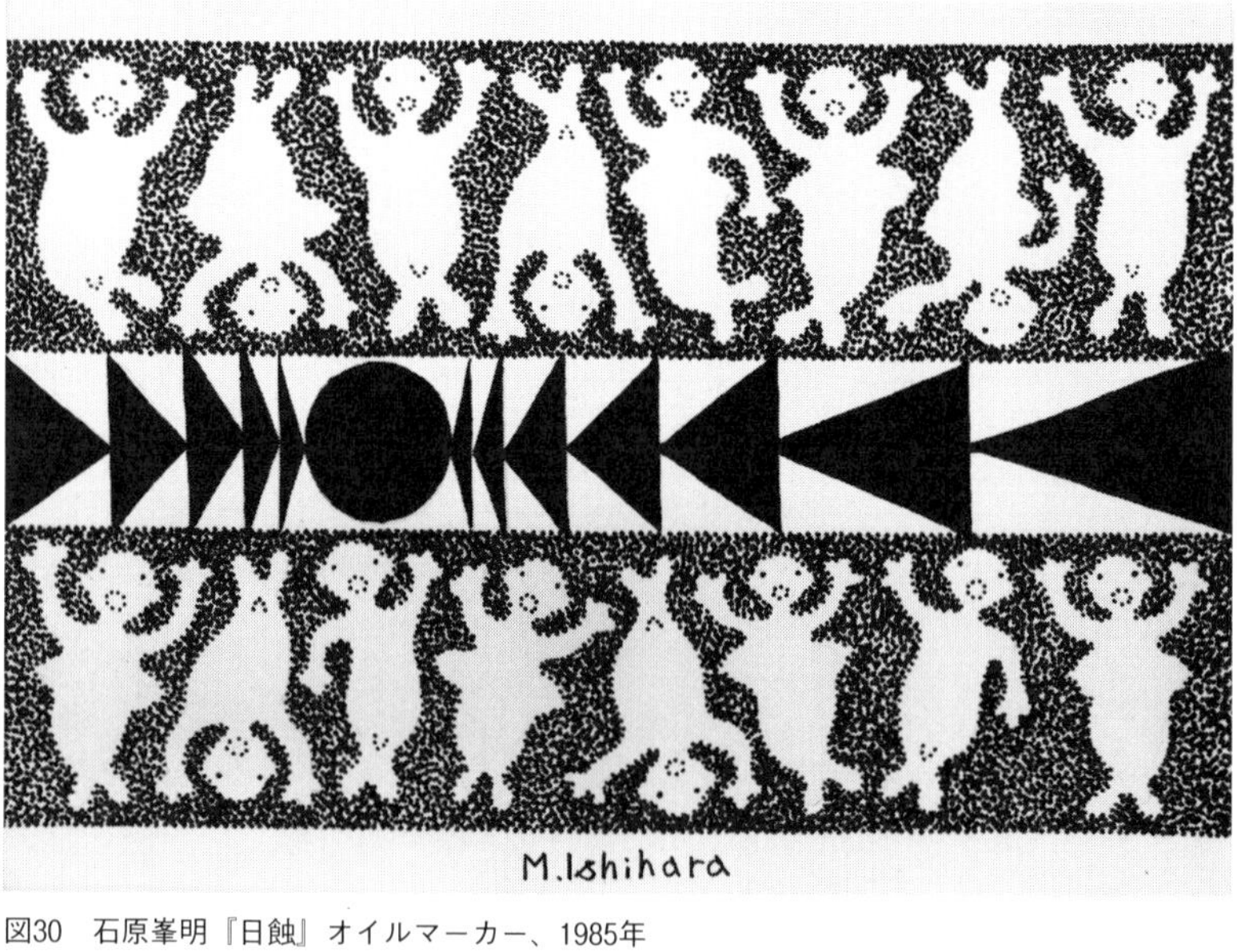

図30　石原峯明『日蝕』オイルマーカー、1985年

の絵であるが、これには（「お兄ちゃん、怖い」「大丈夫だよ、僕が居るから」）（一九九九）というカッコがついているることから、弟さんをイメージし、日蝕というのは、「母に捨てられた」兄弟の姿と関係があるのかもしれないと感じた。口絵Q17『迷宮を通り抜けて、外はまだ夜だった』は、石原さんがよく描く乳房が描かれた妊婦から産まれた子どもには、外界はつらいものだったというように感じとられる。

前述の石原さんの作品集は、「夜行表現双書」から安彦氏や〈造形教室〉スタッフ宇野学さん、本多桃子さんによって出版されたものである。この双書は、売ることや読ませること、見せることを目的とせず、必要とする人たちに一冊ずつ要請に応じて手渡していき、「一枚の絵が現れるたびごとに 単独で地鎮祭をとり行い 工房を設営する（略）一つの作業が了ればまた次の表現者 次の受け手があらわれるまで、サラ地のままにしておくだけである」（『石原峯明作品集』、安彦氏記載）という主旨のものである。石原さんの最後は、家族は来なかったがメンバーによって見送られ納骨までされたそうである。

四　アートとコミュニケーション、鑑賞者の感想

デューイの『経験としての芸術』

〈個人と環境との相互作用と芸術〉

このような表現行為について考えるとき参考になる書物として、J．デューイの著作『経験としての芸術』（1934）があり、そこには表現行為や、表現者と鑑賞者との関係に関して多くの示唆が含まれているので以下でふれ

ておきたい。(7)

デューイは、哲学が「主観」と「客観」（有機体と環境）として区別したものを徹底して統合することが、すべての芸術作品の特徴であり、この統合の完全性が、作品の美的地位の尺度である（Dewey 1934, Ch. 12, 277：邦訳 三七一）ととらえている。そして、「有機体と環境の統合の完全性」、制作や鑑賞の「経験の生命充実の完成の程度」（ibid., Ch. 2, 26：邦訳 三九）が美の尺度をつくると考えている。

ここで重要であるのが、表現者のもつ、環境との統合の喪失と融合の回復というリズムであり、その「回復」とは、元の状態に戻ることではなく、困難を乗り越えて変化していくものであるととらえられている。本書でも、さまざまな生きづらさを抱えて社会との間に困難があっても、それを表現することで新たな「生」への回復がなされていたことをみてきた。そして、デューイが「芸術家は抵抗や緊張を養育する。それは統一された全体的経験を生き生きと意識させる潜在的可能性を抵抗や緊張がもっているからである」（ibid., Ch. 1, 15：邦訳 二四）と述べているように、「回復」とは、環境の抵抗や緊張を逆バネとしてなされるものであることをみてきた。

またデューイは、すべての経験は衝動性（impulsion）として始まり、また衝動は欲求から生まれると考えており（ibid., Ch. 4, 58：邦訳 八）、「芸術は、生物に特有な感覚、欲求、衝動、行動の結合を、人間が意識的に、したがって意味の次元で取り戻すことができることの生きた、具体的な証明なのである」（ibid., Ch. 2, 25：邦訳 三八）と述べている。

さらに、デューイは、通常、芸術家は、自我内部で完成されたものを表現すると考えられているが、そうではなくて、環境との相互作用により表現が生じることを指摘している。すなわち彼は、「表現活動によって経験内容を改造する」「画家が絵の具をキャンバスの上に塗るとき、或いは塗ったと想像するとき、彼の観念や感情もそれによって秩序立って来る」(ibid., Ch. 4, 58：邦訳 一〇四）と述べ、表現によって、心像、観察、記憶、感情の側に変化が起こると考えている。前述した本木さんの作品『家路』の、「なさけない背筋を曲げた自分を描こうと思っていたが、描いているうちに背中をしゃんとして歩く自分に変わっていった」ということはそのような現象であろうと思われる。

このように芸術の表現活動は、自己と環境とのいずれにもなかったものを両者が得るという、時間的経過における創発的プロセスであると認識されている。この考え方は、ミードの創発性の議論とも共通していると思われる（ibid., Ch. 4, 64：邦訳 八九)。

〈芸術の作者と鑑賞者／経験の組織化の共有〉

次に、芸術家と鑑賞者との関係はどのようにとらえられているのであろうか。両者の間には経験の組織化の共有がなされると考えられている。

デューイは、表現する芸術家が能動的であり、鑑賞者が受動的であるという通常なされる考え方を否定して、能動と受容の分離は不可能だとのべ、「制作における完全性は、制作によっては測られもしなければ、規定もされない。それは、制作された作品を知覚し、享受する人々を含意している」(ibid., Ch. 3, 47：邦訳 六八）と述べている。

そして、「経験の組織化」という概念を用いて、芸術家と同じく、鑑賞者においても、作者が経験した組織化の過程と、細部においては違っていても、その形式においては同じ組織化が、全体を構成する諸要素の間におこなわれなければならず（ibid., Ch. 3, 54：邦訳 七七)、鑑賞者も彼の興味にしたがって、「再創造」することなしには、事物は芸術作品として知覚されないと考えられている。両者にあってともに、有意味なものの抽出の作用が行われ、理解、つまり包括（comprehension）がおこなわれる。物的には散在している細部や詳細が、一つの経験された全体にまとめられ、鑑賞者の側においても芸術家の側と同様の活動がなされる（ibid., Ch. 3, 54：邦訳七七）。

〈経験の組織化の共有／他者とのコミュニケーション〉

このような、経験の組織化の共有により、コミュニケーションは可能であり、「彼の作品は、それが他者の経験のなかで作用するとすれば、それは実際、ただコミュニケーションのなかでのみ、実際に生きているのである。（略）結局のところ、芸術は、経験の共有を局限している深淵と障壁に満ちたこの世界のなかでおこないうる、人間と人間の間の遮るもののない完全なコミュニケーションの唯一の媒体なのである」（ibid., Ch. 5, 105：邦訳一四三）と述べられている。デューイの芸術論は、このように、コミュニケーション論でもあり、また、前記の文からは、彼がコミュニケーションにおける芸術の役割に大きな期待をよせていることがわかる。

そして、「人間をその環境から遊離する心理学は、いずれも人間をその仲間から隔離してしまうから、そこには外面的接触しか行われない。（略）経験の表現は、公共的なものであり、コミュニケートできるものである」（ibid., Ch. 11, 270：邦訳 三六一）と述べているように、心理学的ではなく社会的なものが強調されている。しかし、コミュニケーションをおこなうことを目的として、意図的になされるのではなく、コミュニケーションはあくまで表現の機能であり結果であると考えられている。

また彼は、「芸術の素材は、どんな源泉からもすべて引き出されなければならないし、芸術の所産は、すべての人の近づき得るものでなければならない」（ibid., Ch. 10, 344：邦訳 四五八）のであって、「美的経験と普通の生活過程との融合を取り戻す」ことが大切であると指摘している。そして、「芸術を通じて、平常は、ものが言えず、不完全で、制限され、阻止されるものについての意味が明確にされ、凝集される」が、それらは、「思想」でもなければ、「単なる感覚の世界への逃避」によってでもなく、「新しい経験の創造」によっておこなわれると考えられている（ibid., Ch. 6, 133：邦訳 一八一）。

鑑賞者の感想

〈絵を見て衝撃がはしる〉

鑑賞者はこれらの作品をみてどのように感じているのかみていくため、勤務大学における展覧会開催時の感想文をとりあげてみよう。そこでは、デューイが述べているように、表現者と同じく、鑑賞者においても、作者が経験した組織化の過程と、細部においては違っていても、その形式においては同じ組織化が、全体を構成する諸要素の間におこなわれるが、それらは感情を揺さぶり、時には表現者の苦しみ等の感情も共有され、動揺をもたらしたりもしていることがわかる。

まず、絵に関しては、展覧会以前に、画像や写真を見せる機会があったが、やはり描いている人の筆致、身体を用いて描く時の絵の具の盛り上がり方、タッチなどが直接感じられるので、写真、映像と実物の絵とは、全く異なっていると感じられている。そのような絵を通じて、表現者の感情の動きや悩みを感じ取ることができたと述べられている。

「名倉さんの作品で、『幸いへの黒い扉』（口絵Ｉ９参照：筆者記入）は、画像では見たことがあったのですが、実物を見てみると、やはり勢いが違うなと思います。絵の具をたっぷりと塗りたくった上にまた別の色を乱暴に重ねるタッチは、いかにも、心が張り裂けそうになります。自分の葛藤と勢いに任せ思うがままに描いたのだなと感じます。縦横の線だけでは鉄格子とわからないため羽と出口を描き足したということでしたが、実物を見てみると羽の部分の白色は本当に、出した絵の具をペインティングナイフに載せてそのまま殴りつけたような攻撃的ですらある塗り方だったので、本当はやっぱり直したくなかったのだろうかと考えてしまいました」（芸術系大学学生、女子）。

「ここで絵を出している人たちの話を授業で聞いていて画像もたくさん見ました。でも間近で見たとき、間近で感じたときの絵の印象はすごかったです。きっとこうして絵をかいていることで支えられている人たちがたくさんいるんだと感じました。これが物をつくるすごさなんだと感じました。絵を出している人たちにはそれぞれ悩みやなにかがあるのだとききました。きっと僕にはその気持ちがわかることがないと思います。でもその人たちがえがいたりつくったりしてきた作品を見ることはできます。そこからなにか感じ取ることができます。そうしてここに絵を出している人たちとかかわっているんだと思いました。きっとそれがそれほどものをつくるということのすごさだということがわかりました。こんなにも何かを感じるのだなと思いました。その何かが何なのかはよくわからなかったですが、僕の心には衝撃がはしりました」（芸術系大学学生、男子）。

〈表現者のことば：「生きていてよかった」を聞いて〉

佐藤さん（四〇代男性）は、対人恐怖で数年間電車に乗れなかったが、大学への展覧会のために、新幹線で関東から来て、誰より多く、鑑賞者と談笑している姿が見られた。ギャラリートークの際に佐藤さんは、マイクを奪うよ

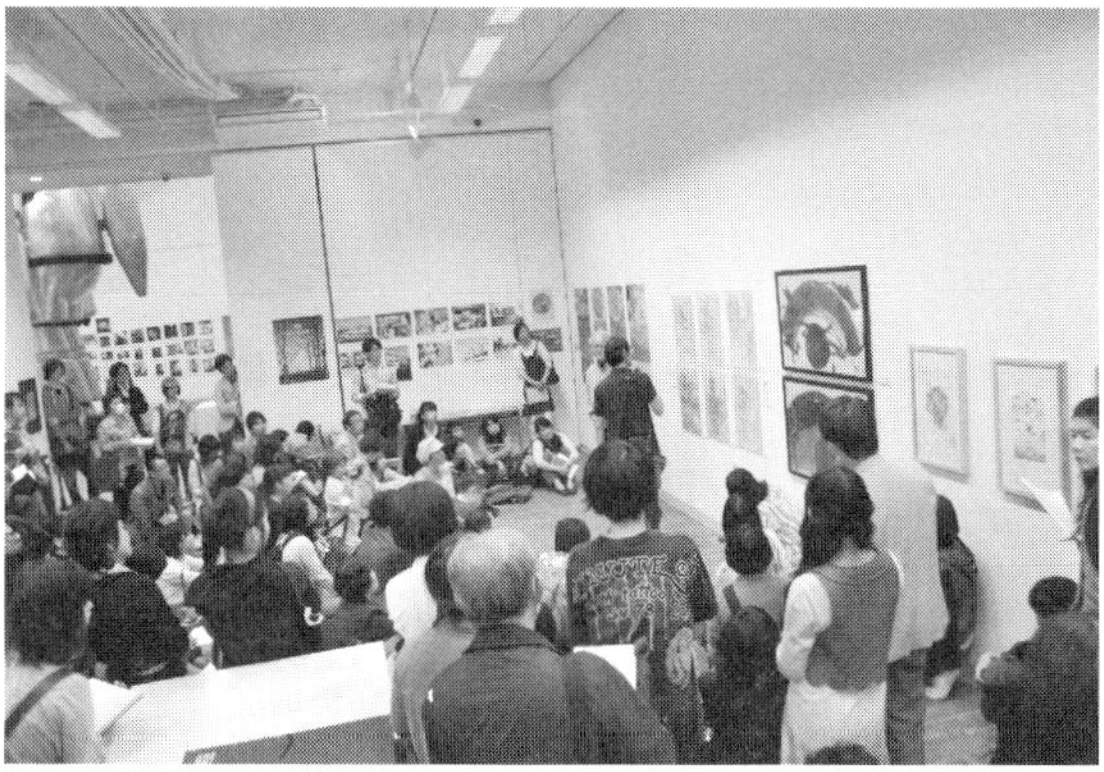

図31　佐藤さん「臨“生”のアート展」（2011）のギャラリー・トーク

うな勢いで「諦めずに生きていてよかった」と次のように語った。

「今、生きることをあきらめている人が多いんで、なんというか、昔は傷ついて絵を描けないほどで、それであきらめないでずっと絵を描き続けてきたら、少しは自分が納得できるっていうか、**あきらめないで、生きてきてよかったと思ったんですけれど**」（佐藤さん、二〇一一年「臨〝生〟のアート展」、ギャラリー・トークより）（図31）。

佐藤さんのことばは、鑑賞者に強い印象を与えたことが複数の感想文に記述されていた。

「ギャラリー・トークを聴いた日の夜、自分にとってもの凄い衝撃と影響力で、思い返していると、どうしても眠れなかった。心に病気をされた方々の作品たち。生への執着を強く感じさせられた。辛い思いをして、何度も生きることを諦めて。閉ざされた心には、冷たく重い鍵が掛けられる。それでもまだ、微かな可能性を信じたくて息をする日々……。そんな彼らの想いがぶちまけられた作品たちは、本当に力強くて。特に佐藤さんの、**『諦めずに生きていて本当に良かった』という一言を耳にし、今、自分が当たり前に生きて**

いることに嫌悪感がする」（芸術系大学学生、女子）。

「展示された絵は、やっぱり『苦しみ』のある絵が多いことに気付きました。ギャラリー・オーブの真ん中に立ち、その絵を見て、私だけ幸せで良いのか、と思いました。この世にはこんなに苦しい人がいっぱいいるのに、**私だけが幸せ。微妙な罪悪感**が少しずつ私を覆い始めた時、私はまた別な形で作品を感じることが出来ました。私が『癒すべき相手』だと思っていた彼らの作品が、むしろ、私を癒してくれていたのです。私は自分が癒されていることにすごくびっくりしました」（芸術系大学学生、男子）。

表現者たちの「苦しみ」を感じて、鑑賞者が、自分たちが幸せに生きていることに対する「嫌悪感」「微妙な罪悪感」という感情さえ抱くようになっており、しかし、同時に「癒すべき」と思っていた人々の作品から、逆に癒されている自分に驚いている気持ちが示されている。

〈鑑賞者：生きたいという叫びを感じる〉

また、次の複数の記述のように、通常、精神病と関係があると思われる「暗さ」や「死にたい」ではなく、むしろつらいことがあっても「生きたい」という叫び、「力強さ」が感じとられていることがわかる。

「彼らは何をおもい、どんな気持ちでその色をおき、その作品をつくりあげるのだろうか。どの作品にもそれぞれ体温がありそして、それもこちらの心臓めがけてやってくるのだ。一つ一つのスペースどれもが異様な空間を生み出し心にしがみついてくる。こちらの心臓は高鳴るばかりなのだ。鼻血が出そうだった。それだけ

〝生きる〟ということに対しての彼らの体温は高かったのだ。熱かったのだ。他に何か考える余裕もない。〝生きる〟ということに対しなんのけがれもなく素直で、美しい。だからこそ、こちらの心臓めがけてその体温はやってくる。〝生きる〟ことに悩み毎日を噛みしめているからこそ生み出されるのだ」（芸術系大学学生、女子）。

「私は、生きづらい人たちの描いた作品を見るのが怖かった。なぜなら精神の病を持つ彼らはいつも『死』を意識しているだろうと思っていたからだ。しかし、私が展覧会で感じたのは、絶望や苦しみをはね退けるほどの『生』であった。（略）『生きたい』という心の叫びを私は展覧会で感じ取った。これはまぎれもなく『生』のアートだと」（芸術系大学学生、女子）。

それは、表現行為からもたらされ、表現行為によって可能となった「生」である。

〈鑑賞者の感情を揺さぶる〉

しかし、その「生きる」ことは、通常の生の喜び、といったものではなく、つらい体験、つらい感情を通して生じる、通常の日常生活からは出てこないようなさまざまな感情が付与されている。それ故、それは時には鑑賞者の感情を揺さぶり、次の感想のように、「受け入れがたいような力強さ」と感じられることもある。

「例えば、ここにコップ一杯のジュースがあります。私を含め普通の人が制作するときの、心の奥底から引き出す思考や表現はいくらがんばっても大概は、上澄みの美味しい部分になってしまいます。だが、彼らは底の沈殿したような濃い部分を引き出します。引っ張り出してはいけない底の底すら救い上げ、表に出してしまう。だからこそあの対面したときの、受け入れがたいような力強さが溢れているのだと思いました」（芸術系大学学生、女子）。

「私はあの作品を観た後、数日間頭が混乱してしまい、巨大な不安が心から離れなかった。いのちを突きつけられた気がして家で泣いた。自分と向きあう事が怖くて投げ出す人が多い世の中に自分を突きつめて向きあえる人はなかなかいない。私はそれが出来る人が、世の中で『病い』『障害』と呼ばれてしまうのではと感じた。私は尊敬に近い念をもった。しかし、とても、とても痛かった」（芸術系大学学生、男子）。

ある学生は、作品の前に立ったとき、眩暈や動機、息苦しさがして、安彦氏にそのことを告げた。安彦氏は、その表現者が幼い頃からの父親の権力支配に対する憎しみを全てこの絵で吐き出しているということを学生に話した後、その隣の絵が、父親との関係が改善された後に描かれたという説明をした。学生は気が楽になり、「全体的な構図は変わらないのに、先程の鬼や悪魔のような形相は、にこやかなたくさんの天使に変わっており、曲線の穏やかさが優しく伝わってくる（吐き出すものを表現したらこんなに変化したという）。自分の気持ちも楽になり、呪縛から解かれたような気がした」と述べている。

アーティストでありアートセラピストとして活動し、研究者であるD．マクラガンは、アウトサイダー・アートに関して、「このような芸術作品は言語以前の、あるいはおそらく象徴以前の体験のレベルにまで踏み込むことができる。そしてまさにそれゆえに人の心に深遠な不安をもたらすのだ。これは私が芸術創造の『狂気』と呼ぶものの一部である。まずは芸術家の、さらには鑑賞者の中で、通常の境界や弁別が崩壊するのだ」（Maclagan 2009：邦訳 八二）と述べているが、学生たちの経験した感情は、そのようなものであると思われる。しかしそれは、鑑賞者に深遠な不安をもたらす点も含めて、彼らの世界への理解につながると思われる。

「作者自身の生の声を聞くと作品はさらに生き生きと魅力的なものとなった。描き手としての考え方や、その人自身の人間性が見えてくると先入観が作る微妙な垣根はあっという間に消えてしまった。精神障害者の方々と接したりする事が、どうも苦手で、難しく感じてならなかったのですが。彼らのアートほどメッセージを敏感に伝えるものはないであろう」(芸術系大学学生、男子)。

デューイは、このような経験の組織化の共有によってコミュニケーションは可能であり、芸術は、経験の共有を局限している深淵と障壁に満ちたこの世界のなかでおこないうる、人間と人間の間の遮るもののない完全なコミュニケーションの唯一の媒体なのであると述べているが、今回の展覧会で、最初は必ずしも気が進んで鑑賞しようと思っていなかった人にすら、直接的に表現者の作品が、普段交わることが少ない彼らの世界を伝えていると感じられた。

マクラガンは、「デュビュフェのアール・ブリュット概念と、現代のわれわれのアウトサイダー・アートに関するイメージはいずれも、その作品の反社会的・内密的・逸脱的側面にのみ目を向けており、それがアウトサイダーを疎外している共同体にどのように貢献するのかという視点は欠如している」と述べている(同右 八四)。先にみてきた作品やコミュニケーションは、彼らを疎外した社会を豊かにしていると思われる。

前述したように、デューイは、「芸術を通じて、平常はものが言えず、不完全で、制限され、阻止されるものの意味が明確にされ、凝集される」と述べ、それは、思想や単なる感覚の世界への逃避によってではなく、強烈な経験である芸術作品がもたらす「新しい経験の創造」によって行われるとされるが、この点において、以上みてきたような感想文からも、このようなアートは、鑑賞者に影響を与え、生の多様性を感じさせ、社会的に新たな想像力をもたらし、豊かにする役割を果たすといえる。それは文化的な発信のもとでの社会的変化をもたらす可能性を示すものである。

〈他者の評価から自由に描くこと〉

この〈造形教室〉に最初は東京芸術大学大学院に在籍しながらボランティアとして関わり、現在は〈造形教室〉の中心的なスタッフである宇野学氏は、この〈造形教室〉の作品と活動に衝撃を受けたことを以下のように書いている。

「(芸大に)入学してまもなく、私は違和感を感じながら研究室に通うことになる。そこで扱われる芸術にちっとも芸術性を感じなかったからだ。(略:平川病院のことを知って)作品をみせてもらったときの強烈なインパクトを今でも覚えている。一般に美術作品として扱われている作品とは比べものにならない。これこそ自分が探し求めていた本当の芸術だと感じた。そして、このような作品が生み出される〈造形教室〉という場。『真の芸術活動に出会えた』という驚きと喜びがあった」(宇野学、「芸術の原点を求めて」二〇〇六年、自己表現展冊子より)。

この点は、展覧会時に、鑑賞した芸術系の学生たちが、自分たちは芸術の世界のルールにしばられて描きたいものが描かれないので、彼らを「うらやましい」と思うという感想文が多かったことと関係している。

「今回の平川病院の方々の絵はまさしく『自己表現の為の絵』だった。こんな風に自分の気持ちを乗せる、周囲に見せるためではない自分自身の表現という絵画の可能性を知ったことが大きな価値になった。その思いが込められた絵は、その思いの強さの分だけのエネルギーを伝えてくれるのだと知ることができた。**私の今までの絵は他人に評価してもらいたいことの方が強く、自分自身を見つめる時間がなかった**」（芸術系大学学生、女子）。

ある学生は、自分が今まで教えてもらった先生が生徒の作品に求めているものは、コンセプトのしっかりとした、人を納得させるようなもので、その力で仕事につけることが大切だと教えられてきたことを次のように述べている。

「本当はそんな作品を作りたいのではない。むしろ遊びで作る意味のない作品の方が、楽しくて自由で、今の自分を大いに表現できている。今回この展示会に出展されていた奥村さんのコンセプトボードに述べられていた言葉で『芸術というものは本来商売のために描くものではなく、自分の身体の中からマグマのように噴出す感情により描かれるものだ』というのがあり、今まで散々言われてきた先生方の考えとはまた違うベクトルの考えをしているところに、私の心は揺すぶられた」（芸術系大学学生、女子）。

「現物を見てまず初めに浮かんだ感情は驚嘆だった。映像でも何回か見て上手いなとは思っていたが、現物にはそれに加え圧倒的な存在感というか、なんともいえぬ雰囲気があって、それにビックリさせられた。（略）絵から〝生〟を、〝人間〟を感じた。私も同じように絵を描いている。だからくやしかったし、うらやましく思った。**私は絵にそれほどの感情を持って描いたことがあるだろうか？　絵を見た人に〝人間〟を伝えられたことがあるだろうか。無い**」（芸術系大学学生、女子）。

前述した、アウトサイダー・アート作品を収集したことで有名な画家デュビュッフェは、「本当の芸術、それはいつも私たちが予期しないところにある。それは、誰もそのことを考えず、誰もその名前を呼ばないところにある。芸術は、自分の名前を知られたり、その名前のせいで歓迎されるのを嫌う。それはすぐに逃げ出してしまう。芸術とは人に知られないでいることに熱中している人物なのだ」（服部 二〇〇三：二七）と述べている。これらの感想文には、他者の評価を意識せず本当に自分の描きたいものを描いている作品は、鑑賞者の気持ちを揺さぶる力をもつことを伝え、反対にアートワールドのルールを念頭において評価を気にしながら描くことへの疑問を示している。

〈展覧会におけるコミュニケーションの重視〉

また、この〈造形教室〉は展覧会時には、ギャラリー・トークとして作品を前にして各出品者が表現したときの思いや自らの状態を語り、鑑賞者から感想が述べられたり、質問がなされたりして鑑賞者とコミュニケーションをもつスタイルをとっており、作品鑑賞のみを目的としていないという特徴を示している。表現者達も、作品という共通のものを媒介としてお互いに語り合えるコミュニケーションを楽しみにしている。このことは、自己への評価を変化させることにもつながっている。二〇〇二年の展覧会の際にギャラリー・トーク時に報道のテレビカメラが入ったが、通常、精神科病院関連の場合、カメラで姿を映したり実名を出すことはタブーである。それは、病気に対する差別、偏見が強いので、当事者が隠さなければならない状況に追い込まれるからであるが、この〈造形教室〉の場合は、カメラの前でも出品者は同じように作品の前で語っている。とりわけ主義としてそのように行っているわけではなく、この〈造形教室〉の活動が表現者に自己への評価を変化させ、自然にそのようになっていると思われる。そして、その場は鑑賞者に以下のように先入観の垣根をなくさせ、作品や作者を含めた絵のようなメッセージを伝えているように感じられる。

「ギャラリー・オーブでの展示、**ギャラリー・トークで、鑑賞者とアーティストは一様に交じり合い、豊かな色彩をもつ一枚の絵のように思えた。**パレットいっぱいの絵の具のように、あふれんばかりの人達。ギャラリーというキャンバスの中で悲しみと喜びと生と死と幸せと絶望と、いろんなものが踊るように描き出されていた。彼らの描く作品は、とてもすばらしいものであったが、**このような場においてはじめて完成をみたように思う。**作品は人と人をつなぐツールなのだ」（芸術系大学学生、女子）。

「（一回目は作品だけ鑑賞し、二回目はキャプションと作品を交互にみながら鑑賞した）三回目の鑑賞は、ギャラリー・トークと共に始まる。これが私の中で一番の見どころとなった。それは、作家と作品との会話、作家と観客との会話、作品と観客との会話が入り乱れていた。先程まで物静かだった人が、自分の作品の前で作品と会話をしている。観客と会話をしている。そういうことだったのか！　とその会話で気付かされる。共感し、共有している」（芸術系大学学生、女子）。

「人生には『生きていて良かった』と思う瞬間が何回かあります。二〇一一年五月一五日、私にもう一回その瞬間がやってきました。生きていて、この展覧会（ギャラリー・トーク）に来れて良かったと、心から思いました。（略）作品の前に立って話す作者たちを見て、やっと目が覚めた感じでした。これはただの絵ではなく、彼らの魂だ、ということに気付いたのです。絵と彼らを含めて素晴らしい『芸術』になっているのが見えました。彼らが自分の作品の前で自分のこと（病や辛かった経験）を話すたびに、その言葉一つ一つで、ただ綺麗な色彩を持ったその絵のなかに入っている彼らの魂が見えて来たのです。瞬間、今まで見れなかった、感じれなかった世界がずっとそばにいたことに驚いて、感動して、涙が出そうになりました。（略）勿論、作者たちの病の話は何となく分かったつもりでしたが、作品の前に立って話す彼らの声、表情、目から感じられる彼らの魂……。それは直接聞かないと、見ないと分からないものでした」（芸術系大学学生、男子）。

彼らの展覧会では、このようなギャラリー・トークの他にも、鑑賞者も含めて輪になって感想を述べ合うこともおこなわれている。また、作者やスタッフ、ボランティア等の支援者のことばが実名で綴られた展覧会の冊子をつくり、表現者を表に出すコミュニケーションが非常に重視されている。通常のアート関連の展覧会では、基本的に、作者と作品は切り離されていると考えられているが、この〈造形教室〉では、医療、アートといった各々の世界のルールにしたがわず、自らつくりだした、いわば、「普通のコミュニケーション」ともいえるものがとられているのがわかる。

それは、展覧会の開催場所についても、それが、精神病院のなかではなく、またアート・ギャラリーでもなく、街のなかで開催されていることが、この〈造形教室〉の性格を示していると思われる。この〈造形教室〉の展覧会「癒しとしての自己表現展」は、一九九二年以来、「街の中で患者の作品展を」という意図のもとに、八王子市立中央図書館の展示室で毎年開催されるようになったものである。

この絵の作品展を街中で見たのは初めてのことで、予想を上回る奥深い印象を受けました。特異で貴重な試みと存じます。対社会的には一つの事件に看做し得るかもしれません。（一九九二年、自己表現展冊子、鑑賞者の感想文から）

注

（1）安彦講平氏は、岩手県出身、盛岡で美術学校に通った後、早稲田大学文学部芸術学科卒業後、編集の仕事や美術評論、文学評論等の執筆に携わっていたが、文学や創造活動と心の病との関係に関心があったため一九六八年に友人の勤める東京足立病院にパートの看護助手として入った。その約半年後から、絵が好きだったため、複数の病院の精神科病院内の〈造形教室〉で活動を続けることになった。本書では、丘の上病院（一九六九—一九九五）及び、閉院後に活動の中心を移している平川病院の造形活動を中心に取り上げる。その他活動をおこなった病院として、武蔵野中央病院（一九七二—一九八六）、茨城県にある袋田病院（二〇〇一—）、沖縄のかいメンタルクリニック（一九九九）。現在は、平川病院外来ＯＴ（作業療法）科（週に二日）、東京足立病院外来デイケア（週二日、高齢者及び精神科病院患者に対して）、袋田病院に月一回の〈造形教室〉の活動をおこなっている。平川病院では、後継者である若い宇野学氏（一一八頁注（8）参照）がスタッフとして（週一日は宇野氏のみで）共に活動している。安彦氏は現在、自由な時間は造形活動の記録を文章でまとめるよりは、自らも絵を描く時間が多く、やはり造形の表現者であると感じる。

（2）しかし、二〇〇四年に展覧会を筆者の勤務大学で開催した折、ＮＨＫでニュース放映されたが、撮影取材時に何度も「芸術療法」とは異なると説明したが、最初の見出しは「絵画療法による絵画展」という文字であったので、社会的にはこの文字を用いなければ理解が困難なのであろうと推測した経験がある。

（3）社会学者が精神医療の場に入る点に関しては、一九二〇年代アメリカで精神医学と社会学の交流のなかでの精神科医Ｈ．Ｓ．サリバンの提言、社会学者Ｗ．Ｉ．トマスの提案の影響も存在している（藤澤 二〇〇〇）。

（4）精神科病院では、一九九四年に生活技能訓練（ＳＳＴ）が点数化され急速に普及する。浅野は、「今はさらにひどいことになっている。退院のめどもたたない患者もかりだされている。視線を合わせる、身をのりだして話をする、明るい表情、はっきりと大きな声で話すことが目標とされる」等、「画一性」、社会的視点の欠如等を指摘する（浅野 二〇〇〇：一七四）。

（5）医療の枠組みも、芸術の枠組みも、「専門家」が大きな力をもつ点では共通性がある。芸術に関しても、後述のＨ．ベッカーの議論にあるように、「何が芸術」であるかという点でも、芸術評論家の評価による影響が大きい。

（6）谷本さんは、現在は、「精神科病院という括りなしに表現をおこないたい」という考えから〈造形教室〉を離れてアート表現をおこない、「障害のある人、ない人、アーティストが自由な表現の場を目指してつくる」主旨の第二回目の「ポコラート全国公募」で中林正人賞を受賞するなどして活動している。

（7）一九三一年のハーバード大学における連続一〇回講義が原型であり、主題は芸術哲学である。本書における見出し等の整理は、筆者がおこなったものにすぎず、デューイ自身の本の章立てや議論の順序、分類によるものではないことをことわっておきたい。

第二章　アートと医療・福祉の交差

表現者によって描かれたものは、医療・福祉と芸術領域の交差領域に存在しており、そこには、表現されたものを解釈し治療に用いる医療の枠組みと、アートとしてみる芸術の視点という、異なった二つの視点が存在している。以上見てきた〈造形教室〉のこれら両領域と異なった特徴を明らかにするために、第二章では、その各々の領域に関して考察しておこう。

一　医療の世界における芸術療法の発展

芸術療法の創始者ナウムブルク

それでは、まず本節では芸術療法の歴史に関して見ていきたい。

次の文章は、芸術系の大学生の文章であるが、つらいことを言語で表現しにくい場合は、別の手段で表現する必要が生じることを表している。

私は時々、悲しい時やうれしい時などのように感情が高ぶってしまった時や、何も考えられないときに、自分の感情を整理するために絵を描いてみることがあります。そういう時は白い紙と色鉛筆を用意して、気のおもむくままに描きすすめていきます。気がつけば赤い色鉛筆で文字通り描き殴ったような絵が出来あがっていたり、緑を基調にした優しい男の子の絵が出来あがっていたり。完成した絵を見てみて「ああ、自分はこんなことを思っていたんだ、感じていたんだ」と気づかされることがいつもあります。（芸術系大学学生の文章から）

日本の医療・福祉の場では一九七〇年代から治療のためにアートを用いて芸術療法やデイケア、レクリエーション活動がおこなわれるようになってきたが、それまでは医療の場では絵を描くなどということがなく、安彦氏は、一九六八年に病院内に絵を描いたりそれについて話し合ったりする場を導入しようとした時、医師や看護の職員は驚き、「『心を病んだ人間に絵が描けるのか』、『わけのわからない絵を描かせたりすると、もっと混乱するんじゃないか』というのが現場の職員の反応だった。そういう時代だった」（安彦 二〇〇二：一二二）と回想している。

世界における芸術療法は、一九四〇年代―五〇年代に活躍したマーガレット・ナウムブルク（Margaret Naumburug: 1890–1983）から始まるとされ、その主著に『力動指向的芸術療法』（1966）がある。彼女は、コロンビア大学でデューイに学び大学院修士課程を終了し、自由で自発的アートを指導し、有名なスクリブル（なぐり描き）の考案者としても知られるが、同時に、フロイトやユングやサリバンの影響のもとに、精神分析の技法も取り入れた。

ナウムブルクは、第一次世界大戦中にリハビリテーション法として開発された作業療法が、精神病患者にはあまり用いられず、主として身体障害者に向けられ、またパターンの模写や複写、既成の型の使用が重視されているため、他の異なった芸術療法の必要性を指摘した（Naumburg 1966：邦訳 二九）。彼女はユングからの影響で非言語的表現としてのシンボリズムの重要性に関して次のように述べている。

フロイトは夢を絵に描きたいと患者が望んだ場合にこれを無視したが、ユングはしばしば患者に夢や空想を絵に表すことを勧めた。ユングは絵についての患者のコメントを聞いて、表現的な描画行為には積極的価値があることに気づいた。それは、精神療法において無意識的・非言語的経験を扱うには言語よりも直接的な手段なのであった。（同邦訳書、四二頁）

翻訳者の中井も、「言葉は嘘をつくことができるけれども、絵は虚偽を語れないのである」と、精神の無意識的なものが非言語的表現にあらわれる点を述べている（同邦訳書、二三四頁）。

ナウムブルクは、「芸術療法は患者が自己の無意識から自発的イマジャリーを解発することを促す技法」であるとし（同邦訳書、三一頁）、患者が提示した絵を用いて、「自由連想という精神分析技法の助けを得て無意識的葛藤や空想や夢を解放する手段とする」（同邦訳書、二九頁）と述べている。提示される患者の絵の多くは、患者の自宅か病棟で制作されて、どこでどのように絵を描くかというプロセスは重視されていない。

その非言語的表現の解釈に関しては、芸術療法士は患者の象徴的絵画表現を解釈するのではなく、患者が自力で自分の作品の意味を見出せるように援助し、そのためには、芸術療法士は受容的であることが大切であると考えられており、「何を表現しようとも治療者は受容してくれることを患者が納得すれば、言葉では決して語らないことをもイメージに投影し始めるものである」と述べている（同邦訳書、一三頁）。

アメリカ・芸術療法協会（The American Art Therapy Association）が、一九六九年に創設され、一九七〇年には最初の大会が開催され、ナウムブルクはそこで「名誉永世会員」称号を授与されている（同邦訳書、二三七頁）。芸術療法には、一九六〇年代における人間のより健康で肯定的側面を探求する実存心理学（A．マズロー、C．ロジャーズ）の影響があり、公民権運動、学生運動等の人々の精神的解放を求める時代背景があるとされている。アメリカでは七〇年代前半にすでに七つの大学の大学院で芸術療法学科が設立され、現在は学部、大学院レベルで六〇以上のアートセラピー学科があり、芸術心理療法（Art Psychotherapy）は、フロイト派、ユング派等、さまざまな学派によるものがあり、心理療法の数だけ存在する（関・三脇・井上ほか二〇〇二：六一）。

より創造性重視のもの（芸術領域寄りのもの）

より創造性重視のものとして、マズローのもとで修士号を取得した心理療法家ナタリー・ロジャーズ（カール・ロジャーズの娘である）は、「自分をリラックスさせ、表現し、解放するためにアートを利用します。そして象徴的、隠喩的なメッセージから何かを汲み取って、洞察を得ることができます」と述べ、視覚的アート、ムーブメント、音楽、書くこと、ドラマ等の多様なアートを用いて感情の解放による高次の意識状態（higher stage of consciousness）に至るプロセスが治療となると考える（Rogers 1993：邦訳 五）。

さらに創造性重視のものとして、イギリスの動向がある。著名な精神科医カニングハム・ダックスは、美術の学位をもつアーティスト、エドワード・アダムソン（一九一二―一九九六）の患者への接し方に感動し、一九四六年から南ロンドンの長期入院患者のアサイラム、ネシーネ（Netherne）病院の調査プロジェクトであるアートスタジオに勤務を懇請した（Dax 1953）。

ダックスは、著書のなかで、絵が職業的セラピストの示す例や精神分析家のシンボル言語の私的な会話のコピーになっている例がある点を挙げて危惧し、アーティストがその役割を最小限の干渉のみで関わることが重要だとしている。したがってアーティストは、絵の解釈をしたり、症状の徴候を引き出したり、教えたりせず、受身で接し、しかし、表現者の自己表現に共感的な雰囲気をつくることが重要であると述べている（Dax 1953：20–21）。

このような考え方をもつ精神科医ダックスのもとで、アダムソンは、退職時の一九八一年まで勤務中、五つのアートスタジオとギャラリーをつくり、そこには六万点もの患者の作品が所有された。アダムソンは、自身を「アートセラピスト」ではなく「芸術家」だと述べており、医療機関で働くアーティストの最先駆者である。その著書『癒しとしてのアート』（*Art as healing*. 1984）には、精神分析等の解釈や批評の技法が用いられておらず、患者を「芸術家」と呼び、個人の自分用のイーゼルを所有し自由に描ける環境をつくることに気を配り、また、心理学的観点からのアートセラピーの動きが進んでいることに危惧を抱いていたという。

私自身のやり方は、可能な限り受身であることである。私は決してある人の作品を解釈しようとはしない。特にその絵が描かれている時は。解釈すると我々の関係が変わってしまう。解釈すると、絵にも影響を与えてしまい、描いている人の考えの力学を非常に自由に表現するよりは、私を喜ばそうとする絵が描かれてしまう。その作品の唯一本当の意味はその作者自身から引き出されるべきである。（Adamson 1984：7）

アダムソンは、心理学的意味で絵を解釈する大きな誘惑があるが、それは解釈者自身の感情を投影したものにすぎず、またセラピストの特定の心理学的指向を反映した絵を引き出してしまうとまで述べている。

彼は、そこではラベルを貼ることになるのでその人の病状に関してもあまり大きな関心をもつ必要はなく、もしそれが必要なときは医者が告げるであろうと述べている。彼の著作には、「アートはわれわれに内なる自己とコミュニケーションすることを強いる。そのことにより、われわれは心の内側の破壊力と創造力との間の対話を行っている。（略）アートは外部から押し付けられた治療に全面的に依存させるのではなく、変化のための責任の中心を個人に置くのである」（ibid., 8）と書かれている。

アダムソンは、後述する中川氏に影響を与えたA．ヒルと共に英国アートセラピスト協会（The British Association of Art Therapists: BAAT）を創設することになる。このアダムソンの「癒しとしてのアート」は、後述する安彦氏の「癒しとしての自己表現」と共通している部分が多く、そのことを安彦氏に告げると、氏はそこから影響を受けているのではなかったが、「癒しとしてのアート」という同じタームを用いていることに非常に驚いて関心を示していた。

以上のように、「芸術療法」には医療寄りのものから芸術寄りのものまで、スペクトラムやバリエーションが存在している。決まったパターンを入れる診断、解釈重視型の絵画テストのような完全に医療の世界のものから、自由な表現と解釈を患者がおこなうことを奨励するナウムブルクの芸術療法、アーティストであるアダムソンのアートスタジオや、自由に表現する行為そのものを重視する表現アートセラピーに至るまで幅広くある。しかし、それは一応「セラピー」と銘打つ限り、目的は治療であり医療枠組み内にあると考えてよいだろう。アダムソンも、一九七〇年代初め、アルバンス（ST. Albans）における最初のアートセラピープログラムの責任者を務めている。

日本の芸術療法の歴史

では、日本における芸術療法はどのように発展したのであろうか。(1) ヨーロッパで「表現病理学」という精神病患者の芸術表現についての学問研究の場として、パリに本部をもつ国際表現病理学会（精神科医中心で表現病理の研究を目的としている）が一九五九年に設立されたが、日本芸術療法学会（The Japanese Society of Psychopathology of Expression and Arts Therapy　現在会員約一〇〇〇人）は、その日本支部として一九七二年に発足し（一九六九年に第一回日本芸術療法研究会開催）、現在、構成員は、おおよそ医者六〇％、心理系三〇％、その他一〇％である。

ナウムブルクは、この国際表現病理学会が研究重視であるのに対して、自らが関わるアメリカ芸術療法協会は研究ではなく療法を主とすると、その相違を強調しているが、日本支部の場合は発足当初から、研究のみならず療法も志向している。二〇〇四年には、芸術療法士認定制度が発足している(2)。

当学会の中井久夫は、芸術療法学会が発足するに先立って、既に独自に色彩分割法等絵画療法を考案し、実行しており、初回研究会時に河合隼雄が紹介した箱庭療法の影響も受けた「風景構成法」は、現在、絵画テスト、絵画療法として非常に有名である。このような個人精神療法（心理学では心理療法とよばれることが多い）とは異なる集団精神療法が存在しており（図32）、同じ日本芸術療法学会の理事も勤めた中川保孝は、自分自身も二科会で描く立場であったため、芸術療法家と患者が絵の解釈を交えながら一対一でおこなう療法ではなく、しかも患者たちが仲間の間で自然に描くという点を重視している。

先駆者：描くことが中心である芸術療法：嬉野病院の中川保孝氏

精神科医で、嬉野病院（佐賀県嬉野市）の院長中川保孝氏は、日本における芸術療法の先駆者であり、一九六〇年に「精神病者の絵画の研究（附、絵画療法）」で学位を受け、一九六五年に、精神科嬉野病院（後、医療法人財団友朋会嬉野温泉病院）という「病院らしくない病院」を設立し、一九九一年にアートセラピー美術館を付設させ、同年、日本芸術療法学会賞を受賞している。

次の記述には、絵を病院で描くこと自体はよいことだと確信しているが、それについて他人に説明することに対して戸惑いがあり、「容易に溶け込まないものを導入したという違和感」が示されている。これは、前述した「自由な表現」をさせることと、「治療」することとの間の目標の相違に基づくものであろう。

絵を描くことを治療として導入することは、体験から生まれたものを医師として治療として組み立てるのは何の違和感もないのですが、他人に説明し理解させることはなかなか困難なものです。実際に病室内で絵を描かせるとなると、今までになかった異質なメディアというか、教育的芸術的行為を取り入れた治療法といいながらその状態は、何と名付けるのか、容易に溶け込まないものを導入したという違和感をどのように説明し解決するのか、（略）あれこれ思い悩み苦しんでいたある日（昭和三三年のこと）……（略）。（中川 一九九三：一四）

中川氏は一九五五年に、前述した英国アートセラピスト協会の創設者の一人であるエイドリアン・ヒル著『絵画療法』(1951)を読み衝撃を受けた。ヒルは、英国人の画家で、肺結核療養中に主治医の目を盗みこっそり絵を描くことで人生に希望と自信をもつことが出来た経験を生かし、英国を中心に慢性疾患患者が自由に絵を描くことをヨーロッパ、カナダへ普及させた人でもある。[(3)] 彼から刺激を受けた中川氏が、どのような考え方で「芸術療法」を実践していたのか彼の著作『実践　芸術療法』（一九九三）からみてみよう。

中川氏は、患者に対して、病気を治すために自主的に描くことの大切さや、それが「病気を塗り潰す絵を描く作業」であることをあらゆる言葉や動作で教え、説得し納得させ描画へと誘導・指導することの大切さを述べている。中川氏の場合、「教え」「誘導」「指導」という語が見られ、「共に歩んでいく」という安彦氏の方法とは異なっている。

類似している部分としては、描けない苦しみがあっても、それを共有する仲間と乗り越えることが大切であり、「連帯感」ということばが用いられ、仲間との関係が重視されており、また安彦氏の〈造形教室〉のように毎回ではないものの、二、三カ月に一回の反省会を開いている。

多くの人々と絵を描き、仲間として助け合い、気の遠くなる時間を共に持ち、数えきれない作品を作り出し、世に出すこともできず、作品が目的ではなく、経過が大切だという合言葉を支えに四〇年余年描き続けた、無欲、無作為の絵。（中川 一九九六：二）

しかし、絵を描くことはあくまで「治療」としての枠内にあり、絵を描くことで「精神療法ができるまで引き上げる」ことが大切だととらえられており、そのために、絵を描くという非言語的表現は、失った言語的表現やコミュニケーションを取り戻すための手段の一つとして考えられていることがわかる。

言葉以外の手技・手段である芸術療法によって一時的に失った言葉による交流を甦らせ再びコミュニケーションを取り戻し、会話が持てるまでに回復させるような道筋を作ってやり、次の段階である精神療法ができるまで引き上げてやることは、治療的効果があったと認めてもよいのではないでしょうか。（中川 一九九三：四三）

中川氏は、描く過程を療法としてとらえているだけではなく、美術の世界の視点をもっており、「芸術療法の結果を治療効果の有無で判断する見方と、同じ資料を立場を変えて芸術的作品という観点からも見ることができるのです」（中川 一九九三：四九）と書いており、描かれたものを「作品」としてもとらえ、それを展示するということをおこなっていることが注目される。そして展示によって他者からの評価による自信を得るということも重視されている。

前記のことから、中川の考え方は、絵を描くことで精神療法がほどこされることが可能な状態にもっていくことが目的であるという意味で、あくまで①「治療」的枠組みにある。しかし、仲間との関係等も視野に入れた、②社会的な視点もあり、また同時に何万枚という「作品」のなかから選んだ画集『アートセラピー美術館・絵画療法で育った三〇人の画集』（一九九六）を出版し、さらに「アートセラピー美術館」（図33（1）（2））を付設させていることからもわかるように、③アート的視点も存在しており、中川の芸術療法は、これら三つの視点の混合体になっていることがわかる。同じく先駆者安彦氏の実践とは、後者の二点において共通しており、治療的枠組みにあるという点で異なっている。おこなっている行為自体はアート的であるが、「その仕上げまでの経過が治療となる

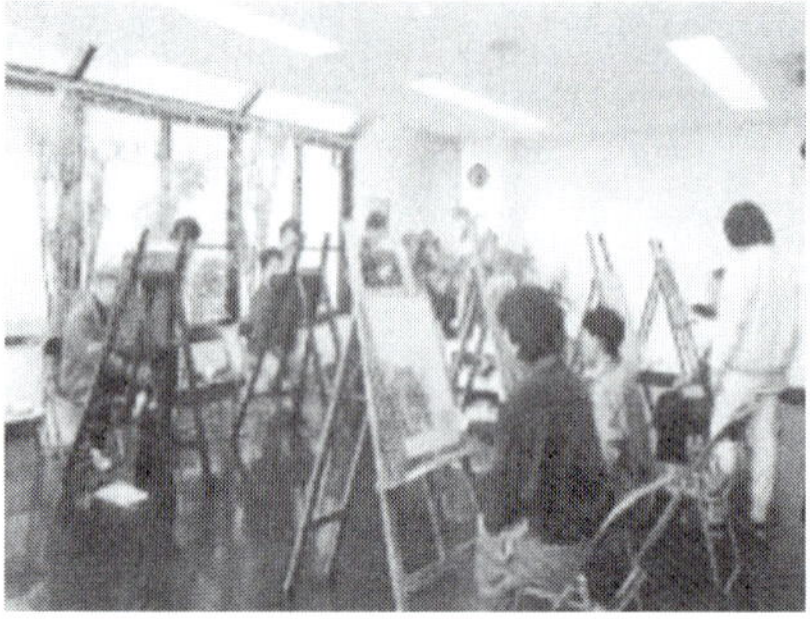
図32　嬉野温泉病院の集団芸術療法

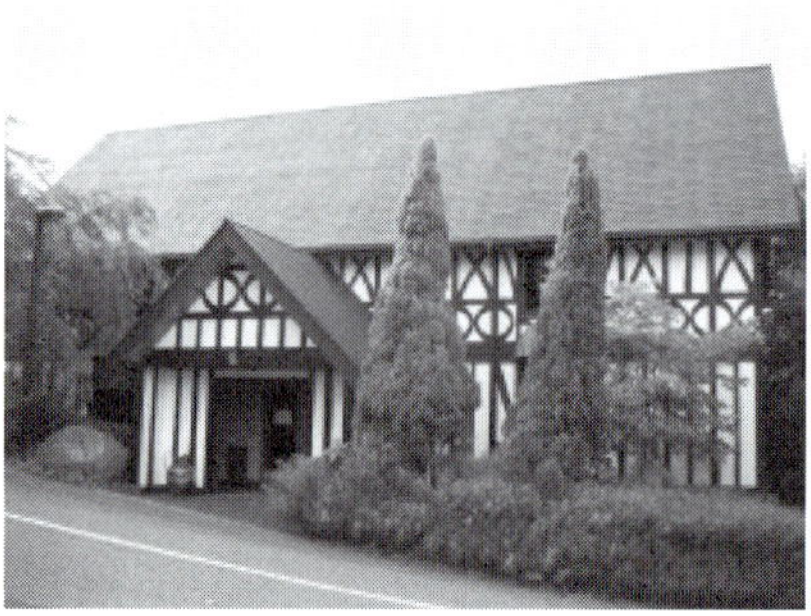
図33（1）　嬉野温泉病院
アートセラピー美術館（外）

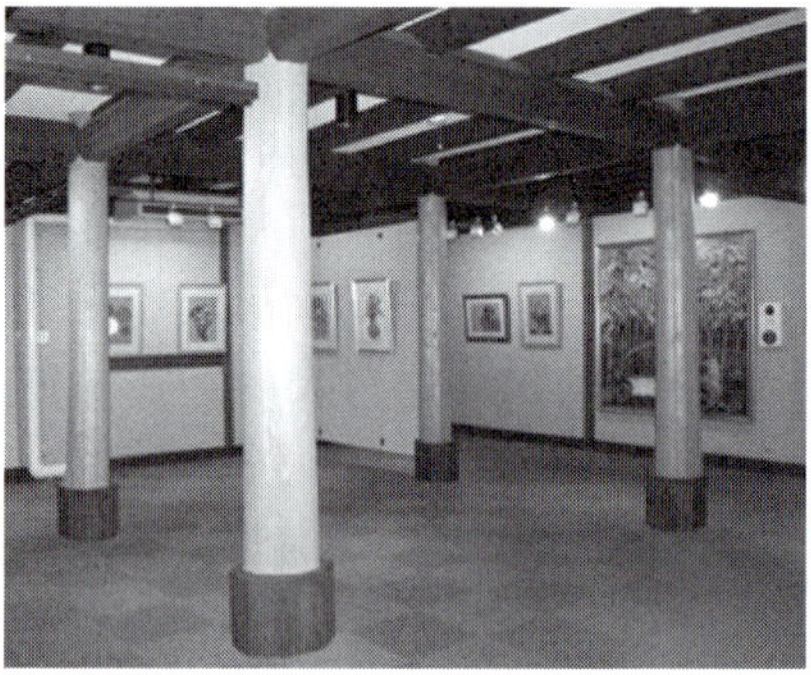
図33（2）　嬉野温泉病院
アートセラピー美術館（内）
（図32、33：嬉野温泉病院提供）

とお互いに認め合うことに終始した」（中川　一九九六：一）とあるように、「治療」であることを確認しているように感じられる。

また、日本芸術療法学会が発足した時期に、芸術療法に関して手探りで議論がおこなわれていることが学会誌『芸術療法』にはあらわれている。精神病患者が、どのような状況で誰と共に描くかで、描かれるものは異なってくるというデリケートさに関して、中井久夫氏は、次のように報告している。

分裂病者の描画がきわめて状況依存的であることが注目される。病室の片隅でひそかに描かれた絵、作業療法集団の中で描かれた絵、一対一の治療状況で描かれた絵など、状況によって彼らの絵画は同一人の所産とは信じられない程異なる。治療者が中座すれば、敏感な破瓜病者の絵はすでに変化する。ある破瓜病者などは治療者が傍らにある時のみ彩色が可能であった。（中井久夫「精神分裂病者の精神療法における描画の使用」『芸術療法』二号、一九七〇年、七九頁）

ちなみに、中井氏の報告に対して、追加討論で中川氏は、「絵画として絵を見ておられるのか」「療法としては生活療法という意味での療法でしょうか」と尋ねており、阪大精神科の近藤良一氏も「患者の絵の分析も必要であろうが、病院内生活をしている条件の中で、作業療法の一環としての painting therapy が考えられていいではないか」などと意見を述べており、「芸術療法」が日本で始まった時期に、その名のもとに、ここに議論されているだけでも、生活療法、作業療法、絵画としての絵、絵画の分析、解釈等、いろいろな性格のものが混在しており、いろいろな立場から模索しながら探求されていることがわかる。国内外を通じてその始まりの頃は、アートと医療がせめぎあっており、いろいろなタイプのものが混在しており、精神病患者の表現は、医療化のなかで位置づけられて「芸術療法の歴史」は発展していった。

二　芸術世界における「アウトサイダー・アート」

芸術領域の切り離し

以上で医療の世界における芸術療法に関してみてきたが、次に、その表現されたものを「アート作品」としてみる芸術世界の方をみていこう(4)。

芸術の領域では、精神科病院の患者や知的障害者が創作した作品は、「アール・ブリュット」や「アウトサイダー・アート」とよばれることが多く、日本ではその展覧会等は主に一九九〇年代に入ってから開催され始め、一九九五年を過ぎてから活発な動きが始まった(5)。

まず、アウトサイダー・アートについて論じる前に、「アート」に関して、社会的な観点からの論考をみていきたい。デューイは、芸術学が専門ではなく、社会心理学という領域をつくり、また教育学、哲学が専門であるので、芸術の世界について、相対的に、ある意味では批判もこめながら、アートの性格を明らかにしている。

彼は、『経験としての芸術』(1934)のなかで、さまざまな芸術に関して縦横無尽に論じているが、従来の芸術学的観点からではなく、アートが人間の経験から切り離されることによって、アートの近代的隔離と制度化が生じたことを論じている。

彼は、「芸術を他の経験様式から切り離して、芸術だけの地域に押しやり、それによって芸術やその鑑賞を隔離しようとする理論は、芸術の主題に内在するものではなく、特殊な外的諸条件からくる」(ibid., Ch. 1, 10：邦訳 一八)と述べる。資本主義の興隆は、芸術作品の固有の住居として美術館を発展させ、芸術作品は日常生括から遊離したものであるという観念を進展させるのに大きな影響を与えたとし、芸術の近代的隔離により、美術館や画廊という近代的な制度が形成されたことを指摘し、多くのヨーロッパの美術館は、国民主義と帝国主義の勃興の記念物であるとさえ論じている。

産業と商業が国際的に広がり、芸術が共同社会のなかでもっていた意義と妥当性は失われ、作品の市場での売買により、「多くの親密な社会的関連は、世界市場の没人格性のなかに没し去った。共同社会の生活のなかで、有効性と有意味性をもっていた事物は、その起源の諸条件から孤立して機能するに到った。日常の経験から切り離され、趣味の指標、特殊な文化の証明書として役立つようになった」(ibid., Ch. 1, 9：邦訳 一七)と指摘する。そして、典型的な収集家は、典型的な資本家であり、成金階級は、高価な芸術作品で身の回りを飾る必要があり、高度な文化領域でのよい地位の証拠として、絵画、彫刻、工芸品を収集するようになったと述べる。

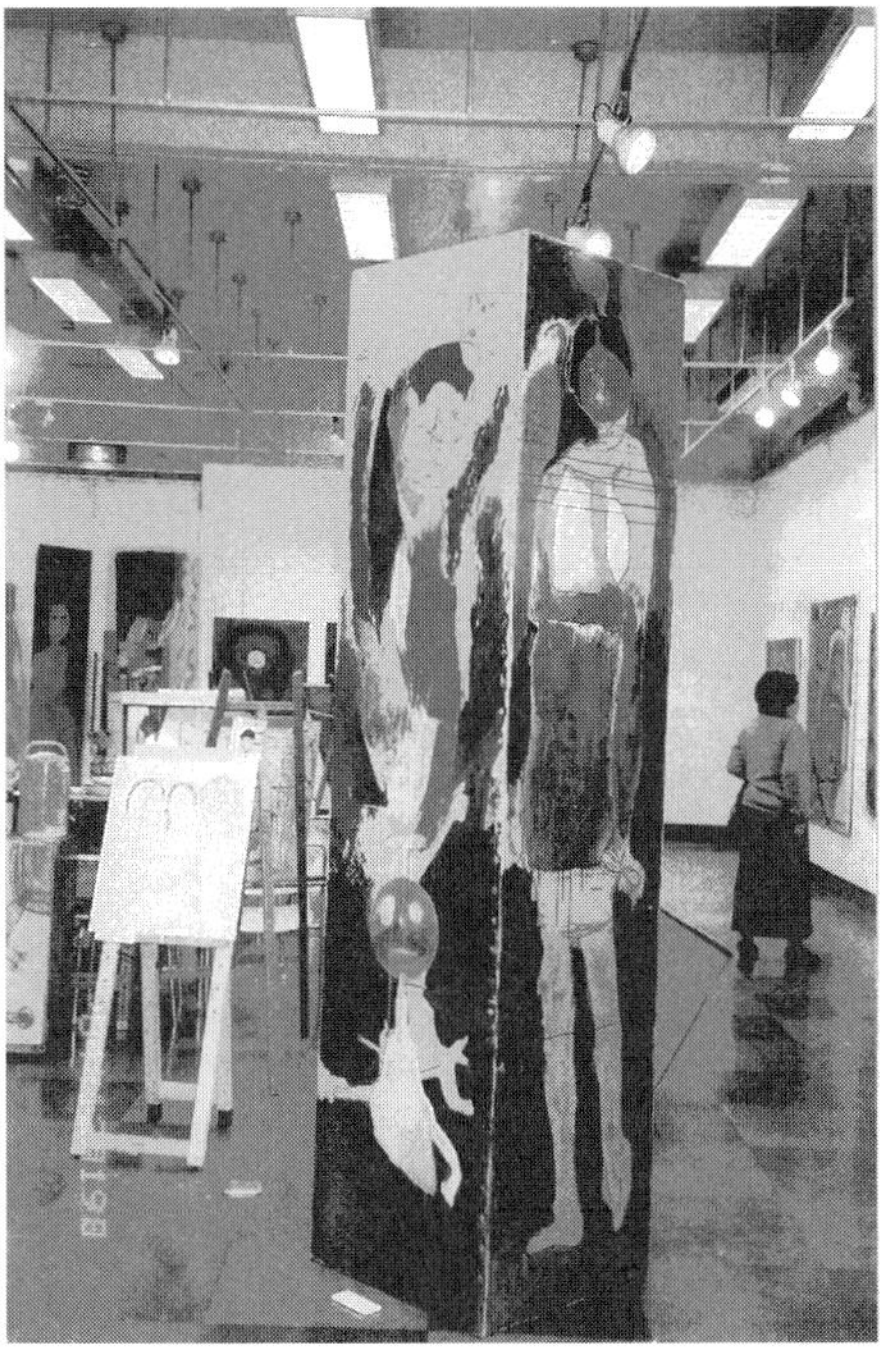

図34　学生とおこなった、みずのきアトリエ展覧会(2004) 京都造形芸術大学 Gallery Raku
(撮影：藤澤三佳)

個人だけではなく、共同社会や国家もまた、オペラ劇場、画廊、美術館を建造して、自らが文化的に良い趣味をもっていることを証明しようとしているとして、みせびらかしの誇示的機能についても指摘している。そして、社会から切り離された特殊な美的個人主義が生じ、アート作品の独立的、秘儀的な色彩が発生するとのべる（ibid., Ch. 1, 10：邦訳 一七）。

さらに、その切り離された領域に対する理論化がなされるようになり、「作品が日常経験と離れたなかに安置されるときにのみ、美学はアートと目される物をもって、そこから立論する」とし、多くの理論家や批評家がこの分離を支持し、理論化してきたことを指摘する（ibid., Ch. 1, 6：邦訳 一二）。アートのジャンルによる質の高低の評価、アートの厳密な分類も、かえってアートを経験から遠ざける結果を生じさせると考える。

ウイリアム・ジェイムズは、人間の感情のように融合し変化する事柄を入念に分類することは退屈なことだと言ったが、芸術の正確で、体系的な分類の試みは、このような退屈さを共有することであり、たとえ芸術を大雑把に区別する場合ですら、そこに見いだされるのは、分離した種類ではなく、むしろスペクトルであると述べている（ibid., Ch. 10, 224：邦訳 三〇〇）。

デューイによればアートとは、本来、すべての人の近づき得るものでなければならないのであって、「アートが文明の美容院である限り、アートも文明も堅実なものではない」（ibid., Ch. 14, 344：邦訳 四五七）と考える。本書は、こうした視点と同じくする立脚点に立って、人間の生きづらい生、死や苦悩の経験に密着したアートについて論じる試みである。

「芸術世界」の境界線

社会学者のH．ベッカーは、若い頃プロのジャズピアニストでもあったという稀有な経歴をもち豊富なアートや音楽の例を示しながら『芸術世界』（1982）（*Art Worlds*）を書いている。従来の芸術社会学が、「アート」を所与のものとして、芸術家と芸術作品との関係を社会的背景、社会的視点から考察するといった研究が多かったのに対して、ベッカーは「アート」といわれるもの自体の社会的構成をテーマとしている。

彼は周知のように、『アウトサイダーズ』（1963）において、人が非行少年になるのは、人が非行という「ラベル」を貼るからであるといったラベリング論を提唱しているが、『芸術世界』でも同様の視点から、何が「アート」とみなされ、何がみなされないかという「境界線」は、人々の定義づけによってつくられていくといった論を展開している。彼は、「社会のあるメンバーが、芸術という名誉あるタームの適用をコントロールできるのであって、すべての人がそれをできる有利なポジションにあるのではない。社会が現在、芸術と定義するものだけに分析を限れば興味深いことを省いてしまうこととなる。人々が求めても芸術とみなされないケースや、逆に作り手が芸術かどうかに関心がないのにもかかわらず、まわりが芸術とみなす場合など、マージナルケースは、興味深い。社会のメンバーの定義づけのプロセスが我々の研究のテーマである」（ibid. 37）と述べ、芸術家を、プロ、無派閥派、フォークアーティスト、ナイーブアーティストという四つのタイプに分けている（ibid. 266–271）。

例えば、「プロ（Integrated Professionals）」は、規範的芸術作品を作り、それは決まった適切な材料を用い、緊張を引き起こさない。彼らは慣習を知っており、また芸術をたやすくつくるための技術的、社会的能力、概念装置をもち、完全に現存する芸術世界に統合されている。

それに対して、「異端者（Mavericks）」は、慣例的芸術世界の部分であるが、それを受けいれがたく拘束的だと思っており、イノベーションを提唱する。彼らは慣例的新参者としてキャリアを始めるが、芸術世界の慣例を破ったので、批判的評価を受ける。慣例を破ることは、芸術作品を作った人が、何が正しいかを知らないか、慣例を重視していないことを示す。そのことへの批判は、逸脱行動への人々のオーバーアクションと同様である。

「フォーク・アーティスト」は、プロの芸術世界の全く外部にそれらは存在する。通常の生活の過程のなかで普通の人々によってなされたものだが、例えば、キルトの例をあげ、コミュニティのアウトサイダーがそれらに芸術的価値をみいだそうとも、キルトの作者や使用者からは、芸術であるとは考えられていない。しかし、よく組織化された世界の部分としてそれらを作っている点は規範的芸術世界と類似している。

「ナイーブ・アーティスト」は、慣習体系をまったく知らないので、完全に無視して仕事をする芸術家である。これらの仕事が保護される最も重要な方法は、あまり起こりえないことであるが、ある芸術世界のメンバーがそれに関心をもつことである。

本書でとりあげるアウトサイダー・アートは、「ナイーブ・アート」に属するであろう。彼がここで指摘しているように、次にみていくその歴史は、他者によって発見され語られてきたアウトサイダー・アートの性格を示している。

「アウトサイダー・アート」の歴史

それでは、その「アウトサイダー・アート」の歴史はどのようなものであろうか。それは、ハイデルベルク大学精神病院の精神科医として著名であったH．プリンツホルンの『精神病患者の芸術性』（1922）という大著に端を発する。その当時、精神病の患者の絵は臨床上の診断の目的で利用されていた。例えば、彼がこの本のなかで批判した精神科医であり犯罪学者でもあったC．ロンブローゾは、当時有名な書物『天才と狂気』（1864）のなかで、天才と精神病との関係性を考える目的で、患者の作品を収集し、無益さ、細部への偏執など一三項目に分類して考察していた。

しかし、プリンツホルンは、美学・美術史から転向したという自らの経歴もあり、それに芸術的な意味を見いだして、ヨーロッパの精神病院、療養所で四五〇人の患者の作品約六〇〇〇点を収集し、「芸術的訓練を受けていない精神病患者によって本能的に制作された作品」と定義し、それを出版し多大な影響力を与えた。

S．ウイルソンは、ヨーロッパのモダニズムは、「アウトサイダー」といわれる人たちのアートへの関心と共に進展し、それは精神医学や人類学、哲学、政治学の流れにおける発展と並行した学際的な動きであると指摘する。精神医学の研究、患者の描く美術の研究の中心でもあったフランスのサン・タンヌ病院のG．フェルディエール博士は、一九四五年、美術館で開かれる最初の精神病患者の美術展をドイニ・ピエシュ美術館でおこなった。彼は、R．カイヨワらと共にソルボンヌ大学でのJ．バタイユのコレージュ・ド・ソシオロジの集まりに、しばしば出かけその影響のもとに研究を進展させた（ウイルソン 一九九三：一一二）。

このようにプリンツホルンによって収集された患者の表現物は、さまざまな思想の流れと関係しながら、「アート」としての定義づけを与えられ、美術展のなかで展示されることで、医療の場からアートの世界へと引き出された。

フランスの画家であるジャン・デュビュッフェは、プリンツホルンの多くの図版が用いられている著書の影響も受け、一九四〇年代後半に過度に洗練された芸術的世界のなかの芸術作品の対極にあるものとして、「アール・ブリュット」（art brut）という概念を提唱したが、それは美術教育を受けていない人の直接的、無垢、生、未加工の芸術を指す。イギリスの美術史家ロジャ・カーディナルは、一九七二年にそれを「アウトサイダー・アート」と訳し、自らの著作の題名として用いた。

デュビュッフェは、一九四五年七月から精神病院で破棄されようとしている作品を救出するなどして「生」の作品を収集し始め、一九四七年にパリの画廊の地下室に「アール・ブリュット館」を旗揚げし、アロイーズ、ヴェルフェリら精神病の画家が紹介されていく。服部によれば、一九四九年の画廊全体を使った大規模な展覧会が開かれ、人類学者クロード・レヴィ＝ストロースや画家のジョアン・ミロらも訪れたという（服部 二〇〇三：四九）。一九四八年にアール・ブリュット協会が設立され、それにはシュールレアリストのアンドレ・ブルトンらが関わるが、その後、デュビュッフェは、スイスのローザンヌに「アール・ブリュット・コレクション」（「美術館」という名称を好まなかったのでコレクションとした）を設立し、「アール・ブリュット・コレクション」は現在、決定的な地位と権威を獲得している」（Maclagan 2009：邦訳 六四）。このコレクションは一九六六年には五〇〇〇点にもなり、現在は二万点を超している。

そして、それらの作品への評価は、精神病患者に付与されるイメージを反映していると思われ、プリンツホルンが「本能的に制作された作品」とのべているように、一部の芸術家からはある意味で羨望視すらされる。しかし、他方では、非理性的な存在である人の表現であるとみなされ、カーディナルによる「アウトサイダー・アート」という命名に象徴されるように、美術界からは黙殺されるという両義的な意味づけがなされた。

したがって、それはある時は、既成の芸術文化への反逆の旗頭にされた。またある時は、シュールレアリズムのように、「狂気」に憧れ、創造の自由を掲げ、それの影響を受け模倣しつつも、彼らの作品自体を認めさすことはせず、いわば影の存在のようにとどめたりした（服部 二〇〇三）。またヒトラーが「退廃芸術展」の対象として位置づけたように排除の対象にされたりもした。

このように、アウトサイダー・アートは、あたかも精神障害者が当事者よりも他者によって語られ時には支配すらされてきたことと同様に、その作品も作者によって語られないまま、その表現物をめぐって、外部から、さまざまな意味づけがなされた歴史をもつと思われる。

三　アートの世界と医療・福祉の世界の交差

ある表現の「アウトサイダー・アート」としての定義づけ

現在、「アウトサイダー・アート」の定義はさまざまであるが、精神障害者や知的障害者の描いた作品が、スイスのアール・ブリュット・コレクションに多く収集されている。筆者が家に調査訪問した今村花子さんの例から、ある人の表現が「アウトサイダー・アート」として定義されていく過程の一例を示そう。今村花子さん（調査当時二六歳）は、三歳の時に自閉症と診断され、現在、共同作業所に通うかたわら絵を描いているが、一九九三年から毎夕食後必ず、自分の食べた残飯（例えば魚の骨、みかんの皮、うどんの切れ端などあらゆるもの）を、畳の上に並べるという行為を始めた（図35）。

その行為を父親はきたないからと、やめさせようとしたのに対して、絵画の好きな母親は、それをみた瞬間、「花子が楽しいことを始めた。花子は根っからの芸術家だ！ この人の手にかかると何でも作品になると思ったんです」と語る。そして、初回から現在まで、毎晩写真にとり続け、その数は四〇〇〇枚ほどになる。この写真は筆者に同行した芸術大学の学生には、非常にインパクトを与えた。このように、「アート」であると最初に定義づけしたのは母親であり、花子さんの「作品」は写真として残ることになる。

次の段階として、それらの写真が、一九九六年に知り合いの画家の関心を引き、彼が勧めたメール・アートによって、海外から多くの反響がくるようになった。

さらにその画家が、一九九九年に、アウトサイダー・アートの世界ではよく知られていた、当時共同作業所の絵画クラブの指導者はたよしこ氏に、「こんなおもろい子がいるよ」と知らせて、はた氏はその写真をみて衝撃をうけ、その写真を、美術学生との「コラボレーション」（作品を共同でつくる）等も含む複数の企画展に出品した。

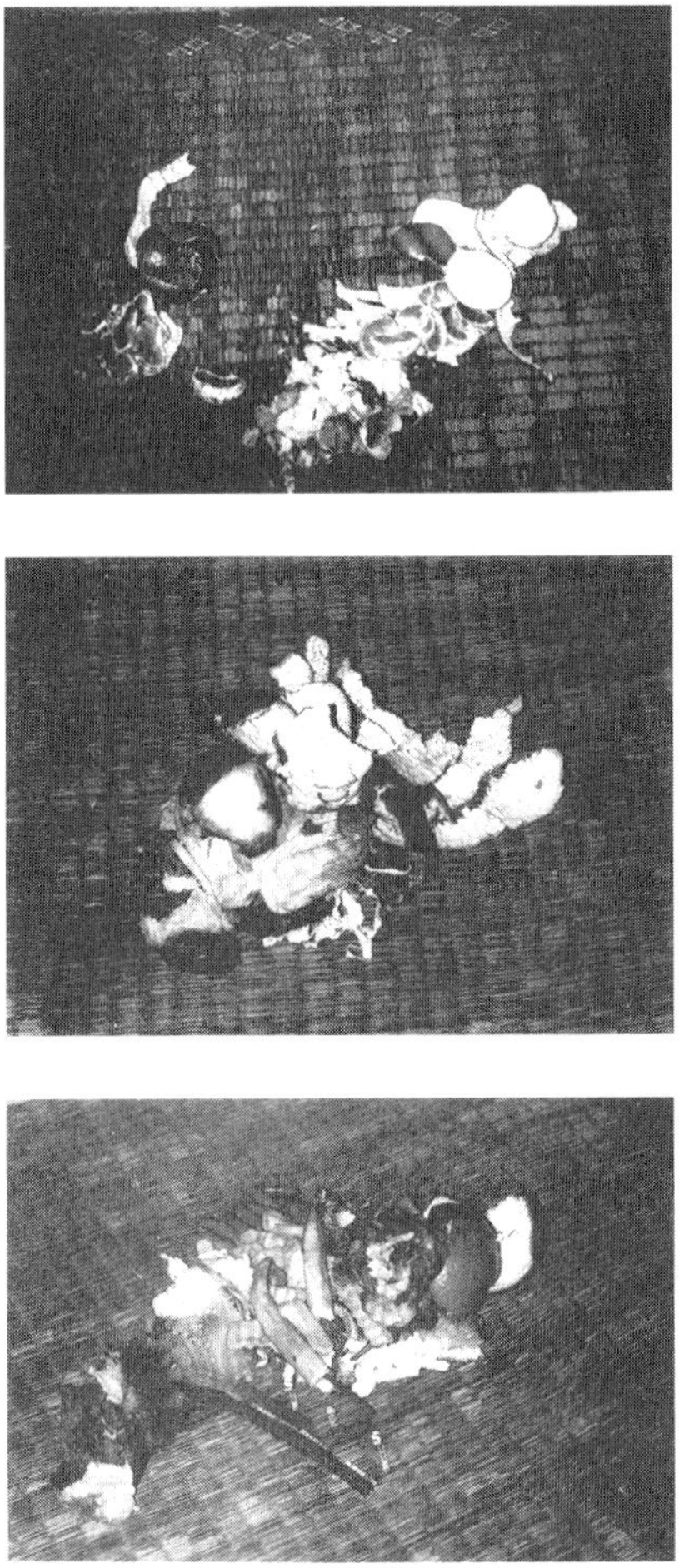

図35　今村花子さんの「残飯アート」2000年
（撮影：花子さんのお母さん）

また当時、はた氏の紹介で、著名なドキュメンタリー映画監督佐藤真氏が、花子さんの家庭を撮影するにあたり、従来の福祉の枠組みをずらして撮影したいと考え、花子さんの表現に関して映画などの関連芸術を通して広めていった。ここには、医療や福祉のなかでは、自閉症のこだわり行為としてとらえられていたものが、「アート」として定義され、さまざまな人々のネットワークにより、「アウトサイダー・アート」の世界へと入っていく過程がみられる。A美術館学芸員は、「アウトサイダー・アート、とよばれたとたん、表現物はアートの世界に入って、ずるずるっとコレクターが動き出す」と述べていた。

日本においても二〇〇三年にブームにすらなったヘンリー・ダーガー展は、記憶に新しいが、ヘンリー・ダーガーは、一九二〇年代のシカゴで、知的障害とみなされ施設で育つという少年時代を送った。施設から出た後、自分の部屋において生涯ただ一人で、誰にもそれを見せず、「世界最長のフィクション」と呼ばれる壮大な空想の物語をつくり、膨大な絵を残した。死後数十年経ても彼の部屋の「考古学的発掘調査」は終わらないという。彼の家主が著名な写真家であり、彼の残した表現物を「アート」と定義し、発表するということがなかったならば「アート」の世界に入れられ世界の美術界に衝撃を与えることもなかったであろう。

「アウトサイダー・アート」における作者と作品

次に、「アウトサイダー・アート」における作者と作品の関係に関してみてみよう。花子さんの母親は、展覧会を開こうとする筆者や学生に対して、「作品だけではなく、花子と友達になってほしい」と述べ、メール・アートを通じて、海外からの多くの手紙や作品の交換はあっても、「作品だけの関係」に終わることに関して、さみしさの感情をのべていた。

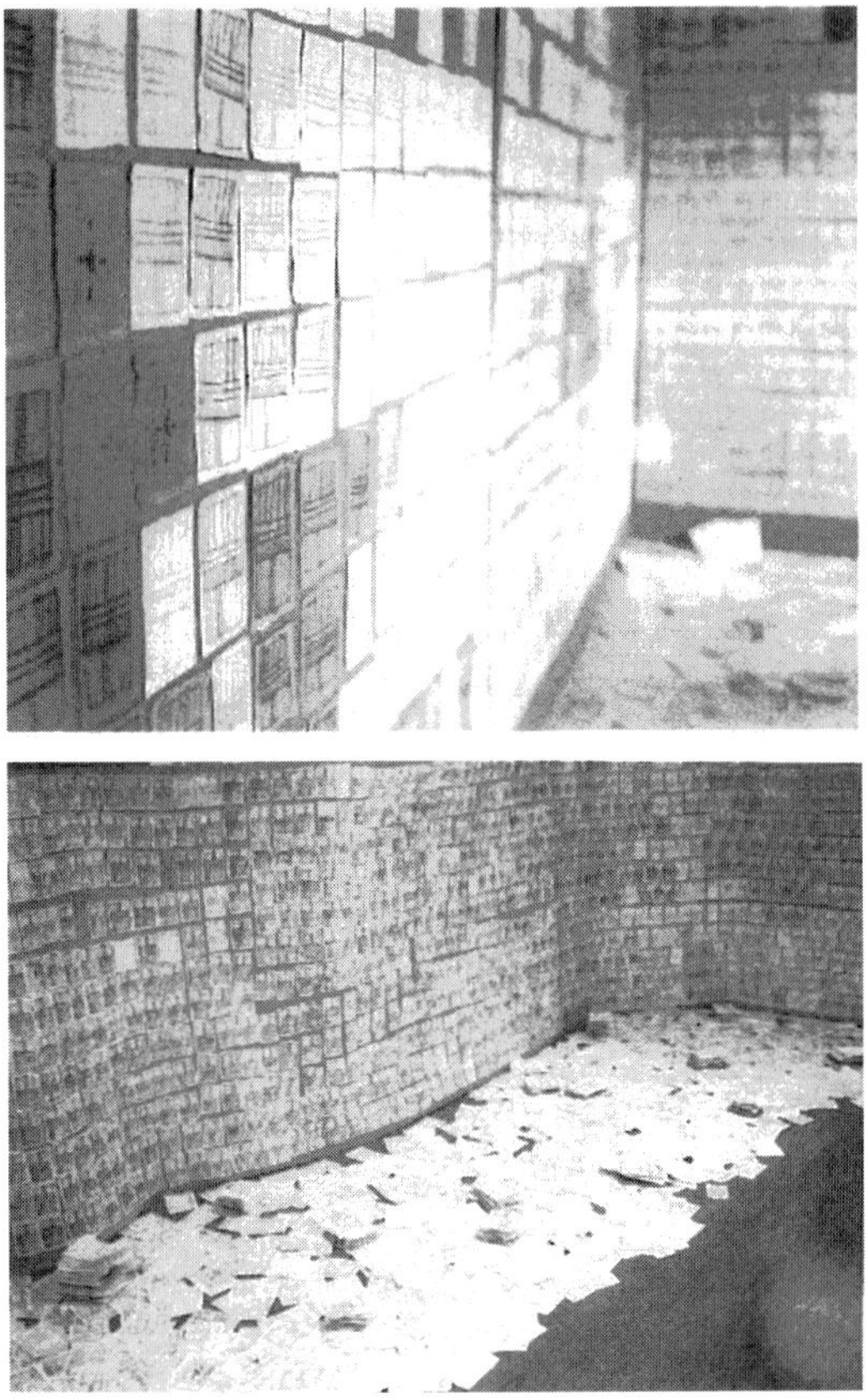

図36 『リピート展』ギャラリー・グストハウス、1999年

また知的障害者の共同作業所に通う橋脇健一さん（五五歳）は、家では一五年間、午後の一定の時間に、一定の場所で、エンピツで五センチ平方の紙に、速いスピードでそこから見えるもの（例えば小学校の時もらった優勝カップの一部など）を表現し続けている。はた氏は、自分が開催した展覧会のなかでその紙片を貼り合わせて大きい展示作品にし、床にもそれを散らして展示空間を構成し高い芸術的評価を得た（図36）。

健常者が彼らの表現物を用いて、このようにさまざまな造形的な作品をつくったり、自らの作品と組み合わせたりするという「コラボレーション」が企画されることもあるが、花子さんや橋脇さんの場合のように、表現者自身の出品に関する意志が理解できにくい場合も多い。

ベッカーが、芸術家とそれをサポートする人々との関係で、両者の区別がしにくい場合や、両者の比重が逆転することもあることをのべているように、アート一般において起こりえることであるが、「アウトサイダー・アート」では、中心にいるはずの作者が不在になることがあり、障害者とその表現物が外部から、一方的に侵食されやすい性格をもつ可能性も存在する。

障害者のアート、障害者のアート、障害者のアートの相違

現在、「アート」は、医療や福祉の世界へ入っていくことで、その場を変化させつつある。前述のはた氏は、知的障害児の絵画にひかれ、一九九一年から「おしかけボランティア」として、共同作業所の絵画クラブで教え始め、今ではその絵画クラブの作品の評価は非常に高い。はた氏は、「教えているのではなく、同じアーティストとして感応している」とのべ、一人一人の個性にあった画材やモティーフの選択などさまざまな工夫をしている。絵画クラブに通うダウン症の男性（三八歳）の母親は、はた氏と出会ってから「急に才能が開花した」自分の息子にとっても、はたさんにとっても「どちらも、お互いがいい出会い」であったことをのべる。それまでアートにふれる機会もあまりなかった障害者が、アートにより自分の世界を自己表現し、それが「アウトサイダー・アート」として評価されていく。

しかし、福祉の世界にアートが入ることは最初は困難であった。はた氏は、一九九一年当時、既に多くの受賞歴

もあるキャリアにもかかわらず、「片っぱしから電話をかけた福祉関係の施設にすべて断られ、諦めた頃に許可が出たのが、現在教えている場所でした」とのべている。

そして、アートの世界と福祉・医療の世界とはその論理が異なるので、さまざまな問題的状況が生じる。はた氏は、「皆、がんばっているからいいねというような、従来の福祉の枠組みでの展覧会ではないものをつくりたい」とのべる。しかし、ある美術館のA学芸員は、絵を福祉施設に借りに行くと、皆の絵ではなく特定の人の絵だけを出品することに拒否感をもたれたり、また展示をするのがアート作品でなければならない理由を問われた経験から、「福祉はすべて平等主義」と、次のように語った。

美術の世界なんか、正直いってすごく差別的な世界ですから、作品さえよければいいわけですよ。でも、絵を、展覧会のために福祉施設に借りに行っても、なんで絵だけ出品するのか、それも特定のある人の作品だけをと、嫌な顔をされます。この間、絵を借りに行ったら、まず障害者の絵だけではなく、他のものも見て下さいと、真夏の炎天下、入所者がつくるハーブ園を二時間も見学させられて、まいりましたよ。だから福祉はすべて平等主義なんですよ。絵を借りるのも大変で、出すなら皆の作品をとかも言われますし。

このように、アートは、福祉・医療の場を変化させながらも、平等性や人権意識を重視する医療・福祉の論理と、個性や表現を尊重し「芸術的価値の高い作品」を重視するアートの世界の論理が衝突する場面が多くみられる。特に展覧会時は「面白い作品」と評価されるものを展示するか、全員の作品を展示するか、福祉系では見られることもある寄付金の箱の設置の有無など、展示空間に関しても両者の間の意見の対立が顕在化する。

障害者の自立や労働重視の福祉の世界では、アートは贅沢なものという意識が、当事者や家族の間にも浸透しており、たとえ美術界で作品の人気が非常に高くなっても、働くことができれば作品をつくることを止めて、単純作業労働のほうを選択したりするケースもしばしばみられた。知的障害者と身体障害者が共に通い、アート活動がさかんな財団法人たんぽぽの家[6]では、労働志向がより強い身体障害者の側から、アートよりは労働に対しての支援活動の割合を多くしてくれるようにという要求が出るという。

　また、精神医療の世界に関しては、そこでの芸術療法は、精神医学や臨床心理の分野によっておこなわれ、それ以外の分野からの参入は許容されない。本章でとりあげる〈造形教室〉は、現在は一つの部屋でおこなわれているが、改築以前は院内にある大きなアトリエを三部屋に分けてあったが、ドアに鍵をかけた隣の部屋は、作業療法士指導が医療的にコントロールする全く別の意味空間であり、両者の間にはあまり交流もない異空間であった。

　同じ「芸術的によい環境をつくる」ということばをとりあげても、その目的は、医療や福祉的論理でいえば、「患者や障害者のために」であり、アートの論理でいえば「アート的に優れた作品のために」であり、その相違が存在するであろう。しかし、本来ならば福祉や医療も個人の個性や自由な表現行為を重視すべきであり、アートも当事者の幸福に関心をもち、両者は、より調和する可能性を求めるべきであろう。

　これらのことから考えてみれば、障害者とアートとの関係について、障害者ということばを外して、アートの価値を追求していく傾向と、逆に、障害者ということばを強調する福祉や医療の場での傾向と、さらに、障害者とアートの両方を強調する立場に分かれると思われる。つまり、障害者のアートか、障害者のアートか、障害者のアートかという強調点の置き方の相違が生じてくる。そして、それは単に強調点の置き方の相違だけにとどまらないであろう。

　アートの世界は、「障害者」という情報を提示することなく、純粋にアート作品として展示したい傾向がある。

例えば、筆者自身も、前述の授業で計画した二〇〇二年時展覧会で、案内状に精神病院という文字情報を入れれば、先入観なしにアート作品としてみることが困難になるという危惧が芸術専攻の学生から出され、学生間で意見が分かれて困った経験をもった。結局、「平川：医療ではないアート展」とすることで皆の納得を得た。また、先のA学芸員は展示の際に、「障害者」を全面に出した展示よりも、障害者以外の人の作品と並べて展示する方法をとり、「あえて個人的な情報を隠す必要もない」ので、経歴欄にのみ、障害のことを書くとよいという意見をのべた。

また、両者を戦略的に使い分けているケースもみられる。神奈川県の知的障害者の工房「絵」という共同作業所は、当時、アートとしての販売を重視していたが、作者に関する情報を出さずに販売しており、特に都市部では主に若い人によく売れている。他方、福祉系の展覧会では、作業所名の情報を提示して、福祉活動の観点のもとにおこなっていた。

また、福祉的視点とアート的視点のバランスが比較的よくとれていると思われるたんぽぽの家のスタッフは、純粋に芸術作品としての展示ならば、何々の芸術というくくりは意味がなく、障害者だけの展覧会は必要がないと思うが、今の日本の障害者が置かれている環境を考えれば、まだ今のところ、障害者だけの展覧会でインパクトを与える方がよいという中間的、暫定的な考えを示している。

障害者のアートを強調するものとしては、「障害学」（Disability Studies）があげられよう。それは、医療や福祉の枠組みから脱却し、「障害者独自の視点の確立を指向し、文化としての障害、障害者として生きる価値」（石川・長瀬編　一九九九：一一）に着目している。この捕らえ方は英国や米国では非常に発展していて、ろう文化や演劇等のさまざまな活動が盛んである。

四　プロセスとしてのアート

通常、アートは、「作品の芸術的価値」を追求するというアート界の論理や規範に従っているので、「アウトサイダー・アート」も、その従来のアートの規範に従えば、アウトサイダー・アートとして、やはり芸術的価値を高め、注目を集める面白い作品を生み出すことが目的となって、アートと人間や社会をめぐる新しい変化は生じないと考えられる。そこには、人が表現するプロセスそのものを「アート」として定義するという発想の転換が求められる。

前述の『経験としての芸術』という題名には、芸術を「経験」としてとらえようとするデューイの考えが端的に現れていたが、彼の『経験と教育』（1938）には、縦軸に時間的側面である「更新的連続性」（continuity）の原理を、横軸に個人と環境との「相互作用」（interaction）をおき、それらは、経験のプロセスとして発展するとし、また、この二つの関係に関しては、「連続と相互作用との二つの原理は、相互に分離していない。それらは離れてしかも結ばれているのである。いわばそれらは経験の縦の面と横の面である」（Dewey 1938, 25：邦訳 三九）ととらえられている。

本書にとりあげた〈造形教室〉の活動は、治療をめざす医療や福祉のものではなく、また、アウトサイダー・アートのように芸術品として作品鑑賞するだけのものでもない。表現するプロセスを重視するという意味で、言わば「プロセスとしてのアート」といえる特徴をもった活動であると思われる。それは、人間が他者との相互作用における関わりをもつ時間の流れのなかで自己表現をおこなってきたプロセスから生じ、また他者がそれに共感する全過程を包括している。ギャラリー・トーク等を通じた鑑賞者との交わりもその一つであり、表現者は、その交わりと共感により自己意識が変化し、また閉ざされがちな社会との交わりは、多くの表現者にとって、うれしいと語られていたが、また同時に、とりあげた鑑賞者の感想に示されているようにその体験は鑑賞者を変化させ、閉塞的な社会を変化させていく可能性をもつものである。「アート」概念が再定義づけられ、人間の生の多様性がアートという領域で表現され、社会に提示することができれば、それは作者にとってのアートであるとともに、社会にとって、その変化をうながす原動力にもなるであろう。

芸術療法やアウトサイダー・アートの発展は、その表現物が、医療の世界、芸術の世界、それぞれの世界に引き寄せられていく過程であるととらえることができよう。それらは、ともすれば共に表現者の「生」から切り離されがちな枠組みであり、医療や芸術の領域からも、「芸術と医療、アートとセラピーが交わる位置に立つ当事者たちの声を、私たちの多くはまだほとんど耳にしていない。だがそれこそが肝心なことではないのか」「造形のプロセスをそれが実現する具体的な空間を、そしてそこにともに在る人々の相互交渉の様態を見ること」が重要であるという指摘もなされている（関・三脇・井上ほか編 二〇〇二）。

ここでとりあげた〈造形教室〉は、その両方の世界の制度化とは異なったいわば第三の道を選択していると思われる。社会学、人間学の視点からその意義の重要性をとりあげ、この交差領域における当事者たちの声や人々の相互関係をみてきた。それは、アートを通じて個々人のなかにある苦悩、恐怖、また夢や喜び、生や死に対する感情など深いものが、メンバーや安彦氏とのそれぞれの関係を通じて共に動き出す磁場であるかのように感じられた。展覧会のギャラリー・トーク時においても、メンバーやボランティア、スタッフなどへの感謝の気持ちが語られた。

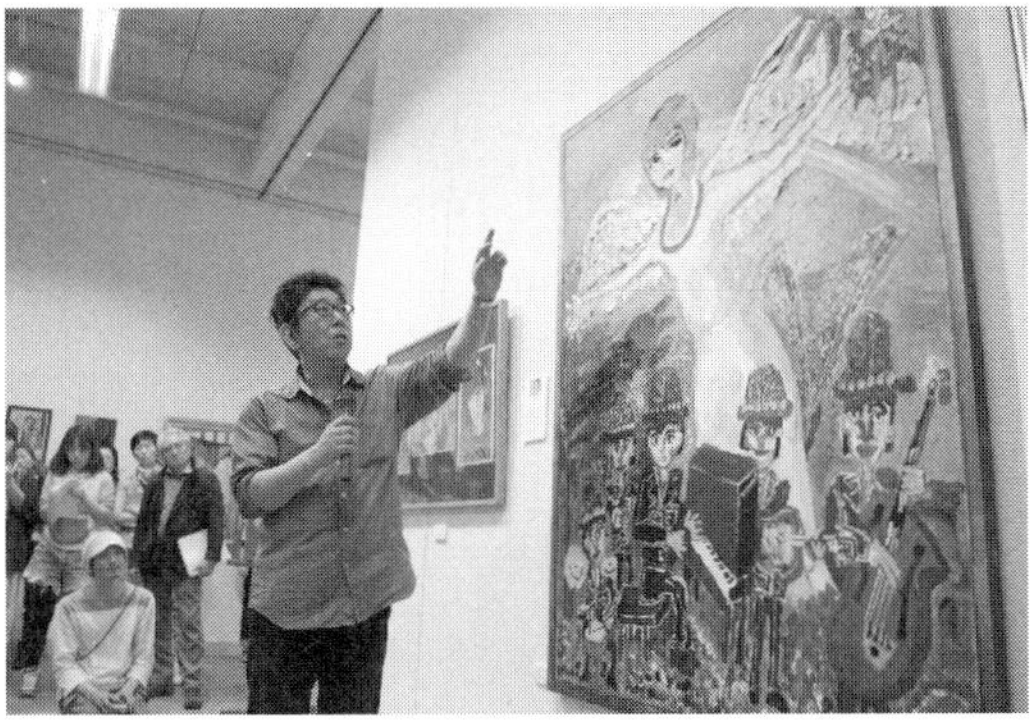

図37　長谷川さん、臨“生”のアート展（2001）のギャラリー・トーク

一四歳の時に精神病院の閉鎖病棟にも入った。若い頃は友達もできなかったり、何も集中できない時もいっぱいあったんですけれど、この〈造形教室〉に出会って、普通だったらしまっておいたり、閉ざしておくことが当たり前のようなネガティブな感情とか、そういう気持ちを引き出してくれて（略）。いろんな方に支えられて、絵を描く前に悩みを聞いていただいたり、皆さんと話すことにすごく癒されているんです。（実月さん、二〇一一年「臨〝生〟のアート展」、ギャラリー・トークより）

何度か自殺未遂を繰り返した実月さん[7]（二〇代前半・女性）は、本書二二頁の詞や図8、『生きていれば会える』（口絵R18）という作品を描いた。また、『不足の涙』（口絵S19）の折り曲げた体について尋ねると、「どんなによくしてもらっても、それでも心が揺れてしまうこともあったり、働けるようになるとか、してもらったことをお返しする人間にはなれてなくて、これからもむつかしいんじゃないかと思い」謝っている気持ちであると返事が返ってきた。また、図37は、長谷川さんがソウルメイトと呼ぶ江中さんを描いた絵であるが、彼は次のように語っている。

僕は決して健康な人間ではありません。何よりもこのアトリエの

メンバーでいることが仕事だと思っています。とっても自由な空間で、ここのメンバーっていうのは本当に純粋でやさしくてなんか、特殊な人達で、普通の社会では考えられないようなつながりをもっていて、とても今まで生きてきて、一番気持ちのいい連中なんです。アトリエのメンバーでいるために絵を続けているという感じなんです。（長谷川さん、同上ギャラリー・トークより）

また、メンバー間の関係のみならず、ボランティアに関して述べれば、最初、誰がメンバーで誰がスタッフやボランティアかわからないほど皆が一緒に溶け合っていて、ボランティアも額を製作したりしてその表現活動を共に居心地がよさそうにおこなっている。(8)

筆者自身の体験でも、疲れてこの教室へ辿りついても、その暖かい雰囲気と創作の静かな活気に、疲れがとれていつの間にか元気になっていた。また丘の上病院時代から診察後、音楽等に関する語り合いを夜おこなっていた精神科医の荒川幸生氏は、必ず展覧会には参加し、「少なくともここにはいい空気が流れている」と展覧会の時に語っていた。

学校でいじめられた体験や、自分の育った家族に関する軋轢を述べるメンバーは非常に多く、実月さんや名倉さん、杉本さんは、母親との壮絶な精神的格闘から、佐藤さんは父親との関係から精神を病んだと述べる。このような家族に関しての軋轢のなかで、何かをしたり、自己表現する意欲すらなくなることがあるであろう。児童虐待等で、傷ついた子どもは勉強どころか遊ぶことにも、「意欲」を失っているという話を関係者から聞くことが多い。そのような場合、社会の人々のかかわりのなかで、自らの生を再構成していかなくてはならない。〈造形教室〉はそのような役割を果たしているのだと思われる。この造形教室で、すばらしい作品が次々に生まれているのは、

〈造形教室〉の場で表現する意欲が生じて、それを通じて自らの生の再構成がなされていると考えられる。また、安彦氏が自宅でも、死にたい等の電話にも、夜中を含めていつでも受けて話を聞いていることも大きな意味をもっていると思われることもつけ加えておかなくてはならない。

また患者であるメンバーからは、症状を抱えている結果、働けないことへの罪悪感がよく語られ、そのことでつらい思いをしていることが伺える。しかし、ここでは精神障害を暗いものとしてとらえ、それを消し去る治療目的ではなく、表現されたものを皆で共有、共感できればいいと考えられている。この〈造形教室〉では、社会で「病んでいる」といわれる現象もまた人間の一部であるのだから、その表現は神秘をもったリアリティでもあるととらえられている。

それはまた、人間として当然の誇りとコミュニケーションを可能にする自己表現の重要性を鑑賞者に感じさせ、また、このような状況下でアートを創造することを可能にする関係性、またアートを発表するなかで新しい出会いにより生み出される関係性、作品と作者との関係、アートとは何なのかなど、さまざまな極めて重要な更なる考察に誘う活動であると思われる。

本書では、「プロセスとしてのアート」というアート概念の再定義化もまた一つのありかたとして可能であることを述べた。それは、デューイが述べるような、前述の、経験の縦と横の面である「更新的連続性（時間）と相互作用」を含んでいるが、次の安彦氏のことばはそれを表していると思われる。

絵というものは結果としてできるんですけれど、それができるまでのその人のいろんな過程というか、準備運動というか、そうして、作品ができると共に周りの人との関係もつくられていく。そして、絵についても自分としてはたしてどうなんだろうと思った時に、いろんな人がいろんな風に向き合ってくれたり受け止めてくれたりする、そういう意味で、絵にはさまざまな時間的経過というか、関係とか、そういうものがつながってくる。そういうものも含めて、表現というものは最初から結果が予測されたり固定されたりするのではなく描くことを通して生まれる。（安彦氏、二〇一一年「臨〝生〟のアート展」開催時、質問に答えてギャラリー・トークで）

デューイが、「人間をその環境から遊離する心理学は、いずれも人間をその仲間から隔離してしまうから、そこには外面的接触しか行われない。しかし、個人の欲求はその人間的環境の影響のもとで形成されるのである。（略）経験の表現は、公共的なものであり、コミュニケートできるものである」と述べているように、それはまた、セラピストと患者という「治療」的空間でおこなわれるのではなく、この〈造形教室〉の展覧会が八王子市の公立の中央図書館という公共的場所で毎年おこなわれていることからもわかる。また、表現者が表にでるギャラリー・トークのようなコミュニケーションを中心とした展覧会構成からもわかるように、この造形活動は、外へ開かれていく活動である点が特徴であると思われる。

現代社会では人は絶えず評価の目にさらされ、また人と人との絆が切られる傾向にあるので、生きづらさは病院内だけのことではなく、多くの人々にとっても日常生活のなかで日々増していく傾向にある。その解決の一つの鍵、希望として、この〈造形教室〉はモデルを示していると考えられ、私たちはそこから多くを学ぶことができるであろう。

注

（1） 三脇（二〇一三）によれば、呉秀三は、一八九八年から一九〇一年までヨーロッパに留学した際に、既に組織化と体系化がおこなわれていた作業療法に関して学んできた。そして呉が一九〇一（明治三四）年に巣鴨病院（松澤病院の前身）の院長に就任した際に裁縫室を設置したことが作業療法の始まりとされる。また服部（二〇一三）の考察によれば、精神科医の野村章恒は、松澤病院在籍中に、一九三〇（昭和五）年から作業療法の一環として「絵画作業」をおこなっているが、それは彼が松澤病院を離れる一九三四（昭和九）年までの短期間であり、患者数も一〇〇〇人の中で五名ほどであった。野村は、患者が絵を描くことに対して示した強い関心について次のように記述している。「患者の熱心さ、その繪の描きぶりの迅速で熱中振りさは、到底常人には想像し難い。畫用紙一枚大のものを一日に二三枚描きあげてゐたのである。爾来一年餘に亙って、クレイヨンを十数個買い與えてかつしめた繪の量は実に多量であるが、病者の興奮が今年初春頃から落ちつき始めて後は、表現されたものが生気に乏しく、病気の悪かった時と比べてお話にならぬ程異なってゐる」（野村　一九三二：二三五）このような非常に早い時期における先駆者は存在しているものの、日本の芸術療法が本格的におこなわれ始めたのは一九六〇年代以降である。

（2）　その他、二〇〇二年からNPO法人の日本臨床美術協会認定の臨床美術士（一級―五級）がある。費用としては例えば三級まで取得する場合で、約一〇〇万円とされる（二〇一四年時）。

（3）　画家であったヒルは、一九四二年に「絵画療法」という言葉を考案しているが、それは、美術が治療に役立つと思い、また「療法」という言葉のひびきが医師の注意をひくと思ったからであると述べている（Hill 1951：邦訳　一三）。しかし、絵画療法は、自らすすんで悦んでやるものでなくてはならず、「規則的に実施することはできず、また組織化すべきものでもない」（ibid.：邦訳　一〇六）と自由に描くことを重視している。

　指導者に対しては、彼らが絵を描いていないときでも、親しみのある話を交わし、しばらくその場にとどまることを勧めている。「こうすれば人間的なつながりが保たれ、また患者たちは絵を描くという肉体的行動よりもはるかに多くのことを自由に語ることができ、しかもそうすることは何か不思議に芸術的衝動、自己表現のための創造的衝動を引き起こすのである」と書いている（ibid.：邦訳　一一一）。マニュアルを廃し、「人間的つながり」やコミュニケーションを重視しながら意欲を引き出すこのような考え方は、本書でとりあげる安彦氏との造形活動と共通したものである。

（4）　前述のヒルの『絵画療法』を翻訳した精神科医の式場隆三郎は、医者ではあるが芸術的側面にも関心を強く寄せ、山下清を見出し「日本のゴッホ」となぞらえるブームのきっかけをつくり、知的障害者のアートに注目があたる結果をもたらした人物である（服部　二〇〇三）。他方で精神障害者の表現には、日本では海外のようには関心がもたれてこなかった。美学・芸術学の大内や服部は、その理由として治安維持法違反の嫌疑によって、シュールレアリズム等の前衛芸術弾圧が退廃的、亡国的、不可解なものとして非難されたため、一九三九（昭和一四）年頃までは、プリンツホルンやゴッホを紹介していた式場もそのなかで次第に口をつぐんでしまったことをあげている。また、同盟国であったドイツのヒトラーによる退廃芸術展の開催等による精神障害者の作品の排除もあったので、当然その影響も考えられると述べる。そして当事、「病的絵画」とよばれていた作品への関心と発言は表面的に終息し、戦後の山下清につながる「健康性の美」へ転換したと指摘している（大内 二〇〇八：二〇一〇：服部 二〇〇三）。

（5）「パラレルヴィジョン——二十世紀美術とアウトサイダー・アート——」は、世界を巡回し、日本では世田谷美術館で一九九三年に開催された展覧会で、「アウトサイダー・アート」が知られ、活発な動きが起こる大きな契機となった。現在、日本のアウトサイダー・アートは海外でも注目され、それを象徴する出来事として、パリ市立アル・サン・ピエール美術館における「アール・ブリュット・ジャポネ展」（会期：二〇一〇年三月二四日—二〇一一年一月二日）は、出品者六三名一〇〇〇点という大規模展覧会であり、会期も六カ月から九カ月に延長されたなかで、通常の二倍の一二万人という多くの鑑賞者数が話題になった。海外での評価を得て「凱旋展覧会」とキャッチコピーがついた展覧会が、国内でも開催されるなど注目も高い。

また、それ以前、京都府亀岡市にある、知的障害者更生施設みずのきアトリエは、一九六四年という早い時期に活動を始めた日本でも草分け的存在である。そして、その産み出された作品は、アウトサイダー・アートを最も多く収蔵するスイスのローザンヌ美術館に、その作品三二点がアジアで初めて永久収蔵されているとされている。このアトリエの指導者は、西垣籌一氏（一九一二—二〇〇〇）であり、アトリエに関して、彼の著書『無心の画家たち——知的障害者寮の三〇年——』に詳しく示されている。筆者の授業でも、二〇〇四年に同アトリエの展覧会をおこなった。長くなるが以下で少し紹介しておきたい。

西垣氏の生活史をみれば、彼は、京都市立絵画専門学校（現京都市立芸術大学）日本画科の助教授であったという美術界の高いキャリアをもつ。しかし出征し、三年間シベリア抑留を体験する。もし自分だけが生きて復員できても、「自分一人だけときめくまい」と戦友と約束していた彼は、復員後、絵を描くことをやめ、そこに生涯のエネルギーを注いだ。後にローザンヌ美術館にみずのきアトリエの作品が収蔵された頃から、戦争の悪夢に毎晩うなされることがなくなったという。

西垣氏が、彼らをどのように見守り続けたかは、前記の氏の著書にも克明に記述されている。また、彼は、「こう感じ、こう表現せよと、心に踏み込むことはしてはならないけれども、お互いの心の通いあいがなくては絵は教えられない、というのが私の行き方です。そのためにまず、相手が生まれてから現在に至るまでの環境の移り変わりをぜんぶ知る必要があります」として、「現在、彼が置かれている立場や、食べ物などの好き嫌いや、少なくとも彼に関してできるだけのことを知っておく。それをまず調べて知って、何度も覚えて暗記して、さて絵を描こうとしたとき、そのとき彼が何を考えているのか推しはかれる程度の親和がとれるまでは、彼らに絵は教えられないのです」（『ひと』vol.4）と述べている。

前記とほとんど同じ内容の記述を、精神科医中井久夫氏の著作において見出すことができる。中井氏は、患者を診るときには、患者の好みから家系図、家の見取り図まで、彼のすべてを、暗記してすぐ出てくるくらいにしておくと述べている（中井 一九九五：一一）。

また、みずのきアトリエで共に過ごした谷村氏は、アトリエでの西垣氏を、「いつも包み込むような優しさに満ちていた」と述べ、あるとき西垣氏が「心の中に何かをもってきた」と感じた寮生の手と、自分の手を重ねあわせ、いつもより冷たく感じられた寮生の手との互いの温度差がなくなるまでじっとそうしてから、表情が変わった寮生に絵を描こうかと静かに声をかけたとのべている。

中井氏もまた、精神科の往診の際、片方で少女の脈をとりながら、もう片方の手で彼女の足の裏に手をあてて、少女が眠るまで居るつもりでじっとしていたら、中井氏の脈拍が少女のものと同じ一二〇に高まり、少女がいつも体験している状態を感知できた様子を記述している（中井、同書、一九頁）。

医師である中井氏は、治療を目的とし、西垣氏は、彼らが作品を描くことにかかわることが目的であるが、共通点として、師と患者関係、指導者と指導される者という通常の固定された関係は、彼らの問題や状況を共に感じとり理解することで、超えられているということである。西垣氏の場合は、互いの温度差がなくなり、中井氏の場合も互いの脈拍が同じになるというような、相互浸透的ともいえる共鳴関係がある。また共に、身体を通じて感じとっていることもわかる。前記著書には、寮生一人一人の驚くべき詳細な生活史と絵の変遷のプロセス、西垣氏とのコミュニケーションと格闘が記述されている。

（6）この財団法人たんぽぽの家は、日本の障害者芸術の中心的存在であり、さまざまなシンポジウム等も開催してきた。一九九五年、理事長の新聞記者出身の播磨康夫氏が人間に希望を与える新しい芸術を意味する「エイブル・アート」という和製英語の概念を提唱し、社会運動として活動をおこなっている。

福祉とアート領域の交差に関しては、前述のアール・ブリュット・ジャポネ展も、主催は美術界のアル・サン・ピエール美術館であるが、実質的な事務局は、滋賀県社会福祉事業団という福祉の世界が務めている。この展覧会の目的に関して、同公式ホームページ等には以下のように福祉的視点からも記載されていた。「この展覧会を通じて精神科病院や知的障害者施設等を利用する障害者の制作する作品が、美術的な価値を認められることによる、芸術を通じた障害者のエンパワメントを目指しています。また、この展覧会を多くの方にご理解いただくことにより『障害』という言葉そのものが、社会に肯定的な意味として認知され、障害者が地域で自立した生活が出来る社会の実現に大きく寄与することも目的としています」。

(7) 実月さんは、父親の金銭的問題、父親と母親との不仲、その他の家族の問題を一人っ子である彼女が母親からずっと聞かされていたと語る。母親との密着状態が苦しくなり、彼女は、家庭内暴力という形で気持ちを表現せざるを得なくなる。統合失調症、摂食障害と診断される。その後、造形教室に出会い絵を描きながら、母からも離れ、グループホームを経て一人暮らしをしている。現在は、「母と外でお茶を飲んだり、話すのも楽しくなった」という。絵を描くのは、「誰かに自分の気持ちをわかってほしい、助けて欲しい、気づいてほしい」という気持ちであると語る。

(8) 「臨〝生〟のアート展」の際も、例えば、ボランティアとして、ステンドガラス作家野口均さんが、搬入、搬出時、関東からトラックで来られたが、その設営技術がなければ展覧会も不可能であり、また(当事)国文学出身の大学院生の荒井祐樹さんは、会期中一〇日間のうち、手伝いに関東から新幹線で三往復し、また額は高価な為、彼は額等も製作していた。〈造形教室〉スタッフ宇野学さんは、トラックで搬入、搬出、メンバーを乗せてギャラリー・トーク時に三往復している。いずれが欠けても展覧会実施は不可能である状態であると思われた。なお、本書脱稿直前であったので参照することができなかったが、荒井さんは(二〇一三)、その後、障害者文化論の立場からこの教室の四名の作品の表現を中心に考察された書物を出版されたが、それは、深い共感に基づく六年間にわたる支援と研究から生まれた成果であり、この分野の新たな発展の可能性を示している。

第二部　自己表現によってよみがえる「生」

第一章　生きづらさとさまざまな自己表現

一　摂食障害を描く自己表現

〈摂食障害について〉

ここまでは生きづらさを抱えながら、絵や詩文を描くことでそれを自己表現している人々が集う精神科病院の〈造形教室〉に関してみてきたが、第二部では、絵画、写真に撮られること、人形づくり、セルフ・ドキュメンタリーなどのさまざまな自己表現の方法を見出して「生」がよみがえっていった例をとりあげてみよう。

最初に、摂食障害とアルコール依存症で苦しんでいた木村千穂さん（出会った時三〇代後半、女性）の場合をとりあげる。(1)

摂食障害に関しては、欧米や日本では同時期に問題になり始め、拒食症は一九七〇年代に、過食症は一九八〇年代に広く知られるようになり、それに対しては、痩せていなければ美しくないという「美」意識の普及によるダイエットやジェンダーの問題、また親子関係の問題等を指摘する研究など、社会や家族の変化に関連した多様な考察がなされている。また、このような問題の指摘のほかに、臨床社会学の立場からは、野村（二〇〇八）によるセルフヘルプグループに関する先駆的研究、中村（二〇一一）による「回復」のナラティブ研究もみられる。しかし、摂食障害と表現に関する研究はあまりみられないので、以下第二部で、木村さんの絵画における表現と、同じく摂食障害の女性のセルフ・ドキュメンタリーによる自己表現に関して扱う。

木村さんは、第一部でみたようなグループに所属して絵を描くのではなく、一人で表現をして展覧会を開き、画集を出版しており、筆者はインタビューのため、当時一人暮らしをしていたアパートを訪問して話を聞いた。

木村さんの語るところによれば、幼い頃から家族や学校などで生きづらさを抱えていた彼女は、大学に入学してからも、「女の子の会話のなかでダイエットが重大で、四六時中、太ったね、痩せたねとかいう言葉にいちいち振り回されて」、大学一年時一八歳でおこなったダイエットが契機となって拒食が始まり摂食障害になる。一九歳から過食が始まり、精神科、神経科、ヨガ、鍼、灸などに通院するが回復せず、秋に大学を中退する。絵は、一九歳からノートに描き始め、大学中退後、二〇歳で絵本の専門学院に入学したが、摂食障害のため長野県の温泉病院に入退院をくりかえし、自殺未遂もおこす。小さいときは演劇や歌もしていたが、自分を太った醜い存在ととらえるようになり、「人にみられることが恐ろしくなり、全然元気のない閉じこもった自分にできることが絵を描くことだった」と語る。木村さんが三〇歳のとき出版した画文集『中庭の少女』（一九九八）には、次の詩が書かれている。

小さいころの夏休み／田舎ではじめてぶたを見た。
うす桃色の小さな子ぶたは／やさしそうで／やわらかそうで／赤ちゃんみたいだ。
ぶた小屋の柵にもたれて／じゃがいもをあげながら　見とれた。
鼻もよかった／鼻のところは　少し自分に似ていると思った。

夏休みが終わって／友達にぶたのことを話してきかせると
学校でもみんなが私のことを「ぶた」と呼んでくれたんだ。
けど　ある日／みんなが思っている「ブタ」と／私の思う「ぶた」が／違ってることに　気がついた。
言いたいことが胸に 詰まっていたけれど／それは一度も 声にはならなかった。
（中略）みんな私に食べさせたがる／小さいころから　いつも大人はそうだった
食べてさえいれば　安心するんだ彼らは。
もし　一つでもまちがえたら／もし　一口でも多く食べ過ぎたらすべてが水の泡になる
いつもお腹はペコペコで／何度やせても　果ては無く／私の中には恐ろしい鬼が棲んでいる。
もう　ぶたのことは　思い出さなくなった／あの光り輝く／夏休みのぶたのことは。

この詩には、小さい頃は「ぶた」に見とれていた彼女が「ブタ」と呼ばれ、中略箇所には、一八歳になると「お前は太ったのろまだ！」という声が響きはじめたことが示されており、空腹であるが、果てしなく痩せていく自分の中には「恐ろしい鬼が棲んでいる」というように感じられている。

画文集には、二〇歳から二三歳までは、摂食障害の症状のなかで、「痩せればうまくいく」という幻想を抱き、美という理想を追っている時期だと述べている。しかし痩せても「自分が心にえがいていたバラ色の未来が少しも来なく安心感もない」状態で、また「いつも人前で、演じてる自分を感じて、自分を信じることも出来ないし、人を信じることも出来ないし苦しかったです」と語った。好まれる自分を演じ、他者の評価を過度に気にして、それは評価をおこなう他者への不信感と同時に、演技する自己への失望を生む結果となる。

〈生きづらさ〉

木村さんが、生きづらさの原因として語るのは、母からの過干渉、優秀とされる姉との比較といった家族内の人間関係に関することや、男性から太っているブタだと言われ、痩せなければならないと思ったことが中心である。その他に、幼少時の性的被害（痴漢）もあり、小さいときに痴漢にあい自分が汚らわしく感じられ息苦しくなっていたが、その症状の原因に後になるまで気がつかなかったという。

また学校でいじめられた体験も大きく、「泣きながらお腹が緊張で膨れて」保健室に毎日通っていた。母は心配してくれたが、木村さんは当時自分が弱くダメな人間だからいじめられると思っていたので、実はそうではないとその頃に教えてもらっていたら、随分違っていただろうと語る。そして、痩せていなければいけないという思いが重なった。

小さいときからずっと劣等感を抱えてきてて、自分はすごく醜いって思い込んでいて、大学に入り、バアーンと爆発したというか、ダイエットという形で。痩せてる間しか、人に会っちゃいけないと思って、勝手にどんどん病気に拍車がかかっていったんですね。

彼女は、評価する他者の根源は母親であると感じ、幼い頃から、母親と「できが悪い」自分との関係によって苦しんだと語る。母親はすごくいい人で、「窒息しそうな暖かい人」だが、「文句がつけようがないほど優秀な、やりたいことをはっきりもち、自立している二人の姉」には干渉しなかったのに、木村さんには心配のあまり、過干渉だったという。前述したふたの詩にも食べ物、運動という生きる上での基本的なことを管理するのは母であり、家族と一緒に食べることが嫌いになったことも書かれており、大人によって管理される自分、それへの怒りが示されている。

母は自分だけには、過保護、過干渉で、何かをやる前にもうすべて母が先回りして用意しておくみたいな、こうであるべきだって、で、自分もそれにのっかるみたいな、合わせるんだけれど、自分のなかでは怒りがあったなあって。でも言ったら母が傷つくんじゃないかと、自分の感情を押し殺して、またとても恐ろしくて、やっぱり自分は出来が悪いから言う資格がないっていうように思い込んでいたんですよね。

母から脱出するために、一人暮らしを始めてもしばらくは母のイメージと結びつく食事ができなかったという。食事は母の象徴であり、母への怒りは食事の拒否という形でのみ表現されていて、母親との関係が改善した現在はそれが消えている。

不思議なことに実家を出て、一人暮らしをし始めたら全く変わりました。やっぱり実家にいる頃は食事っていうのが……不幸のイメージだったんですよね。だからしばらくは一人暮らしをしても、食事よりはお菓子の方が好きで、食事をすれば実家を思い出すので、嫌だなあって。でも少しずつ、少しずつ、味噌汁とかコメを炊いたりして、ああ美味しいんだなあって思うことが出来てきて。

食べないっていう行為でしか表せなかったんですよね。病気という症状でしか。息苦しいとか、本当は嫌だとか表すことができなかったんだなあって。でも今はちゃんと、言葉で自分が感じていることを自然にやりとり出来るようになったので、別に食事を拒否する必要もなくなったんです。

〈光と音の洪水のなかで焦燥感：アルコール依存症へ〉

木村さんは二二歳で絵本の専門学校を卒業後、今までの遅れを取り戻そうとし、努力が足りないからだめなのだと思い、出版社に絵の持ち込みをしては断られ、また、「私の場合は、依存の対象が変わっただけ」というように、摂食障害の症状は止まるが、アルコール依存症になる。二三歳から二七歳までは、酔いと醒めのゆりかごの時期だとされ、その揺れは止められなくなっていくと書かれている。二六歳の時、アルコール離脱症状でパニックになり、二七歳から二八歳にかけての時期は、光と音の洪水のなかで焦燥感が示されている。

「もっと　もっと」と　全速力で走る　自分は　ゴールしか見ないで駆け出す馬になった。やがて光の残像しか見えなくなり　表情も涙もこおって　言葉は唇の上で　灰になって消えた。（木村　一九九八：一三七）

また肝臓が悪くなり、これ以上飲酒を続けると死ぬと医者から言われて、初めて生きたいという気持ちが沸いてきて、それから禁酒への扉が開かれたと語る。二八歳の時、アダルト・チルドレン（AC）のカウンセリングとACのグループに出合う。

〈隠してきた自分の姿を最高に美しく描こうと思う〉

その苦しい状況の中で、彼女は今までずっと自らを責め、また人には隠してきた摂食障害についても、展覧会や印刷版画集や画文集で発表するようになる（図38）。図39は、「二一才頃、摂食障害で一番苦しい時に描いた絵」である。

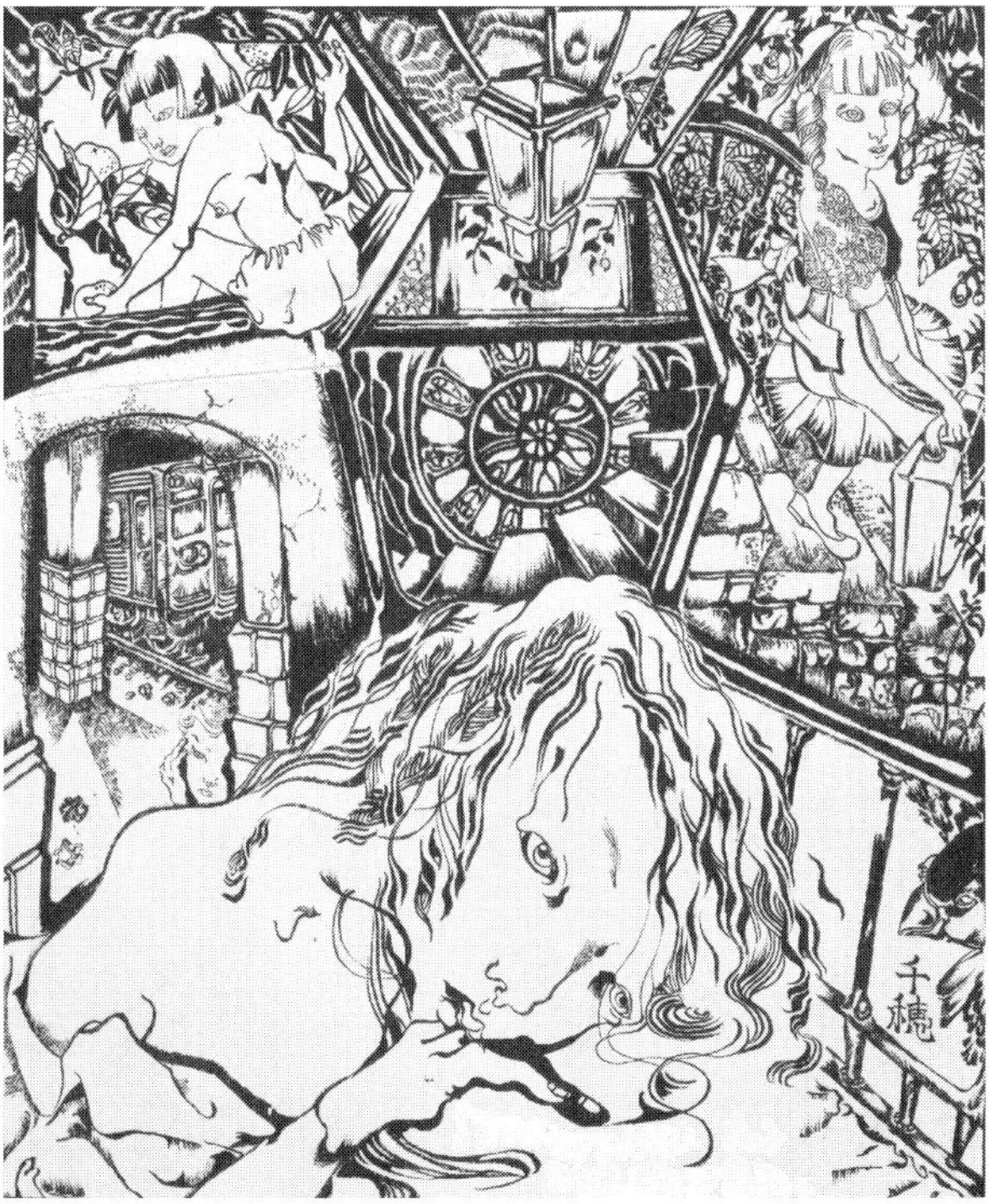

図38　木村千穂『さよなら綺麗な私の夏』筆ペン、21.4×25cm、1996年

食欲や身体から　解放されたい　死んだら乗る汽車に乗って　死んだら乗る汽車に乗って。（同書、一八頁より）（図39）

一番　汚いと思い　隠してきた自分の姿を　最高に美しく描いてあげようと思った。自分を責めること、恥とのお別れ。（同書、詩「夜の花裂く森で」、八八頁）（口絵T20）

食べ物と少女というのを描いてみたんですよね、なんかそれまでは食べ物を描くということも、なんか、恥ずかしいっていうのがあったんですけど、描いたらすごく、気持ちがよくて、他の人もすごく面白いって言ってくれて、それで、それから描くことへの恐れっていうものがなくなったんですよね。

また、絵の中の少女たちを、ずーっと

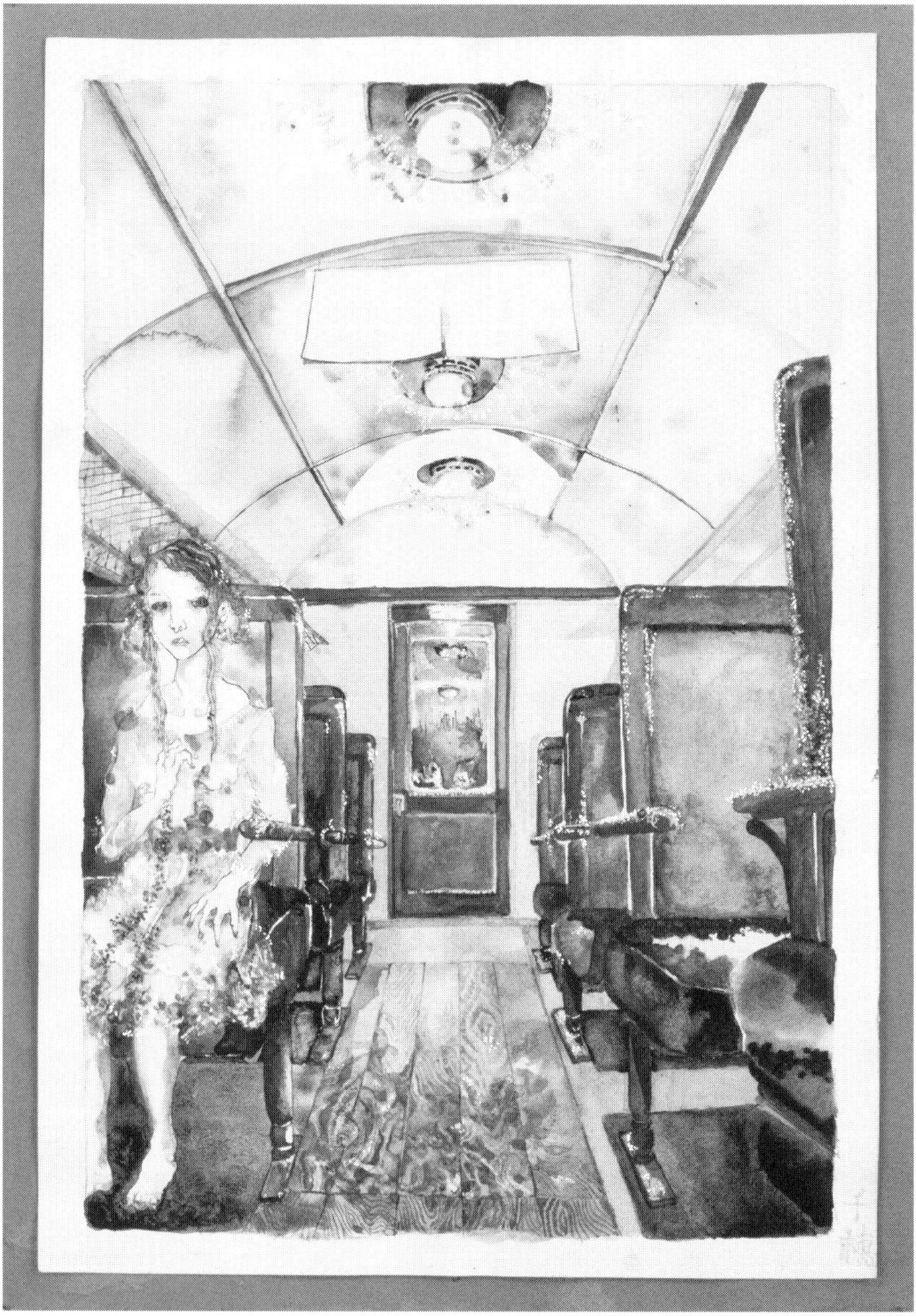

図39　木村千穂『夜汽車に乗って』筆ペン、カラーインク、日本画絵の具、21.4×25cm、1989年

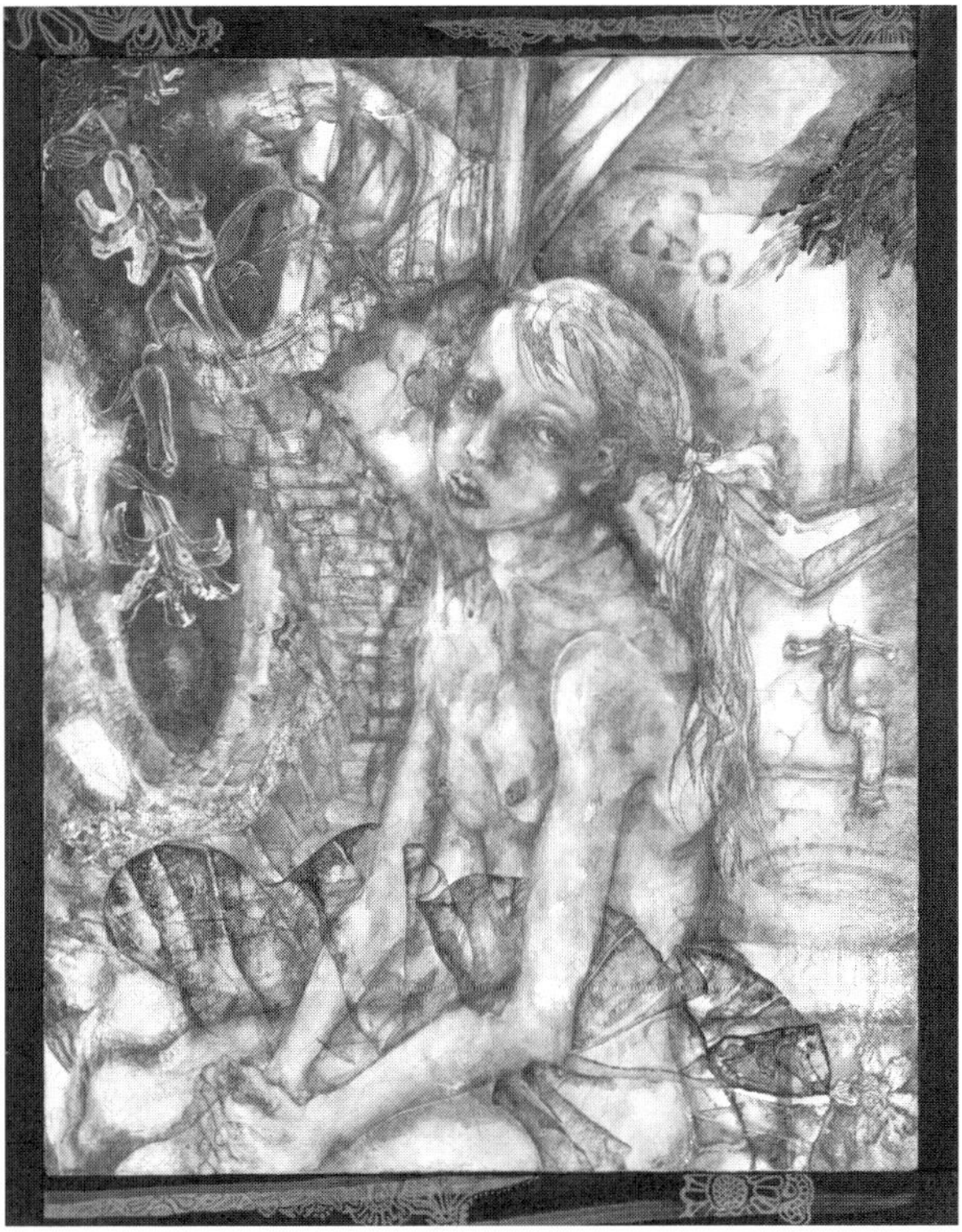

図40　木村千穂『Rest Room』
ボールペン、アクリル絵の具、日本画絵の具、F15、1996年

自分が隠し持っているっていうことがすごくかわいそうだなあと思って、外に連れ出してあげようってそういう気持ちでした。だから自分は観に来てくれる人と絵のなかの少女のパイプ役になろうと思って、なるべくわかりやすくするように添え書きをしたり、詩も添えて展示するようにして。

図40『Rest Room』は、いつも嘔吐しているトイレのなかの絶望的な少女であり、「やがて感情が　凍りつく　一番悲しい時も　何かが　またたきながら　崩れ堕ちてゆく　破片を　化粧室の鏡に　ただ　うつすだけ」（同書、七四頁）と詩が添えら

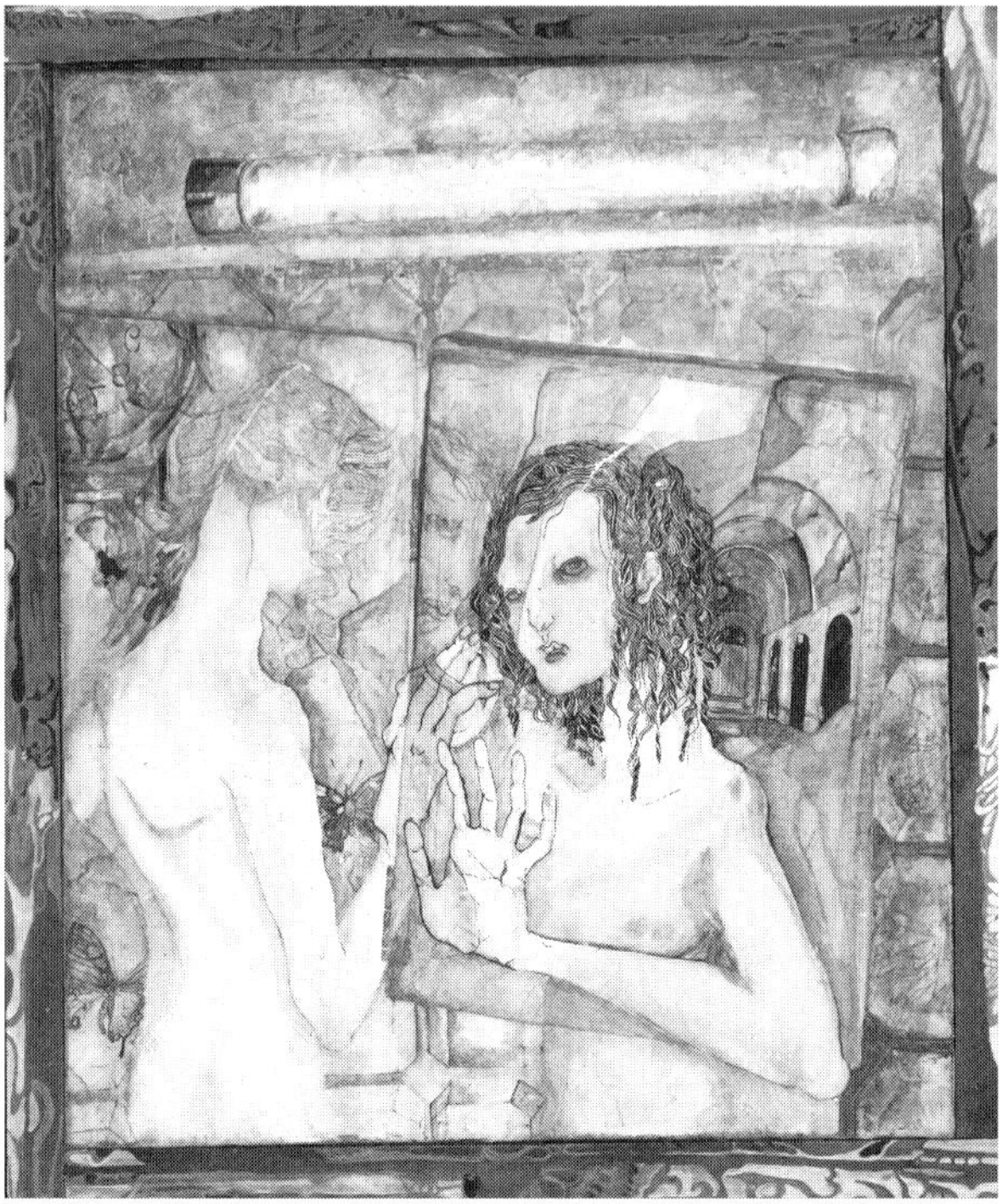

図41　木村千穂『水化粧』
ボールペン、アクリル絵の具、日本画絵の具、F10、1993年

れ、図41『水化粧』は、「鏡にうつる私という容れ物に　化粧する姿を　もうひとりの蒼ざめた自分が見ている」（同書、四九頁）と書かれている。

また彼女は、「絵の中でだけは、母の機嫌をとらなくてすむし、やっぱり自由でいられたんですよね」と語る。ここには、前述のデューイが、アートについて、想像すること、創造することで人は自由になると考えているように、絵の中における自由への希求がみてとれる。

普段、さびしいとか怒りとかを出すことが出来なくて、絵では、わりとネガティブな感情とかも出せてたから、もう自分が生きていくうえでは、ぜったい絵を描くことが必要で、多分、精神のバランスをとっていました。

また、作者である自分が症状を抱えているということに関しては、最初は表に出していなかったが、徐々に出すようになる。

症状のことを出すと、今の世の中に合っているといわれ、いろんな人が手を差しのべてくれました。自分の苦労を宣伝するっていうのは、あんまりよくないと思ったんですけれど、、そうしないとやっぱり、絵の意味も、見る人に伝えられないなあって、正直に出したほうがいいんだなあって。

他者からの共感に関しては、次のように語る。

すごく不思議なことに、見に来てくれる人は、自分を見るんですよね、みんなそこに自分を重ね合わせて。で、自分の経験を語りだす感じで。すごく、そういうところが不思議だなあと思いました。私を見に来たんじゃなくって、皆、自分の経験に重ね合わせて自分自身を見ているんだなあって。

描くということと、人に見せるということは全然違いますよね。没頭して描いてる間は、多分自分の内面を描いているんだけれども、あの……イタコみたいにもなっているっていうような、あの、うまく言えないんですけれど、こういうのを描きたいなというのが湧き上がってきてそれを描くんです。

（藤澤：人に見せることは？）

やっぱり歌でも自分ひとりだけで喜んでいるんだとあまり意味がないっていうか、やっぱり外に出して、人

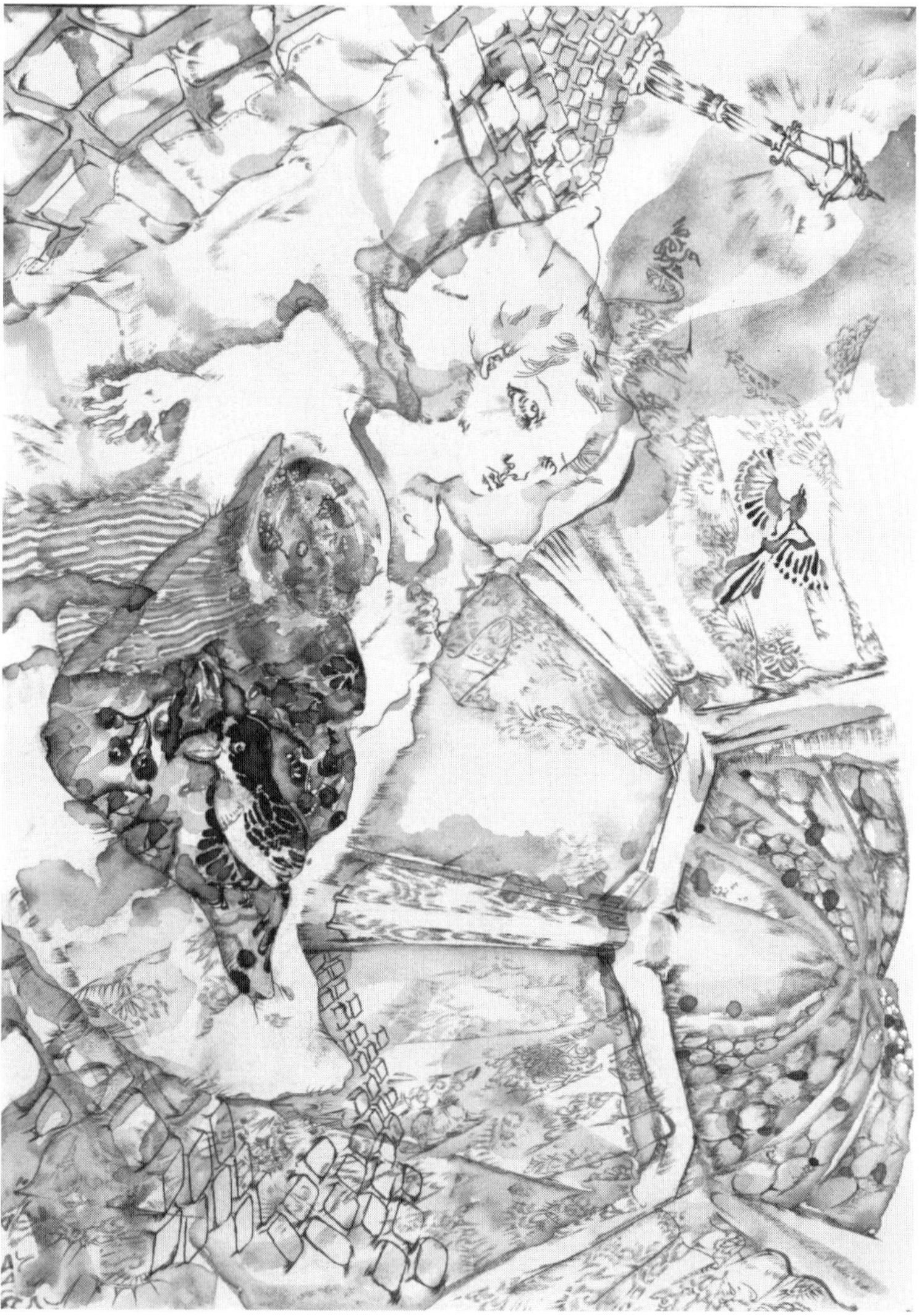

図42　木村千穂『かささぎの船』ボールペン、カラーインク、日本画絵の具、19.5×27cm、1997年
少年のベッドは舟になり、夢の世界へ漕ぎ出していきます。眠っている時だけが幸せでした。
自由になりたい子供の思いが鳥になって、空高くかささぎが飛んでいきます。

を感動させてあげるっていうか、それが役目っていうかね、そうしないと絵もかわいそうっていうか。描いているときはあまり思わないですが、描き終わるとやっぱり誰かに見せたくなりますよね。

二九歳で東京の四谷や京都で絵の個展も開き、ある会場では四日間で六〇〇名もの人が作品を見に来て、多くの鑑賞者で絵が見づらいほどであった。「ピア」や「女性自身」などの雑誌の記事でとりあげられ、それを見たNHKでも番組がつくられ、教育テレビ「共に生きる明日」と、同局「ETV特集　絵の中の私」が放映された。多くの反響があり、手紙は同じ人からのものも含めて約四〇〇通を超え、「彼女たちと会うことでほとんど一日が終わる」というぐらいになったという。

その番組に出ていた拒食と過食を繰り返していたAさんは、「あの絵を見たときに、私とか、他の同じ病気をもった子の代弁としてあの絵が存在していて、本当に私の言いたいことすべて凝縮されているという感じがした」と共感して、木村さんの絵に勇気づけられ再び高校へ行くことを決心した。また別の拒食症のBさんは、作品を購入して部屋に飾り、一口でも食べてみようかという気持ちになっている。木村さんはそのなかで、人とつながり、交流することの楽しさを知り、それらの人々から励まされて、本当に生きていてよかったと思ったという。口絵U21『白い湯気　銀の匙』は、「人と一緒に食事をしても味がわかる」喜びを描いた作品だという。そして京都の一乗寺のギャラリー・恵文社にて「中庭の少女」展が開催され、翌年『中庭の少女』が出版された。この画文集は、次の詩で終わっており、苦しみのなかでしか描けないものがあると、そのときの自己表現を肯定しているのがわかる。

迷っている自分にしか　描けない線があり

その時にしか　出せない色がある。
霧の中で　うずくまっている時にしか
実感できない恐怖があり
霧が晴れてゆく瞬間にしか出せない色や線がある。
二度と同じものは　描けないことを
あらためてここに思い知りわたしのこれまでのすべてのやっかいに
ようやく感謝します。（同書、一四五頁）

〈絵を描くのをやめる〉

ところが筆者が木村さんに連絡をとったところ、彼女がくれた以下のメールの返事から彼女が絵を描くことをやめていたことがわかった。


今の私は、絵を描くことからは遠く離れてしまいました。カウンセリングを終了してからアルコール依存症の自助グループに（同じ病気の仲間とのミーティング、活動）熱心に通うようになりました。

六―七年前ごろから私は自分のパワーを創作に向けることが困難になり始めました。

それまで絵でしか表現できなかった苦しみや淋しさがミーティングでカタコトながらも自分の口で素直に言葉で語られるようになりました。幻想の世界の中でしか生きられなかった私が自助グループの仲間達を通して自分や他人の現実を見つめて、許し、受入れて生きてゆけるように変えられていきました。

一人暮らしをはじめてから少しずつ社会にでる訓練もはじまり今年は、はじめて朝から夕方までのフルタイムで私も印刷工場の中でヒッソリとせっせと汗をかいて働かせてもらえるようになりました。今でも感じる心は自分の中にありますがもう描くことは手放してしまいました。

あの一番苦しかった時代に絵を描くことに出逢えていたから私は今こうして生き延びることができたのだなと思います。でも残念ながら描きつづけてしらふで感謝して生きていくことが私にはできなかったのです。

（木村さんから筆者へのメール文より）

以上が彼女からの返事であるが、「幻想の世界の中でしか生きられなかった」木村さんが、「絵でしか表現できなかった苦しみや淋しさ」について、自助グループで言語的に自己の状況を表現できるようになったことで、絵を描く必要性がなくなったと書かれている。

描きたいっていう気持ちもなくなるし、前は描くものが与えられていて、それを自分がただなぞるというように、面白いほど描けたんですけれど。それがまずなくなって、絵の具はただの絵の具でしかなくなったというか、例えばエンピツもただの鉛っていうか、筆から出てくるものが生き物じゃなくなっちゃったんですよね。で、すごく描くのがむなしくて、自分もまた何を描いたらいいのかわからなくなって。

彼女は、同じように音楽やダンスをしていた人も、自助グループに入って言葉で語るようになると症状はよくなるかわりに、自然に「それらを取り上げられる」状態になったと語る。ここには、言語で語ることと、それ以外のもので表現することとの間には違いがあることが示されていると思われる(2)。

カウンセリングとやっぱり自助グループのおかげで、実際に人に面とむかって自分の気持ちを言えるようになったりしたら、お酒とか拒食とか過食にすりかえるという必要もなくなって、で、本当に不思議なんですけれど、ちょうど描けなくなり……。本当にぴたっと描けなくなって。

現在は、あるアルコール関係のセルフヘルプグループに活発に参加して、摂食障害及びジェンダーの問題、また自己の理想の高さに苦しむ等の問題は解決しているという。木村さんの一人暮らしのアパートの部屋にはぶたの小さな置物がたくさん飾ってあったので、筆者が前述のぶたの詩のことを思い出して問うと、「ぶたは今またとても好きになりました」と語る。今は工場で、男性たちから太っていると冗談でからかわれても、それを笑いながら言い返すぐらいになっているので、そのことで過去に悩み葛藤していたとは誰も想像できないだろうという。

母の過干渉についても何も言えず、また「父と母との仲がよくないから自分がなんとかしなければ」と思い、自分の感じていることを言えば「家が崩れる」という思いで同居していたが、実際に自分の気持ちを言ってみたら両親は聞いてくれたし、また自分が一人暮らしをしても両親は元気で暮らしているので、もっと早く伝えるべきだったと語る。

インタビューをおこなったのは、一人暮らしができるまでに回復しアルコールも一〇年間飲んでおらず、元気に仕事をして職場で知り合った男性と結婚予定の時であった。その後、結婚、出産し、かわいい娘さんの母親になったということを、年賀状の写真で知った。お子さんに対しては、夫の両親も含めてなるべくいろんな人の手で「風通しよく育てることを心がけている」そうであった。摂食障害、アルコール依存症の症状は共に消えているとのことであった。しかし、あの絵を描いていたときがあったからこそ、今生きていることができるという感謝の気持ちがあると語った。

不思議な大きな力が私に描かせてくれたんだなって。昔、描けることが当たり前だったんですけれども、失われてみて初めてわかったことなんですけれど、私の力じゃなかったんだなあと。その時期は私には描くことがすごく必要で、多分それを描かなくては生き延びることもできなかったかもしれない自分に、不思議な大きな力が描かせてくれていたんだなあと思います。

木村さんは、かつては「生きている苦しさから逃れるために」絵を描き、その後絵を描かなくなり、現在は、かつてとは全く異なった気持ちで少しずつ、「幸福感、日々の暮らしの中の可愛らしさ、胸のふるえなど……かつてそこにあっても見れなかったもの、喜べなかったもの、気づかなかったものを今はそっと描いてゆきたい」と、絵についての気持ちを知らせてもらった。本書カバーで使わせてもらったのは、そうした『汽笛を鳴らして』（二〇〇八）という絵である。

二　河瀬直美監督の「私が欠けている」感覚とセルフ・ドキュメンタリー

映像における自己表現

〈映画づくり：「空いている穴を埋める」感覚〉

次に、生きづらさを抱えながら映像で自己表現をおこなっている人のなかで「セルフ・ドキュメンタリー」を撮る若者たちと接するうちに、今では国際的に活躍する映画監督の河瀬直美の名前を聞くことがしばしばあったので、特にその影響力をもつ河瀬に関してとりあげたい。

映像は、絵画と比べてより意識的構成が必要となる点もあるなど当然大きく異なっているが、生きづらさの自己表現という点からみれば共通した部分も含んでいる。「セルフ・ドキュメンタリー」という、自己及び自己のまわりの私的なものを表現する傾向は九〇年以降顕著になってきた。

河瀬直美は一九六九年生まれで、一九九七年『萌えの朱雀』で第五〇回カンヌ国際映画祭カメラドール（新人監督賞）、二〇〇七年『殯の森』でカンヌ国際映画祭グランプリを受賞する等、国際的に評価が高い若手の監督だが、彼女の作品の出発はセルフ・ドキュメンタリーである。

河瀬の最初の監督作品は、一八歳のときに撮った『パパのソフトクリーム』（一九八八）という五分間の16ミリフィルム作品である。河瀬は、大阪写真専門学校映画科でこの最初の作品を撮る際に、指導教員に「自分にとってのっぴきならないものを撮れ」と言われて、自分にとって切実なものは何であるか考えたところ、顔をみたこともない父親に会いたいということが浮かびあがってきた。ある日見たアルバムで、半分に切り取られたモノクロ写真にソフトクリームをもった一歳くらいの自分が映っていたことがとても気になっており、それをテーマとして作品をつくり、「根源は初めっからそこにあったんだろうなあと」（河瀬 二〇〇六：三六七）述べられている。

彼女は、父と生き別れ母とも離れて生活し、二歳のときに、母方の祖父の姉に養女として育てられたという複雑な家族環境のなかで育った。ずっと、自分の生い立ちと自分の存在との関係を考えて生活していたわけではないが、心のどこかでそのことが引っかかっていたということであり、その後も、自分の生い立ちをテーマとした作品を撮ることになる。

河瀬は生後まもなく生き別れ、覚えていない父親を探す話を撮り、『につつまれて』（一九九二）というドキュメンタリー作品で、一九九五年の山形国際ドキュメンタリー映画際国際映画批評家連盟特別賞を受賞する。この作品では、彼女は、記憶にない父の本籍地、住んでいたところを旅のように訪れていく。ドキュメンタリーでありながら、映像詩のような作品であり、また二三歳のときの作品であるにもかかわらず、既に完成度が極めて高い作品となっている。その八年後の続編とされる『きゃからばあ』（二〇〇一）という作品で、二〇〇一年ロカルノ国際映画祭プレミア上映で絶賛されることになる。この作品のなかで、自分はなぜ生まれてきたのかと考えると孤独になるところがあると、彼女が語っている。

彼女自身によって「自分がない」という空虚さを示す表現が用いられているが、自分にとって映画をつくることにより、その空虚な「空いている穴を埋める」感覚が得られると述べられている。

> 私の映画づくりの核は、自分がそこに連れていって欲しいから、映画の神様の力を借りている。**私には生きていく日常の中でどうしても埋められない部分があって、それを埋めるために**映画に向き合い、真剣勝負で戦う。そして**映画が完成し、上映された時に確実に埋まった感触が得られる。**これからも、その**自分のいま空いている穴を埋められそうなテーマをみつけて**真剣勝負で撮っていくつもりだ。（河瀬直美、二〇〇八年、DVD『につつまれて』金子裕子による解説に所収）

河瀬は、『につつまれて』は、自分の原点となる作品であり、「自分自身が変化していくことを生で体験し」、そのことが自分の人生に影響を与えたと語っている。また、この作品を見てくれた人が熱いものを返してくれたことも初めての体験だったと、鑑賞者の共感に関してもふれている。そして、自分を後押ししてくれたのは、友人たちであると共に、映像やカメラのもつ魔力でもあり、そのようなものに後押しされて、私の人生が前に突き進んでいった瞬間だったのかと思うと語っている（DVD『につつまれて』収録「監督インタビュー」映像より）。

〈自己を確かめ、他者に近づくためのカメラ〉

『かたつもり』（一九九四）は、別れた両親の代わりに河瀬を養女として育てた養母をカメラに収めた作品である。河瀬は、養母が非常に愛情をもって自分を育ててくれたことを感謝しており、何か不満に思っていることはない。しかしにもかかわらず、なぜか養母と会話を出来なくなってしまい「貝のようになり」悩んだ末に、養母を映像で撮ることにする。

本当は内面のところでもっともっと近づきたい。**恐いのに近づきたいっていう思いが強くて。**（略）その作業が世界となんかこう結びついていく、自分にとっての手段となっているのかもしれないと思ったけど、本当のこと言うと、その一方でそんなことしなくても、**カメラを介在させなくても自分の内面とそこにいる他者の内面が結びついていくことが希望**（笑）。（河瀬二〇〇六：二七〇）

河瀬は、この作品で、ズームを用いず、ほとんど触れるぐらいの近さで接写撮影をしている。カメラは、身体の延長といってもいいものであり、養母との距離そのものを埋めようとする行為でもあろう。そしてカメラは養母との関係を改善するのに、きっかけとしては役にたち、最後には撮る過程で邪魔になり使わなくてもいい状態になる。したがって、河瀬はその後、個人製作ではなくスタッフとコミュニケーションをもって俳優で作る映画、『萌えの朱雀』を早く撮りたくなったと述べている。

しかし『かたつもり』は、「ただのホーム・ムービーだ、仲がいいおばあちゃんとの関係を撮れて当たり前」と評されることもあった。

それを聞いたときに、その方のおうちが豊かで、家族関係充実してはんねんな、と思ったんですね（笑）。私にとったらあれが、一生懸命カメラが存在することで彼女、おばあちゃんと持ててる関係だったから……。

（同書、三七三頁）

〈フィルムで自分の存在をつくることで、自分の存在を確かめる〉

河瀬の感じている存在の空虚さ、それは父と母との離婚という事実から、自分という存在が、もしかしたら生まれてこなかったのかもしれないという思いである。存在の空虚さと比例して自分と世界が消えていくことの焦燥感。その穴を埋めるために、彼女は想像で自分と世界のかかわりをつくりあげていく。そのかかわりをつくることは、実世界で可能ならばそれでいいのだが、それが「欠落」していてできないので、想像を用いて映像によって創造していく。そしてそれによって「生きる喜び」を感じることが可能となっている。

今過ごしているこの空間が、一秒一秒なくなっていくってことに対する焦燥感がすごくあって……。なのにフィルムに出会ったその瞬間にそれがもう一度暗闇の中で立ち現れてきたことにものすごく感動した。それでそこからは、ドキュメンタリー、フィクションに関わらず、『世界』を創ることにものすごい興味を持ち出して関わっていっているんだと思うんです（略）**私が欠けているのです。私の中に何か欠けているものがあって、それを埋める術がなかったんだと思うんだけれど。**それが友人であったり、人であったりすれば、人としてすごく豊かかもしれない。誰かとともに生きていく上で。でも私にはそのことが欠落しているのかな。だからそのフィルムっていう、あれはフィクションの世界なのかもしれないけれど仮想の空間を、よりリアルに作りあげることで自分の存在を作り上げることで自分の存在を確かめている……。（同書、三六九頁）

フィルムが光を放つ、その瞬間。私の心は恍惚として異様なまでの高ぶりを見せる。その一瞬の時を積み重ねていく事を、生きる喜びと感じ始めたのは、いつ頃だろう……。私の中の〝生〟が確かに動き、何某かを突き動かす力を発しているのだと確信し、今、私が居るのだという事実を嬉しく思ふ（略）。（河瀬直美「一九九六年横浜美術館上映会に寄せて」（DVD『かたつもり』金子裕子による解説に所収））

しかし、このような彼女が、実生活で、その空虚さを内面にもっていることを外に表しているかといえば、そうではなく、彼女は活発で優等生でもあった。河瀬は、小学校、中学校という学校という社会で「活発でいい子を演じていれば私が存在できてるっていう感じでしたね」と語っている。しかし、自分でその不安を取り除きながら前向きに歩こうと思うが、「それが実はしんどい（笑）。なんか『全部嘘なんじゃない？』ってやっぱり常に思っているところがどこかにある。それがなぜなのかが、もしわかれば、私は映画を撮ることをやめるかもしれない」（河瀬 二〇〇六：三七七）。

河瀬の生い立ちと関係する存在の空虚感と、それを埋めるためのカメラ、そして出来上がった作品が上映されるとき、生が輝きだすことを感じている。今までは実世界で、存在の空虚感を埋めるために明るくいい子を演じていたが、嘘っぽさの感覚がつきまとい、その理由を見出すために映画を撮ることになった。答えが見出せれば映画を撮る必要もなくなるかもしれないと述べられている。

また、河瀬は、一九六〇年代の小川伸介、土本典昭監督等の作品に存在する、共同体を客観的に説明しながら暴く世界観を排除して、「もっとパーソナルな私とあなたっていうところでやっている」と述べる。そのため説明不足という面もあるだろうが、「その説明以上に人間、個と個の関係をただ紡ぎだすっていうの？　紡ぎだすっていう言葉がすごく私にはぴったりくるんですけどね。私と彼らが会話しなければ、そこに現れなかった世界なんですよ」（同書、三七一頁）と、パーソナルな個人間の関係を扱うという自分の撮り方に関して述べている。

河瀬は、次にみていく雨宮処凛らのドキュメンタリー映画『新しい神様』の上映記念トークショーにおいて次のように語っている。河瀬にとって、作品をつくるたびに新たな自分が生じるが、それが再び崩れた際に、這い上がる手段として自分のなかのドロドロしたものを吐き出すことが、作品づくりであると考えていることがわかる。

あやういんですね、ドキュメンタリーって、私もやってて思うんですけれど、どこまでが作り手でどこまでが素の自分かと聞かれた時に、それはちょっと境界線ないよなとか。（略）二〇歳過ぎて、『につつまれて』という自分探しといわれている映画を撮って、そこぐらいに自分は自分一人で立っているんだと、二三、四才頃だったんやけど、そう思ったんですよ。でもその思いっていうのはその時期の、その思いなんですよね。また新たな自分自身をガラガラと崩されるような新たな出来事が現れてきて、そんなときにどん底から這い上がるような新たな手段として、自分のなかからドロドロしたものを出すのが映画づくりだったんですよね。（上映記念トークショーにおけるゲストとしての発言より、『新しい神様』所収映像）

三　雨宮処凛の人形づくりと『新しい神様』出演

〈生きづらさ〉

雨宮処凛（一九七五年生まれ）は、自身の体験から若者の生きづらさについて、音楽、小説、アート、またさまざまな活動のなかで表現しており、現在、若者の間で支持を深めている。現在は、若者の貧困に関する運動等のシンボル的存在であり、多くの著作を執筆する著名な存在である。彼女が、人形づくりやドキュメンタリー映画の出演、その他の表現行為によって、どのように生きづらさから解放されていったのかを、出演した映画や自伝『生き地獄天国』（二〇〇〇）からみていきたい。彼女の生活史をみれば、アトピー性皮膚炎をきっかけにして、学校で激しくいじめられたという体験をもっている。

　小、中学校の九年間いじめられ、中学生のときは、裸にされたりした。そのころからしらふで生きていないって感じ。（ドキュメンタリー映画『新しい神様』（一九九九）より）

　恥ずかしいとか死にたいとか思う前に、私の心は遠くに行ってしまったのだ。（雨宮二〇〇〇：一二）

自らが受けているいじめのことで、自転車で赤信号の交差点につっこんだりするが、死ぬことも出来ず泣くだけであった。家ではそのことを口に出すとその言葉に押し潰されてしまいそうで、何も言えなかった。また家族は、成績上の優等生を強いる以外は自分を理解しようとせず、学校でも家でも居場所が全くなかったという。家出をし、リストカット等の自傷行為をおこない、その苦しさから逃れるために一五歳からビジュアル系バンドのおっかけをする様子や自殺未遂に関して、本や映画には赤裸々に示されている。

世の中全体を恨んで、みんな死んでしまったらいいと思ってるんだけれど、落ち込んだ時には私が死んじゃえばいいんだと思って。ちょっとしたことでも自殺未遂しちゃって、初めてした時とかみんなさわいでくれて、おおごとになったから、それで自分の存在とかを確かめることができて。（同上ドキュメンタリー映画より）

〈転機：人形の表情で、言葉にならないことを表現〉

最初の転機は一八歳のときやってきた。本屋で、ある人形の写真集をみて、人形作家をめざし美大に行きたいと思うようになり、高校にも再び通うようになる。そして東京で美大の予備校に入るがデッサンばかりのトレーニングが面白くなく再び生きる意欲を失うが、人形作家に弟子入りして自分自身を投影した分身のような人形をつくり、注目されるようになる。

彼女は最初の人形を半年かけてつくり、ふぶきと名前をつけて、「自分の手で、この世にないものを生み出すこと。そんな手段を持ったことだけで、自分の存在が肯定されたような気がした。人形を作っている時は、何も考えられなかった。何も考えられないのに、なぜか泣きながら作っていることが多かった」（雨宮 二〇〇〇：七一）と、言葉にならないことを表現する手段を初めて得たことについて書いている。また、彼女は、ふぶきを楽しそうな表情にせず、何か言いたそうな自分の気持ちを投影させている。

ふぶきの顔を作るとき、ちょっとでも楽しそうな顔になると、私はムッとして上からたくさん粘土をかぶせた。だから、ふぶきはいつも眉間に皺を寄せて、何か言いたそうな唇をしている。私はそんなふぶきが自分の化身のようで、愛おしくてたまらなかった。自分のことは大嫌いだけど、なぜかふぶきのことは大好きでしょうがない。私は人形を通して、生まれて初めて外に向かって自分を説明しようとしていた。自分の気持ちをわかってもらおうとしていた。言葉にできないいろんなことを、ふぶきの表情で表そうとしていた。（同書、七一頁）

できあがった人形は、「ちっとも幸せそうじゃない女の子」であるが、彼女は自分を鏡でみるようでもあり彼女の分身でもあるふぶきを愛するようになる。この世になかったものを生み出せる手段をもったこと、表現できる手段をもったことの喜び、そしてさらに自分の分身を愛するようになることが書かれている。人形は自分を傷つける他者ではなく、分身的な存在であるが、他者でもなく自己でもない存在である。ふぶきを愛することで、「大嫌いな」自分を好きになっていくプロセスを示していると思われる。自分を苦しめないし否定しないふぶきを愛して、何時間もうっとりとして、自分と人形だけの楽園を部屋につくろうとさえ思う。

〈他者の共感：社会とつながる〉

そして人形の作品が公募展に通り、展覧会で人の目にふれることになり、それを自分が好きだった音楽グループが見に来たり、他者から共感され評価されたことで、その喜びは人形づくりの喜びから社会的なものとなり広がっていく。

このように、初めてつくった人形との楽園が安心できる繭のような状態だとすれば、そこからの羽化がさらにおこる。彼女は、次に愛国パンクバンドのボーカルとして表現行為をおこなうようになり、社会への不満や怒りを表現した元精神病院閉鎖病棟入院患者やおたく評論などいろいろな肩書きをつけた人達と共におこなった「平成のええじゃないか」というイベントや、加入した新右翼団体での活動をおこなう。しかし、ここでも彼女は、自分には肩書きがないと嘆いている。

私には、こんな世直しや革命をテーマとしたイベントに出る資格なんて、初めからないのかもしれない。私は単なる、中途半端なリストカッター。私の出る幕なんて、どこを探してもない。私には何の肩書きもない。何の立場もなければ主義・主張もない。何もない自分がイヤで、何か掴みたくてこういうことを始めたのに、肝心の、自分の言いたいことや立場さえはっきりしないなんて。（同書、一六九頁）

雨宮は、自分のことを「何もなくて何もできなくて何者でもなくて、ただの腐った塊である私」（同書、一七〇頁）と書き、生きづらさや世の中への不満を感じているが、何かを掴みたいという思いを持ってそれを社会に発信するために世直しや革命をテーマとしたイベントをおこなう。しかし、何を言いたいのかがわからず苦しんでもいる。このように、自分に対して自信がもてない否定的な気持ちが根底にあるなかで、さまざまな表現行為や活動を通して徐々に生きる充実感を感じ、自分が社会とつながっていると感じるようになる。

私の「生」なんて、手首を切らなきゃ確認できないほどの、ぼんやりしたもの。そして私はそれが、ずっと許せなかった。私は生きる意味がほしい。生きる目的がほしい。そしてそれを遂行させるための、壮大なドラマがどうしても、今すぐにほしい。（同書、一三八頁）

自殺未遂のための自殺未遂。革命のための革命。自分の半径五メートルの世界に傷つけられただけの私が、世の中すべてを憎んで呪い続けるという思考回路は、結局何も、変わってなんかいない。私は自分が嫌いだし、それと同じくらい社会が嫌い。自分が生きていたいのか死んでしまいたいのかもわからないけど、ただどうしても、黙っていられないっていう、その気持ちがあるだけ。ひとつだけ、はっきりしてることは、私は自分を殺そうとする負のパワーを、どうにか外に向けたいってこと。やり場のない憤りのはけ口を、見つけたいってこと。（同書、一七一頁）

私のすべてのなやみと絶望感がそうやっていつも見えない敵を想定して怒って政治運動とかやってないと、社会とか国とか全部つながってると実感できないのが私の病気かな。（ドキュメンタリー映画『新しい神様』より）

〈次の転機：映画出演〉

そして愛国パンクバンドを見にきていた土屋豊監督に請われてドキュメンタリー映画『新しい神様』（一九九九：土屋豊監督作品）に出演したのが次の転機であろう。この映画は、確かな自分、自己の居場所がほしくて入っていた右翼団体のなかの彼女が表現されているが、その結果この団体をやめることにもなった。

土屋監督は、「私は雨宮さんにカメラを渡した。自分の物語を自分自身で作り上げるためにカメラは何かの役に立つのだろう」と、雨宮にカメラを部屋において語りかけるように要請する。

ビデオが常駐しそこに語りかけることによって「ビデオカメラの前で、私は何度も新しい自分を発見した。それは見たくない自分でもあったし、こうなりたいと思う自分でもあった。でも、毎日自問自答しながら、ちょっとは前進してる気がした」（雨宮 二〇〇〇：二八一）と書いている。

一本の映画で、生きている価値もないと思っていた私が肯定された。そして一本の映画の中で、私は悪あがきをしながらも、必死で前に進もうとしていた。私はいつも、この腐った日本に風穴を開けろ！　なんて叫んでいたけど、私の息苦しい毎日に風穴を開けてくれたのは、一台のビデオカメラだったのだ。いつも部屋の片隅にあったビデオカメラ、あれは、私にとって世界への窓口だったのだ。そして私は、生まれて初めて自分を好きだとちょっとだけ思った。（同書、二八八頁）

私を苦しみ続けるように思えた、この世界を掴みに行くということ。それはメチャクチャ楽しい作業だった。居場所がなかったからこそ、私はどこへでも行くことができる。（同書、三〇四頁）

私は自分を客観的に映画で見て、とにかく笑った。ホントにバカだ。だけど、心の底からそんな自分を愛しいとも思った。初めて思った。映画を見終えた後、私は一人で号泣した。（同書、二八八頁）

彼女はカメラに語りかけるなかで、またそこに映し出される姿をみながら、自分が思っているのとは異なる自分を発見することができた。その自己と世界を掴みに行く作業は、楽しいことであったと感じられており、そして、できあがった映画を見て自分を好きだと初めて思えるようになっている。

映画が終わり、監督からカメラを返すように言われ、「カメラを返せって。これからどうやって生きていけばいいのか、カメラなしで」と途方にくれて言うシーンが終わりに出てくる。しかし、その後、彼女は、翌年に今まで取り上げてきた自分のこれまでの人生を書いた『生き地獄天国』を出版し、小説やエッセイを次々に出版していることからわかるように、表現行為は文章表現として言語で表されるようになったのであろう。プレカリアート問題にとりくみ、反貧困活動等をおこなっており、活動の範囲も大きなものとなり、若者を中心に、社会への影響力も非常に大きいものになっている。

以上みてきたように、雨宮は河瀬の感じる存在の空虚感と共通した感覚を感じており、存在を確認するためにリストカットをしたりしていたが、雨宮にとって人形で自己を表現したこと、またカメラの前で自分を表現したことは「世界への窓口」となったと考えられる。言語表現で多くの著作を書く以前に、そのような時期を経ていることが非常に重要な点だと思われる。

四　写真家岡田敦とリストカットをする若者

写真集『Cord』

雨宮の自伝にはリストカットの記述が多くみられるが、その行為は他の何らかの表現行為が可能になるとき止まっている。写真家岡田敦氏（一九七九年生まれ）は、リストカットをしている女性の写真を撮った写真集を出版している。筆者がその写真集を初めて知ったのは、リストカットをしていた女子学生から教えられたのがきっかけであった。その学生は、実父からの性的虐待が何年も続いていたという過去を持ち、そのような過去をもった自分が誰かの役に立ちたいと筆者のところへ言ってきてくれた。人を思いやるやさしい性格で皆から慕われていたその女性がそのような過去をもっていることに心が痛んだ。話を聞くと、リストカットの他にも、交際していた彼に対して怒りや暴力の発作が出たり、幼いときに金魚鉢にお湯を入れてしまったことがあったり、また存在感が希薄でずっと雲になりたいというように思ったりしていたと言う。

彼女は岡田の『Cord』（二〇〇三）をよく見ていたが、岡田はその写真集と並んで、著書『リストカット　誰か気づいてくれたら』（二〇〇四）も出版している。この書には、写真集を見た人々の感想文や、メールの文章、岡田が少女たちにおこなったインタビューが含まれていて、それはこれまであまりとりあげられてこなかった社会的観点をもつ貴重なインタビューの内容となっている。また写真集『Cord』（二〇〇三）も、インターネットへのリストカットをしている人の投稿等も多く載せられており、岡田の表現の枠を限定しない関心のもち方や、彼らの内面を知りたい強い思いが示されている。私は二〇〇七年一二月末に岡田氏にインタビューをお願いして、多くの示唆を受けた。氏の若者のリストカットやそれを写真に撮る写真家としての思いを語られた内容の一端を紹介してみよう。

　手法に、僕は実は全くこだわりがなくって。何かを伝えたいって言うときに一番適した表現方法があると思っていて、写真家だから写真っていうのは、生き様としてはいいのかもしれませんが、僕は写真家である以前に作家として物をつくりたいと思っています。歌がうまかったら歌ってもいいぐらいの気持ちでものを創っています。

写真集『I am』

写真集の『I am』（二〇〇七）は、『Cord』への反応として、「自分を撮ってほしい」という希望等のメールがあり、それに応じるかたちでリストカットをしている若者を撮ったものである。それは、写真界や写真の愛好家だけではなく、広くテレビや新聞等でとりあげられて話題になった。

岡田氏にとって、自分がリストカットをしていたわけではないが、「誰よりもまず、社会の中での生きにくさを感じていた自分自身の『叫び』にも近かったように思う。そして同時に、それは二〇代になったばかりの僕にはどうしようも出来ない事実でもあった」（岡田 二〇〇四：一九五）。彼は、自分自身の生きにくさや、友人の自殺に衝撃を受けたことがきっかけでリストカットというこのテーマに接した。岡田氏が、リストカットをしている若者に対して、否定したり、肯定したりすることなく、繊細かつ自然体で接する視線に対して、若者たちが感応したのだと思われる。

この『I am』のテーマが、岡田氏と読者とのコミュニケーションのなかから生まれてきたものであることは重要なことであると思われる[3]。


なんか、作品の反響があって次の作品が生まれたり、その反響が僕の次の作品に影響を与えたりしながら、変わっていっているので、作品の反響っていうのは大きいと思います。そうですね、やっぱり作品を介してコミュニケーションが生まれて、そこから新しいものが生まれていくのかなと。やっぱり一人で部屋にこもってつくっていても、なかなか自分で自分を超えるっていうことはむずかしいので、他者がいてはじめて見えてくる自分があり、それが作品にものすごく影響していると思います。出版社の方に聞いても僕の作品は反響が大きく、結構、手紙やメールが来ます。読者の人の顔は知らないですけれど、やっぱり名前を書いてくれて文章をくれると、僕の中では、**一人の人として存在することになるので、どんどん発展しているような気がしています。**

このように岡田氏が創作した写真集『Cord』に反応して、感想と一緒に「私の写真を撮ってほしい」というメールが彼ら彼女らからきて、それが三〇通ほどになったとき、「自分はジャーナリストではないので、そういう写真を撮る必要があるのかということではもちろん悩んで、作品を撮る意味ということを考えていたんですけれど、やっぱりつくらなくてはいけないのではないかという意識がだんだん生まれてきて」写真集『I am』をつくることになったのだという。

そして、自分を撮って欲しいという人を撮影してから、彼はネット上のホームページに協力者を募集したが、「自傷行為者というような限定はなく、もともとリストカットの作品をつくる気もなかったですし、いろんな若い人たちが来てくれたんで、当然、切ってない子もたくさん来てくれましたし。半分ぐらいは自傷されていました。たまたま五〇人のうちの半分が、切っている子が写っているけれど、例えば一〇〇人のうちの一五人が切っていても作品の質っていうか意味は変わらないと」と語る。岡田氏が写真集『I am』を頭で考えたこと、狙ったことだけでつくっておらず、当事者の思いをすくいとっていることに、かえってこの写真集の現代的意義や新鮮さがあると思われる。

自らもリストカットの経験があるルポルタージュライターのロブ@大月は、大学在学中の二五歳のときに『リストカットシンドローム』(二〇〇〇)という本を書いている。彼は、リストカットが自殺企図ではなく、「そこまでしてでもこの社会に存在したい、という無言の叫び声なのだ」(ロブ@大月 二〇〇〇：一八)と強調している。リストカットに関するネットのオフ会でアンケートを何回もおこなった結果、両親との不和ということがその原因として一番多かったという。

彼は、リストカットをする二つの意味として、「一つは言葉に出来ないことを表現すること」「もう一つは情けない自分に対して罰を与えるという意味」（同書、七一頁）をあげている。岡田氏の本のなかでも、リストカットに関しては、「切った後は気持ちが穏やかになります。もちろん痛いし、また切ってしまった、という後悔も残ります」という若者のことばが書かれている（岡田 二〇〇四：九九）ように、生きづらさの瞬間的で刹那的な解消にはなるが、その後、後悔がおこったり、自分に対する罰のようにのしかかってくることがわかる。

しかし、その傷は必ずしも当事者にとってはマイナスのものとしてとらえられているのではなく、傷跡が消えると、その切っていた期間や苦しんだり悲しんだりしてきた気持ちがなくなるようで、不安になるとも感じられている。自傷行為は、ロブ@大月が述べるように「言葉に出来ないことを表現すること」であり、また自らを撮ってもらうことも、「傷跡がある今を写真で残しておきたい。それから、自分をどういう形であれ、だしてみたいと思いました」（同書、五六頁、若者のことばより）というように、それはある種の表現行為でもある。

そして岡田氏は、そのような彼らを撮るなかで、彼らのもつ生きるエネルギーが非常に大きいと感じる。

普通ですと、写真家というものは、表情をつけてとりたがるものなんですけれど。涙とか怒っているとか、いかにもドラマティックに見る人を揺さぶるというか。でも何か普通に生きていることの強さというものは、僕はファインダーごしに彼女たちと向き合っているのですけれど、やっぱりものすごいエネルギーを発していて、おかしな言い方をすると、僕らよりもぜんぜんエネルギーが大きい気がしますね。（略）別に擁護するために言っているわけではないですけど、彼女たちが、敏感すぎたりエネルギーが強すぎたりするから自傷に走ったりしているのかなと思うところがあって、むしろなにか鈍感な人ほど生きやすい世の中になっているように思います。

しかし、彼女たちを認めたくない人は、同じ写真に対して目が死んでいると感じるという。逆に、認められる人では、その目がまっすぐ見ていると感じたり、見え方が異なってくる。また岡田氏自身もその日の気分によっても見え方が異なってくるという。

写真家のスタンス

ある若者は、「例えば自分が誰かに『手首を切っているんだ』って言ったら、『そっか』って言ってくれるぐらいの感じが一番やりやすい」（同書、六三頁）と語り、何をしているのかと叱られたり、逆に「それでいいと思う」と肯定されたりするよりは、ただそのことを知ってくれて関心をもち見守ってくれるぐらいの反応を求めていると述べている。『Cord』を出した後に自分を撮ってほしいというメールが来たのは、彼女たちが岡田の写真集や本でみられる若者に対する繊細なまなざしに感応したのであろう。しかし、前述したように、岡田はリストカットを肯定しているわけではないし、否定もしていない。ただ若者の生の声を受け止めようとしているのである。

僕は、やはりあの……写真家うんぬんと関係なく一人の人間として接した場合は、やはり見てて痛々しいですし、やめたらいいのにと思うので、肯定はしないですし、だからといって否定するわけではないですし、ただ、その人、個人個人が今、どこに立っているのかが大事なのかなと思っていて、もう少しでトンネルから抜け出しそうな人、そうでない人には言うことがそれぞれ変わってくるのかと思いますし。

岡田氏は、「やっぱりいろんな人がいろんな考えをもったりすることが意味があることだと思うんで」と、リストカットに至る若者の苦しさに人々が関心を持つことが大切だと考えており、その意味で自らの写真集もその力になるのではないかと思っている。
前述したビデオカメラの前での雨宮と共通した変化が、岡田という写真家のカメラの前で彼女たちにおこる。彼女たちは自ら応募して、岡田のカメラの前で自己表現することにより、リストカットの回数も軽くなったりした人も多く、また全く止まった人もいるということである。それは、彼女たちにとって、写真を撮られることは単に被写体になることにとどまらず、一人の信じる写真家の前での自己表現であり、またその写真家に受け止められているという安堵感があるのであろう。さらに写真集という出版媒体における自己表現と、社会からの共感的反応も大きな力をもっていると考えられよう。

（藤澤：撮影に応募してやってきた人にスタジオで会うことになりますね、どういう感じになるんですか？）えっと、だいたい一人会ってから終わるまで三時間ぐらいなんですけれど、当日初めて会うわけなんですけれど、他に誰かアシスタントに手伝ってもらうと彼女たちが緊張すると思うんで、二人きりで撮影しますが、あんまり悩みを聞くことは、僕はカウンセラーじゃないんで出来ないので、本当に日常的なことを。悩みを聞いてほしくて来る人もいるんで、そのときは、会話はもちろんします、聞いてほしいんだと思います。何か僕に意見を求めるというのではなくて。普段なかなか認められないというか。僕が認めてるというわけではないですけれど、多分こういう作品をつくっているので、話しても大丈夫だと思っていろんなことを話してくれます。

（藤澤：家族関係の悩みですか？）やっぱり家族関係の悩みが一番多いですね。両親が離婚されていたり、虐待を受けていたり。いじめとかも多いですね。

（藤澤：摂食障害の方も？）多いですね。周りにもいるんですけれど。なんか僕には症状の出方が違うだけのようで、他のパニック障害とか、躁うつでもそうだと思うんですけれど、かぜをひいたときに、頭が痛くなるのとお腹が痛くなる人の差ぐらいかなと。ひきこもりの人もそうですね。

（藤澤：非行の人は？）ないですね。ただやっぱり、撮影の前に、僕は写真家なので、写真をとることしかできませんがという断りのメールは必ず入れてます。何か、その、助けてくれるんじゃないかという気持ちで遠くから来られても、そういうことに僕は答えることが出来ないんで。

写真家として岡田氏は、このような自傷行為というプライベートでデリケートな部分を写真にする際のさまざまな配慮をおこなっている。例えば、応募してきた協力者が傷ついたり、興味本位で取り上げられることがないように、誰がリストカットしているかを特定されないように工夫し、またリストカットをしている人もしていない人も取り上げている。協力者に対しては、「誰が切っているのかわからないのが今の日本の現実だということがわかるような作品にする」ことを伝え、「右ページの顔写真と左側のヌードの写真が異なった人であったり、切っている人も切っていない人も混じった本になりますっていうのは撮影前に伝えます」と語る。

岡田氏の最初の作品集は、二〇代に、写真をとりはじめた頃の作品を入れた『Platibe』（二〇〇三）である。その命名は、プラスティックの赤ちゃんという意味である。街を歩いていたとき岡田氏は無表情な子どもの顔に目がとまった。子どもたちの顔には生気がなく決して幸せそうには感じられなかった。それから命や生きることについての考えが頭を離れず写真集『Cord』へと展開していく。

『Cord』に関しては、これは子どもが生まれてきたときに足にまくベルトで、もともと「へその緒」っていう意味で、そこから何か社会につながっている人間関係のコード。でも、（若者が）明日死ぬけれど……みたいな話をしているのがおかしいので、それでいいのだろうかという意味で、コンセントのコードを（写真に）入れたかったんですよ。

岡田氏の写真集はテレビや新聞では取り上げられ注目されたが、写真の世界では、当時、写真の「実力派」として注目を浴びながら、二〇〇七年のインタビュー当時は、写真展や雑誌掲載すら断られる状態であったという。岡田氏は、「なかなか写真集のコーナーに足を運んでくださるのは、写真好きの人しかいなくて、悩んでいる当事者の目にはふれにくい」ので、長年にわたり、日本の写真文化の発展を担ってきたギャラリーに『Cord』の写真展の開催を依頼したが、「ギャラリーのイメージが悪くなるから」という理由で断られた。そのことについて岡田氏は、「作家はイメージなどを考えて作品を創りはしない。現実は想像を遥かに越えて変化してゆく。臭いものには蓋をされ、軽いリアリティーが表へ出てゆく。そんな流れを誰が創る」（岡田 二〇〇四：一一三）と書いている。

岡田氏担当の編集者によれば、他の若い写真家は、人を撮ることを避けている傾向があり、好まれる写真は、一見してきれいとか心地よい風景やかわいいものであり、音楽で言うとポップなものがはやりであり、また逆に戦争等の大きな社会的惨事であると受け入れられるという。岡田氏も、実際に自分たちの日常に根ざしたものは、世にでにくく、「自分の世界に近いから見たくない、遠いから見ることが出来るというのがあると思います」と語っている。

しかし岡田氏がこのインタビューの翌年、二〇〇八年度「写真の芥川賞」と呼ばれる木村伊兵衛賞を受賞したことは、絵画等と異なり、あまりにリアルなため、生々しい被写体を好まないという保守的な写真界が、社会的現象とされるこの写真集への若者の共感や、メディア等の注目や評価の影響を受けて認識を変えたと考えられる。そして、岡田氏のこの作品は、彼が「この社会の中で生きてゆこうとする彼ら、もしくは僕自身が、未来に明るいものを描こうとすれば、そこに『願い』にも似た暗示をかけることしかないようにも思う」(同書、一九五頁)と述べているように、このような変化の招来は彼の願った未来への希望の成就の一つとなったといえるであろう。

注

(1) 筆者は、NHKで放映された番組「絵の中の私」を見て、その後授業でもこの録画したビデオを毎年にように学生に見せていた。学生はいつも感動して食い入るように見ているので、二〇〇四年に一度学生の前で話をしてもらおうと手紙やメールで連絡をとり、その後、二〇〇七年五月六日(午後一―五時)インタビューをおこなった。

(2) 神経症だというXさんは、いつも絵を描いていたが、話そうとすると喉がしめつけられる症状があったので人とあまり話をしなかった。ある学年時に、学校の担任の先生がみんなの前で話すことを何度も強いたことを契機に話しが出来るようになったが、そのかわりに絵を描く衝動がなくなったと語っていた。また、知的障害関係でも、筆者が、神奈川県にある知的障害者の工房「絵(かい)」に見学時に、作品がよく知られるTさんが席にいないので、指導者に尋ねたところ、作品が売れ出して人とのコミュニケーションも自然に多くなったことが原因なのか、あまり作品をつくらなくなったとの返事がかえってきた。

(3) 障害者と社会との関係を映し出した名作と言われる『さよならCP』(一九七二)は、原一男監督が、写真を撮っていた脳性麻痺の養護学校の子どもに、君たちは何がしたいか、と尋ねたら「街に出たい」と言ったことから、ではそうしようかということになり、次にドキュメンタリーをつくろうということになったという。このように、作家が自分の頭でつくるまえに、被写体の希望や欲望、気持ちを聞いて、それを作家が実現にうつして作品にするということは、その当時の社会の人々が考えていなかったことがあらわれて作品の新しさになることがある。原監督の場合は、そのようなことを当時彼らに尋ねる監督は彼以外にはなく、岡田敦氏の場合も被写体とのコミュニケーションによって、従来なかった新しい性格の写真集が生じている。

第二章　自己を撮るセルフ・ドキュメンタリー

一　セルフ・ドキュメンタリーとその歴史

次に本章では、さきほど紹介した河瀬直美監督と同じく、セルフ・ドキュメンタリー映像のなかで自らの生きづらさを表現することによって、そこから解放されていく人々の例をみていく。ドキュメンタリーという表現媒体は、絵画や人形づくりという造形表現などとは異なり、カメラを通して撮影するので、身体との関係ではカメラが介在することでより間接的になり、また今回とりあげる作品は、三人以上の撮影グループによる制作であるので、その点においても異なっている。どの表現媒体を選ぶかということは、本人が自分にあった表現媒体、方法を模索するなかで選択をおこなっており、セルフ・ドキュメンタリー制作に関してはある意味でプライバシーをさらけ出すことにもなり大変勇気がいることでもあるが、今回とりあげた三名は、いずれも以前から映画が好きで撮影を身近に感じる環境にあった人たちであった。

まず、「セルフ・ドキュメンタリー」とはどのようなものであろうか。勤務大学の映像コースの教員からも、最近の学生のつくる映像作品のなかで、自分を撮るセルフ・ドキュメンタリーが多くなってきたという話をしばしば聞いていた。セルフ・ドキュメンタリーとは、「私ドキュメンタリー」ともよばれ、自己や家族、友人などに焦点をあてて、一人称で語ることが特徴であるとされる。

ドキュメンタリーの歴史をふりかえると、一九六〇年代の小川伸介、土本典昭監督等がおこなったように、共同体を客観的に説明しながら暴いていく社会性の強いドキュメンタリーが存在し、一九七〇年代には、「元祖セルフ・ドキュメンタリー」と自らが名づける原一男の作品『極私的エロス：恋歌 1974』（一九七四）が登場し、その後一九九〇年代に入り、前述の河瀬直美らのセルフ・ドキュメンタリーがつくられていく。原は『踏み越えるキャメラ――わが方法アクション・ドキュメンタリー――』で以下のように述べている。

六〇年代にカメラ武器論というのが一時あったけど、それは反国家なり反体制的なものとしてとらえられていた。僕の場合、そういうふうにはいかない。やっぱり一個の人間の内部における、制度的なるものがどういうふうにその人の中に作用しているのか、そこへキャメラを向けたいと思う。（原 一九九五：一五）

原の作品では、六〇年代のドキュメンタリー作品とは異なり、カメラが向けられているのは個人に対してであり、同時に個人に作用している社会に対してである。カメラは社会に対峙する自己に向けられていく。

日常的な場の中でいくら観念でおれって何なのって考えても、それはほんとうに観念として考えているだけで堂々めぐりでしかない。それを突き抜けていくためには、やっぱり僕にとってはキャメラが必要なんです。（同書、一八頁）

原にとってカメラは自分を探る目であり道具であり、またドキュメンタリー制作は、それ以前には存在しておらず社会と対峙するときに生まれてくる自己、いわばG．H．ミードの用いた概念、創発的自己「I」のようなものを探求するための手段なのである。手法としては、インタビュー等を用いるよりは、撮りながらストーリーが決まっていく、次の瞬間何が起こるかわからないというもので、彼はそれをアクション・ドキュメンタリーと名づけている。

衝動として自分はどういうリアクションをその場面の中で起こすかということを見てみたい。そういうのに一本の作品で一度か二度出会う自分でもいまだ出会ったことのない未知の自分とでもいうか。（同書、二〇頁）

ことがある。（同書、二一頁）

つまり、彼が知りたかったのは、「未知の自分」である。原は、『ゆきゆきて神軍』（一九八七）で、世界の三大映画祭の一つであるベルリン映画祭におけるカリガリ映画賞を受賞し、国際的評価の高いドキュメンタリー作品を撮っているが、それ以前、最初の作品として、原がセルフ・ドキュメンタリーと呼ぶ『極私的エロス：恋歌1974』を撮っている。原自身の身の上を撮ったものであり、極めて私的な作品である。内容は、原と結婚生活を送っていた武田美由紀が、原との子どもを連れて家を飛び出して沖縄に行き黒人との子どもを出産し、また、新しく原の妻となる小林佐智子も原との子を出産し、原が元妻武田を追って沖縄に行き、元妻への未練、嫉妬の気持ちが映し出されるがそれらが引いていき、小林の方へ移っていくという三者の関係も描かれている。

しかし、私的であるにもかかわらず、社会的な薫りも強い作品である。そこには、女性、黒人、沖縄等が当事抱えていた問題が表現され、例えば女性に関わることとしては、病院ではなく「自宅で産みたい」という武田の夢を実現させるためドキュメンタリーを撮ろうと彼らは誓い、そこには管理出産への抵抗が表現されている。日本初の出産シーンが元妻、現在のパートナーという二つのシーンで撮影されている。その他、当時の日本における沖縄の位置や性格等が、武田が生活する沖縄での共同体を通じて、彼らが抱える個人的なテーマと共に大きなテーマとして見るものに迫ってくる。個人的なことを描きながらも、個を通して社会改革をめざしているというトーンが存在している。

また、一九七〇年代初めには、このような「セルフ・ドキュメンタリー」を撮るという行為も、現在のように簡単に撮れるものではなかった。彼らは、借財をして高価な機材をレンタルして、ある映像作家は、「撮影する際に思わずその金額が頭をよぎる」と述べていたほど高価な16ミリフィルムを使用せざるを得なかった。それは撮影に覚悟と緊張感をもたらしたであろう。

その後、八〇年代半ばから8ミリビデオへ、さらに九五年以降は小型なデジタルビデオが販売され、誰でも容易に撮れ、編集することが可能となったことから、自分の家族や身の回りにビデオカメラを向けて、ドキュメンタリー制作が簡単にできるようになった。セルフ・ドキュメンタリーがよく撮られるようになったことには、このようなビデオカメラをめぐる技術的変化も関係している。

一九九〇年代以降、多くのセルフ・ドキュメンタリーが生まれ、例えば前述の河瀬直美の『につつまれて』（一九九二）、『妻はフィリピーナ』（一九九三）、『ファザーレス』（一九九九）、『home』（二〇〇二）等、個人の私生活にドキュメンタリーのカメラが向けられていった。それは、もちろんこれらの技術的変化のみによるものではなく、自己の生きづらさが顕在化するという時代性によるものであった。

例えば、『home』は、ひきこもりながら強迫症状を示す兄を弟が撮影することで、兄がひきこもりから脱したことが多くのテレビ番組等で放送され非常に話題になった作品であり、増加する社会的ひきこもりの問題が含まれている。それをきっかけに、ひきこもり問題に関心がある人々やそこから脱しようとする家族の関心をよび、いろいろな家族会、教育関係からの要請でこの兄弟のトークと共に上映会が重ねられた。

『妻はフィリピーナ』は、日本映画学校の卒業制作作品で、監督をつとめる学生は、交際していたフィリピン人女性が妊娠し結婚しようと思っているが、父に結婚を反対されながら、彼女の八年間のドラッグの後遺症、経済的困苦、彼女が子どもをフィリピンの母に預けて、日本のフィリピンパブで働かざるを得ない困難等を乗り越えて自分の「家族」をつくっていく様子にカメラを向けている。

以上、一九七〇年代の原の「元祖セルフ・ドキュメンタリー」、それはカメラが社会に対峙する自己に向けられていたが、一九九〇年代の河瀬以降の多くのセルフ・ドキュメンタリー作品において表現されているものはより個人的なものとなっていったことをみてきた。

二　摂食障害、ひきこもりから、映画で自己表現

作品『私をみつめて』

〈生活史概要〉

セルフ・ドキュメンタリーに関する以上の流れを理解したうえで、これから家族内の暴力や虐待等の問題に苦しみ、摂食障害やひきこもり等、さまざまな生きづらい状態にある人々が、セルフ・ドキュメンタリーによる自己表

現をおこなった例をとりあげる。

三名のセルフ・ドキュメンタリーの表現者にインタビューをおこなったが、それは次の点に焦点をしぼった。①生活史上の困難さと生きづらさについて、②制作に至る切迫性について、③セルフ・ドキュメンタリーのストーリーの内容について、④映画からカットされた部分について、⑤自分の思いはセルフ・ドキュメンタリーのストーリーで実現したか、⑥スタッフの存在とその関係性について、⑦制作後にどのような変化がおこったかについて、⑧鑑賞者からの共感性について、⑨作品に対する思いについての九点である。

最初に、『私をみつめて』(日本映画学校、二〇〇四年、監督：木村茂之、キャスト：河合由美子)という河合由美子さん(映画制作時：三〇代前半)を撮ったセルフ・ドキュメンタリーをとりあげてみたい。河合さんは、中学校の時いじめられ、また家庭内では父親から暴力を受け孤独感や生きづらさを感じていた。一七歳から摂食障害になり、太っていると感じている間は外へ出られなくなり一八歳からひきこもり傾向が出始める。二〇歳から三四歳まで一四年間ひきこもり、うち二九歳から三三歳までは自室から出ないという長期のひきこもり状態で過ごした。中学校のときにいじめを苦に最初の自殺未遂をおこし、二八歳までの間に何度も自殺未遂を繰り返す。二九歳でSさんとネット恋愛をするが、次第にうまくいかなくなり、ネットで仕入れたリタリンにより薬物を摂取し、三三歳でまた自殺未遂をし、精神病院保護室に入れられる。退院後、三四歳のとき映画制作を機にひきこもりから脱した。

映画の内容は、彼女がひきこもり状態から脱して、会いたい人に会いに行く、特にネット恋愛の電話だけの関係で依存していた男性に今まで痩せていると嘘をついていたが、本当のことを伝え、九〇キロから四五キロに体重を落として会いにいく様子を撮影している。

〈父からの虐待〉

河合さんの生きづらさはどこから生じているのであろうか。彼女は、幼い頃から父親からバットで殴るなどの暴力をうけていた。また中学校でもいじめられ、父親や男性からいつも太っているデブと言われ、家にも学校にも「どこにも居場所がなかった」と語る。

あの映画だけのシーンをみると、私が反抗的だから父親が怒って殴っているように見えるけど、でも実際は小学校の時から、ちょっとでも言うことを聞かないと、もうあざができるほど、ぼこぼこに殴られて、というような虐待だったと思います。(略)小さい子がちょっと物を片付けないからといって、ものを焼いたり、大事な人形を目の前で焼いたり、そういうショッキングなことをね……。

〈虐待かどうかに関する会話のすれ違い〉

また、子どもが虐待を受けたとき、それを受け止める別の家族のメンバーがいれば少しは救われるところがあるが、河合さんの場合、母は仕事に忙しく虐待をとめてくれず、姉は「知らんふり」していたように感じている。映画のなかで、河合さんは姉にそのことについて尋ねに行き、また父からの虐待の原因や母の不関与の理由について母に尋ねるが、答える形にならず会話がすれ違いとなって、そのことも精神的なつらさとなっていることがわかる。

お母さんと話をしていても、なんか、すごくすれ違うんですよ。お父さんの虐待とかを今更責める気はないけれども、あの時はお父さんは、育て方がわからなかったんだとかいうふうに、虐待の理由を冷静にお母さんと話をしたいなというふうに思っていたんですよ。だけど、絶対そういう話にはならないんですよ。あなただって、口答えした、私は勤めとって、あなたのために、一生懸命働いてね、夜遅くまで働いて、ぬいぐるみとか買ってあげたじゃないとかね、そんな会話なんですよ、避けながらのね、それがすごくしんどくなって……。私はそういうことを聞きたいんじゃなくて、何でそこまでね……親っていうのはね、避けて話するのかなと、だから話すのしんどいんですよ、なんでお母さんは、本音で話してくれへんのかなとかね。

（略）私もね、すごく暴力振るわれてても、お母さんが助けてくれない。実際、その当時、助けられなかったのは何でなんかなと……。（略）子どもの時は、母親っていう存在が全くなかったんですよ、何にも記憶がなくて……。なんか働いていて、朝から晩まで。でも、私が病気みたいなのがでてからは、もうべったりと……。今でも実際に困ったときにとんできてくれるのは母親だろうと思います。

〈ライフヒストリー：摂食障害とひきこもりについて〉

河合さんは、親からの虐待体験があるなかで、「中学校でいじめにもあい家族にも居場所がなかった」と語っている。父親からも中学校の男子たちからも「ブス、デブ」と言われ、実際には普通の体重だったが、言われ続けているうちに、痩せていないといけないと思うようになり、ダイエット意識を常にもち摂食障害になったという。父親や男子に対する恐怖から女子高に行き、アルバイト先で交際する彼ができるが、少し体重が増えたことで、突然自分から音信不通にしたと語る。好きだったが、「太ったから自分が許せない」、自分に価値がないと思い会えなくなった。痩せることとリバウンドして太ることを繰り返し、そのうちに太っているときのほうが多くなり、太っている間は人に会えないのでひきこもり状態になっていく。体重は八〇キロを超し、自己への評価としては「誰からも相手にされない自分」と思っていた。

高校までは、学校っていうものがあるけれど、卒業してからっていうものは自由で、私は食べ吐きに走ってしまったから……。それと同時に、何をしてもうまくいかない、何をしても。なんか記憶がないっていうかね、何もない、からっぽという感じですね、今から考えると。食べたり吐いたり、下剤飲んだり、ひきこもったり、太ったり痩せたりの繰り返しだけの記憶しかない。一八歳から（映画に出る）三四歳ごろまでは。どこかに行って楽しかったとか、友達と会ったとか、何かの思い出とか、写真撮ったとかいう記憶もない。歳をとるとともに、ひきこもりの時期がどんどん長くなってくる。最初は、一カ月単位だったのが、年単位になってくる。

〈ライフヒストリー：ネットだけの人間関係の形成、偽りのネットアイドル、一人の男性への依存、薬物、自殺未遂〉

その間、外の世界に接しさせようと母が与えたパソコンで、別人の女性の写真を用いてネットアイドルとなり、そのアクセス数は一〇万件を越す。そしてネットで知り合った男性Sさんと、一度も会うことなく電話だけのつながりでネット恋愛をするが次第にうまくいかなくなり、また、その虚偽が発覚しないかという恐怖や生きづらさから、ネットでリタリンという薬物を手に入れる。

二九歳ぐらいから、自殺未遂をして精神病院の保護室までの四年間は、一歩も外に出ないっていう生活。父親にも会わないし、自室からも出ないし、もう食べ吐きもしないし、食べるだけで。しびれを切らしてお母さんが私にパソコンを買いあたえて、三三歳までインターネットと私だけ……みたいな……。インターネットから薬を取り寄せたりだとかね。今はインターネットが嫌。実際会って話さないことには。

自分を隠してやっていたわけですけれど、気を引くために、なんか違う架空の世界みたいなところで、自分はすごいと、架空の世界で、年齢とか嘘ついて、私は若いとか美人だとかね。ネットのなかで、とにかくその、嘘ばっかり言ってたんですよ。

で、そんならある人が、写真見せて、みたいなことというじゃないですか。私、本当の写真見せたんですよ、若いときのね。二〇歳ぐらいのときの、まあまあ自分でいけるかなとか思うやつをね。そうしたら、あんまりかわいくないやんてことを言われたんですよ、一言。えっと思って、自分ではかわいいのにと思っていたからね。で、それから、どっかから引っ張ってきた女の人の写真を、いや、これ間違うた、こっちが私なのよと言って。あ、かわいいやん、みたいなとこから始まって、わーって、典子っていうネットの名前で、「典子ってかわいいぞ」みたいになって。会いたい、会いたいとか、そういうふうになって。

チャットだけの世界ですよ、それはもう、二四時間ぐらい。パソコン通信の頃だから、電話代とか二〇万もかかって……ほんまにすごくて。父さんに、いつも家（電話）かけても話中やないかと、よう言われてましたよ。途中からインターネットが入ってきて、安くなったけど。電話止めるぞって言われていた。

私はその頃は、ほんまにもう、狂ってたっていうか、お風呂にも入らんと、ずーっと、そればかりやっていたから、あんまり記憶ないんですよ。お母さんにも首絞められて、「ええかげんにせえっ」みたいなことを言われたり。もう本当に、獣のような、お風呂にも入らず。

Sさんの気をひくためにね、うそついて、こういう話をするのが恥ずかしいぐらいのようなことを……一日何時間も、延々と電話したりパソコンしたりね。チャットとかは空想をめぐらせて。Sさんも、毎日私に電話してくれてて、電話代が大変やったみたいですね。とにかく狂っていた、Sさんが仕事行って帰ってくるのを待っていて、連絡なかったら、もう……仕事場に電話かけたり、北海道の実家の電話番号聞いてかけたり。

二九歳で知り合って、インターネットの時代まるまる、Sさんと。ネットアイドルもSさんの気をひくためのもので、全部、ほとんどのものが。何にも考えていないっていう状態ですよ。

そしてどういうふうにうそがばれないかと考えて、その写真は違うじゃないかとか、実際、住所を知られてしまって来られるんじゃないかと。例えばしんどいじゃないですか、四年も、会いたい、会いたいっていわれるの。それも、プレゼント贈ってあげたいんだけどと言われたんで、うまーく……どっかの、宅配の、いろいろ細工しましたね、そういう嘘で、エネルギー使っていた。だから何にも考えてない。

このように現実の世界でうまく行かないときは、ネットのような虚偽も通る世界の方へエネルギーを注ぐことになる。本書で扱った自己表現とは異なるものの、生きるためのネット上での自己表現ともいえよう。

でも、どこかでは、すごく絶望的な自分の体を見て、垢だらけでね、電話しながらも、毛はべたべたで、ふけだらけでね、体重も九〇キロぐらいで、でお母さんは臭い臭いと言うしね。で、電話では甘い話とかしているわけですよ。後半は、まあ険悪な感じになってきましたけど。

だけど絶望的な気持ちがほとんどだったですけれど、もしかしたら、うまく会えるのかな、結婚とかできるのかなって、ちょっとは思ってた部分もあるけれど、自分の体を実際見たときに、もうゲッっていうような。

だから、もう空想の世界に入ろう、入ろうみたいな。でも自分の体見てね、九九・九％これをまたダイエットでもなんかしてという気力が、最後後半になると、しんどくなってわかなくなって。
で、結局、結果的に、Sさんからも連絡がほとんどなくなってね、もう嫌がられてね。まあ私もストーカーみたいなをことしてたんでね、何してんの？ どこ行ってんの？ とか。もう、あかんって思って、もう死ぬしかないっていう選択になってしまって。それは本当にね、何かがつらいとかじゃなくって、もう息、呼吸ができないっていうか、薬中毒にもなってたんでね。もう、生きていくのが、ダメだっていうふうになってね。お母さんに頼んで、自殺マニュアルのあれで、資料も調べて薬を取り寄せて、お母さんを騙してこの薬飲んだら治るんや、みたいなこと言って、それを飲んで自殺未遂になったんです。やっぱりもう、死ぬしかないなと。

〈セルフ・ドキュメンタリー映画制作で、現実でできなかったことを果たす〉

彼女は、自殺未遂で精神病院保護室に入れられるが、自殺衝動がおさまり退院した後、映画が好きだったので、映画館で映画を毎日三本ずつ見ていた。ある日摂食障害をテーマとするセルフ・ドキュメンタリー上映後、制作者に「私も摂食障害」と話し、それがきっかけとなって、日本映画学校の学生と共に映画制作をおこなうことになる。

河合さんは、人と関わりをもちたいと思い、また今まで現実の生活のなかでできなかったことを可能にするために映画づくりをしようと思ったという。まず、ひきこもった状態だったので人と接したいと思い、特にネットの虚偽の関係のみになっているSさんに会いにいくということが映画のなかで果たされる。

また父とは一四年間口をきいていなかったが、暴力の理由を尋ねるということが果たされている。それは、彼女

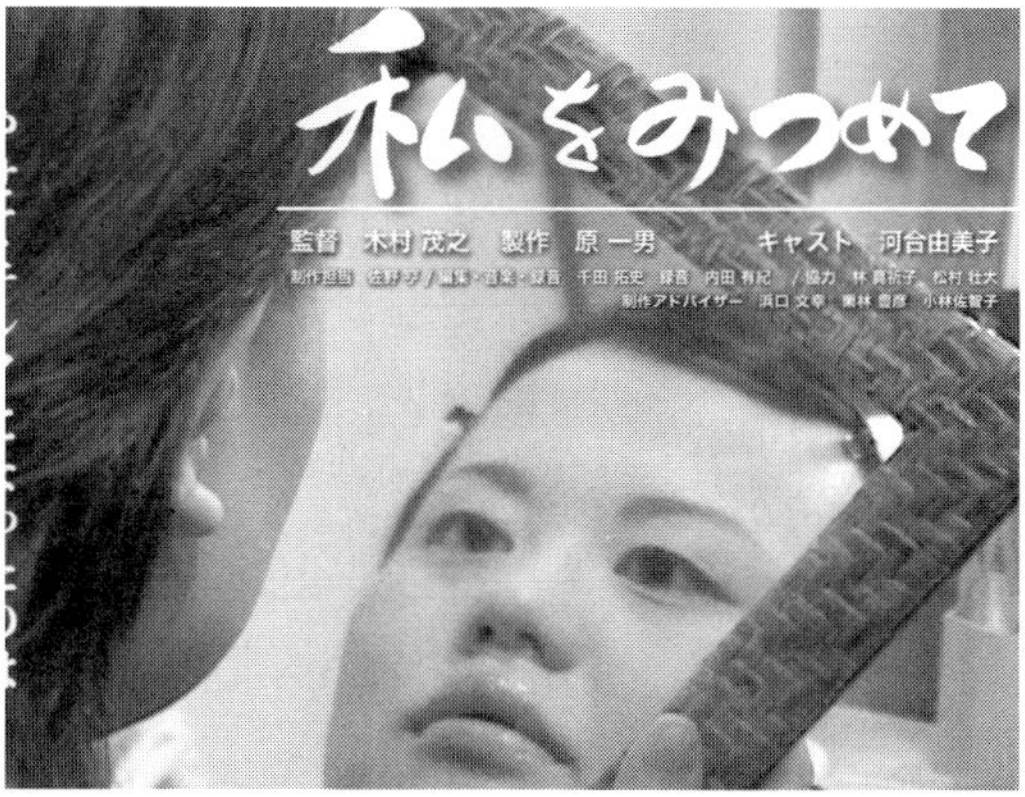

図43 『私をみつめて』のフライヤー

が置かれた父親との関係、恐怖の感情、性格等のために、今までできなかったことであり、映画制作でスタッフと一緒にカメラをむけることで可能となっている（図43）。

〈ひきこもりからの脱出：撮る過程で他の人との人間関係ができる〉

そして、映画を撮る過程でできる人間関係が大きな役割を果たしている。十数年間母親以外の人と話をしていなかったので、「とにかく人と関わりをもちたい、何とかして欲しいていう感じで、すがりつくような気持ちで」映画制作に関わることになったという。

十数年間ひきこもっていた彼女は、人の目が怖いので、最初は親戚など会いやすい人から会っていったが、人と会うことが可能となったのは、映画のスタッフが一緒についていて、また映画を撮るという目的があったためであると語る。ネット恋愛のSさんに、本当の体重と嘘の写真のことを伝えたために会いたくないと言われ、痩せたら会えるのではないかと感じた河合さんは、「痩せてSさんの部屋の前でたてこもった」が、首をきつくつかまれ追い出されたと語るシーンが映画にある。

彼女は体当たりで出演し、痩せることに関しては三カ月で三七キロも体重を落としたので、貧血のため救急車で三回も病院に運ばれたが、映画を撮ることを中断しようとは全く思わなかったという。

会いたいっていう願望と、あとは映画を完成させたいっていう欲望と、苦しくても完成させたいっていう欲望も出てきたんです。（略）だから、もう、やりたいようにやりましたね、その映画を通じて……。撮影もしんどかったですけども、私は、もう……（笑）ねじがはずれたかのようになって。会いたい人には会うし、付き合いたかった人とは付き合うし、もう、お酒は飲みに行ったりとか、行きたい所は、全部行ったりしたから、そういう、Sさんっていう一人の人に対する思いっていうのが引いていったんです。

このように、「ひきこもっていた間の一六年間の記憶や思い出が何もない」という状態から、いろいろな人と人間関係ができることで、電話の会話からの想像によってつくりあげてきた、唯一の関係Sさんへの強度な依存から脱することができるようになる。

私はあの映画の中で、撮影期間中も、いろいろな人と知り合っていったんですよ、私っていうのは、まだ、いけるんやと思ったのです。誰にも相手にされない人間だったのに。男の人との関係でも。

以上、生活史上の困難さと生きづらさ、制作に至る切迫性、セルフ・ドキュメンタリーのストーリーの内容等に関してみてきた。その他、映画からカットされた部分としては、映画では父親になぜ虐待をしたのか尋ねてわめいて泣き叫ぶ姿等、ことさらに攻撃的な姿が強調されているが、普段の気配りや配慮に富む彼女の他の面や、虐待の大きさといったものも、あまり説明されていない編集になっている。しかし、セルフ・ドキュメンタリーのストーリーの実現度に関しては、河合さんは、出演者として参加しており、制作上の計画を自分で立てているわけではなかったが、やりたかったことや、思っていたことはほとんど実現されており満足していた。

スタッフとの関係に関しては、「一番しんどかったのはスタッフとの関係、私が命がけでやっているのに、スタッフがあっさり仕事のようにしている」ということで、セルフ・ドキュメンタリーは河合さんのことを描いたものであるので当事者の命がけの気持ちと、「五時になったから、はい帰りますという感じ」の映画学校の学生スタッフの立場では温度差があり、それが映画を撮っているときに最もつらかったことであったと語る。セルフ・ドキュメンタリーは河合さんがキャストという立場にもかかわらず、やはりスタッフよりも当事者のものであることを感じた。

制作後に変化したこととしては、ひきこもりから脱することができ、リタリンの薬物からも脱し、摂食障害も食事の偏り程度に軽減したと言う。

鑑賞者からの共感性については、摂食障害やひきこもり状態の当事者があまり見ていず、教育委員会のようなところでの上映会が多いので、父親世代の男性は「しつけ」だと言い、父親との争いを再現させられるのでつらいことがあると語っている。河合さんは「どうせわかってもらえないので、何も言い返さない」が、上映会の後で精神的に落ち込むことも多いとのことであった。その点に関しては、前述したように、虐待の大きさが映画に出ていず、十数年何も言えずひきこもっていた河合さんが、意を決して父親に詰め寄るシーンがヒステリックな印象を与えてしまうという編集面によるところが大きいと感じられる。また父親世代の男性は近い年齢の父親に共感し、彼女の境遇に対して共感が生じにくいことになるのであろう。

しかし、作品への思いとしては、自殺をしたくなっても、「あの映画があるから負けない」という気持ちが生じ、作品をつくったことはプラスだったと語っている。

あれは映画っていう、芸術かアートかわかりませんけれど、ドキュメンタリー映画っていう形にはなったけど、実際の私の生活はやっぱり、ちょっとこまかいことというと、履歴書一つ書くのでもね、どうしようって思う。あなた、この間何してたんですかって言われるときがあるんですよ、で、三九にもなって結婚もしてないんですかとかね、そういうことを、ちくちくって感じることがあるんです。

その辺があっても、あの映画があるから、でも負けんぞっていうふうに、私がなんとしてでも、抱えていかないといかんと思う。あー、やっぱりあいつ死によったなとかね、自殺しよったな、やっぱりって、言われるのがくやしいなっていうふうに思う。私、たまらんなって思って、死んでしまおうかなって思うときも、やっぱり、二カ月ぐらい前にあったけども、あまりにもくやしいというか、あの映画『私をみつめて』の河合さんって自殺したらしいよみたいなね、もし言われたりしたらね、嫌だろうなみたいな。だから、しんどい面もあるけれど、逆に負けんぞっていうのもある。プラスの面の方が多いですよね。

その後の河合さんの生活に関しては、二〇〇四年頃から釜が崎を映像にとり、そのテープは三六〇本にもなり、二〇一二年一月に『私の釜が崎』として作品化し、今度は監督として上映会を開いた。その間、彼女を支えたのは釜が崎の男性たちであり、親がヤクザで三歳の時に捨てられた男性等いろいろな「大好きな」人たちと知り合い、「カギを渡して信用し家族のように接してくれた」ことに感謝していると語る。その男性たちは映画に登場し、上映会には彼女を支える憩いの家の女性等が来ていた。

また釜が崎では、ババア等の暴言を浴びることもあるが、「うるさい、ジジイ」と言い返すようになり、「釜が崎で鍛えられ」たくましくなったという。現在、釜ケ崎で一人暮らしをして働き、二人の映画監督に自分から電話して、広報や進行等の映画関連の活動をしながら、ある監督の映像を撮っている。映画が生きがいで、金銭的に大変なので不安はあるが、今は一番心が落ち着いているという。

しかし、幼い頃から死にたいという思いが日に何度も襲うということは依然として続いているものの、上記の監督のもとで活動するうちに、「何で自殺しなくてはならないのか、自分は悪くないのに」と思うようになってきたという。また筆者に「一家団欒って、どんなものですか？　今日、こんなことがあったとか、話すんですか？」と尋ね、自分の家ではそのようなことはなかったという。また姉は同じく父から暴力を受けるが、「エリート」として海外で忙しく働いており、幼いときからあまり交流がなく、筆者に対して、「姉妹って、どんなものですか？一緒に話したり、買い物にいったりするんでしょうか？」と尋ねるので驚いたことがある。このように家族関係ではさびしい思いをしているという。

今回、河合さんの名前を実名にすることに、正直ためらいが非常に大きかったが、彼女が実名でないとどうしても嫌だということで、実名で記述した。しかし、最初『私をみつめて』の制作前は、仮名にしてほしいと思ったそうだが、命がけで映画づくりをするには、そんなことではだめだと日本映画学校の監督にも言われたそうである。といっても、喫茶店で話を伺うとき、かなり回りの席の人に気を使っていて、二人で静かな場所がない釜が崎で、場所を探して歩いたり、真冬でも公園でインタビューをと言われたこともあった。「本当のことを話さないと意味がないでしょう」と言ってもらったことは、彼女のやさしさであると共に、ドキュメンタリー映画づくりをしている彼女のプロ根性を感じて、感謝とともに、脱帽したものである。

さらに、摂食障害で痩せていなければ美しくない、自分の価値がないと思い、また男性のために美しくなろうとした彼女が、映画のなかでは痩せてきれいな服をきて、美容院で化粧をしてもらって、Sさんに会いにいくシーンがあり、愛情の確証を得ようとして「籍」（婚姻）にこだわる様子が映されている。これは彼女が「デブ、ブス」と男性から言われた結果そうなったことである。

しかし、現在はそこから解き放たれ、一切化粧もせず、服装にもこだわる様子がなく、一見すると映画の中の彼女と同一人物ということがわからないほどである。映画活動に身をささげていて充実した生活を送り「今が一番精神的に幸せ」と語る。価値観が変化したと語るが、多分、もともとはこのような人であったのであろうと想像でき、父親や他の男性の暴言や暴力によって引き起こされた被害から立ち直っている姿にみえる。

三　「家族を壊したい」、家族の中の性的被害にカメラを向けて

作品：『アヒルの子』

〈生活史概要、映画の内容〉

次に『アヒルの子』という、小野さやかさん（二〇代前半）を撮ったセルフ・ドキュメンタリーをみていきたい。日本映画学校の学生であり、その卒業制作として、出演（キャスト）、演出として自らの状況を撮ったものである。二〇〇七年のインタビューに加え、小野さんが書いた制作に関するレポート（小野二〇〇七）を読むことができた。

生活史上の困難さと生きづらさに関しては、小野さんは、厳しい両親に育てられ、五歳のときに一年間ヤマギシという宗教的な施設にあずけられたため、以後親に捨てられるのではないかという不安におびえ、また小学校四年生のときに、長兄から一度受けた性的被害に苦しみ、自分がよごれているという気持ちにとらわれ、男性が横に

座っただけで吐き気がするようになる。また父親の浮気、母親が精神的に不安定になっていること、姉は非行にはしっている等の家族問題があった。

制作に至る切迫性に関しては、外から見れば比較的裕福で、幸せそうな普通の家庭にみえる自分の家族のなかで、彼女は苦しみ、しばしば恐怖を感じながら、生きている実感がもてなくなり、「人間関係自体が危ういみたいな。根本的には、劣等感の塊みたいで、それをどうにかしないと、というような」「限界に来ていたと思いますね」と切迫した卒業制作で、家族のそれぞれに、自分の伝えられなかった思いをぶつけていく自己解放の映画を制作することにした。そこには、外見的には平穏にみえる「家族を壊したい」という思いであった。

映画のストーリー内容としては、長兄に性的加害行為について謝罪させる、両親に宗教施設に預けた理由を尋ねる、次男には、好きだったという気持ちを伝える、姉には、長兄の性的被害について黙らせられたことに関して謝罪させる、また姉の非行によって被った自分の被害に関して伝えるというものであった。実際にカメラを向けられると家族はどうなったのであろうか。

家族っていうのは、カメラを向けられると全然変わりましたね。今まで、家族というのは、わかるだろうみたいなところで適当にまるめこまれてたけれど、それが撮られるって、やっぱ、残るから、出来るだけ言ったことに対してちゃんと返答をするから。

〈セルフを撮る〉

小野さんは制作レポートを書いているが、そこからは、自己とカメラとの関係を知ることができる。

中学生の時、私に反抗期はなかった。一つ上の姉が不良になり、両親の執拗な更生や、父の怒鳴り声、母の泣き顔、宗教にすがる母を見て、私は感情を押し殺して生きてきた。日本映画学校に入り、私は私の表現したいものを自らに問うた。そこで私が気づいたのは、私には何もないという事実だった。私が言うこと、話すこと、考え方、すべてが親の思想で、漠然と、大人たちが求めるであろう私を形成してきた。気づいた時には、私は他者への羨望、限りない自己否定感、自己の存在意味すら見いだせない状態に陥っていた。

私がセルフを撮ることに決めたのは、私の鬱屈した欲求を満たすためだった。セルフという響きの中には、甘美な誘惑があった。今までの自分を破壊し、自己の発見、映画作り、表現衝動、他者との触れあい、成長、そこには、生きているという実感が得られそうなものがたくさん並んでいて、みんなが私を呼んでいた。(小野二〇〇七)

〈自己とカメラ〉

このような状況で自己を撮りながら、カメラに対する意識はどのように変化したのだろうか。まず彼女は、撮影が始まって一カ月間、誰にも会わず部屋にひきこもり、無人カメラに向かって自身のことを話しているが、それは「苦痛以外の何物でもなかった」。その理由は、「自己がイメージする自己」と、映像を見返した際の「映像の中の自己」は異なっており、そこには「撮られることへの新しい自意識」が生まれ、さらにカメラマンである他者に撮られることに対しては、「彼らに演出される恐怖」を生み出した。

（無人カメラへの独白で）話した時はそう思っていたはずなのだが、映像を見返すと違う気がした。私であって私ではない。カメラの前に座る私の中には、「撮られている」という新しい自意識が生まれていた。二四時間、風呂に入ろうがトイレにいようが必要と思えばまわすようにとカメラマンの山内に言ったものの、「いつ撮られるかわからない」「相手は私ではない。何をねらうかわからない」というストレスはすごかった。撮影の初めは、私が演出と言っても彼らに演出される恐怖みたいなものがあって、スタッフへの不信感が募っていた。カメラとの信頼関係は、それを扱う人との信頼関係で得られるものだと知った。（同書）

〈どこまでが演技か演技でないか：私という表現方法を模索〉

また劇映画の出演のなかの「演技」と異なり、セルフ・ドキュメンタリーで撮られることとは、どのようなことなのであろうか。もちろん社会学者ゴフマンが『行為と演技』（1959）等の一連の著作において述べるように、すべての日常生活は「演技」であるという考え方がある。また、最近ではドキュメンタリーもフィクション性が高く、仕掛けて撮るという考え方もあるが、劇映画と異なり、ドキュメンタリーは一応、建前として「ノンフィクション」であるとされている。この点に関して以下のように記述されている。

撮影当初から自分の中にこうやろうというイメージがあって、行動に出る。もちろん相手の反応ありきで物語は進んでいくのだが、一旦我にかえってしまうと白々しい。うまく演じられたかと聞かれると、正直よくわからない。どこからどこまでが演技で、本気だったのか。全部本気だと言えるし、全部演技だったとも言える。誰もゴールに導いてくれない。脚本はない。私がやりたいことを自分で考えて、思ったようにやる。これ

ほど自由で制限がないことを形にすること自体、私を問われる。演技か演技でないかということはどうでもいい。（同書）

彼女は、「泣いて過呼吸になりながら、私という表現方法を模索した。それは寂しくもあり、限界への挑戦だった」と書いている。また映像は、編集まではとにかく細かく素材を撮っておかなくてはならない。

〈次兄とのシーン：重くて冷たいと感じられたカメラ〉

カメラが家族に入った最初は、次兄とのシーンであった。彼女は自分の味方でずっと好きだった次兄が自分の神奈川の部屋に泊りに来たときにその思いを告げる。カメラを入れるかどうかについてスタッフとの長い話し合いと口論の末、彼女は折れてカメラを入れたが、予想どおり、カメラは「重たくて冷たいカメラ」と感じられ、その存在は次兄に対して「後ろめたく」感じられる結果となり、大切な告白中に、涙で次兄を見ることすら出来なかった。

次兄への撮影が終わって。次兄のカメラに対する異和感がひしひしと伝わってきた。私は、涙で次兄を見なかった。カメラという存在が後ろめたかったからだ。（略）なぜ私と兄の間に、重くて冷たいカメラがあるのだろう？　全ての撮影が終わるまで、次兄のことを思うだけで涙が出た。カメラは私の気持ち全てを反映してはくれなかった。（同書）

〈長男とのシーン：武器として感じられたカメラ〉

しかし、このように、大好きな次兄への告白の時に邪魔になったカメラは、長男との対決のときは武器になっている。次にカメラは長兄に向かい、小学校の四年生の時に長兄から受けた性的虐待について認めさせ土下座させ詫びさせる。

八月後半、長男の撮影に入る。長男と戦うための一番の敵は、私の中の恐れだった。私の中には、激しい憎悪が渦巻いていた。長男にまたやられるのではないかという恐怖にとらわれ、怯え続けていた。同時に、すべてから逃げだしたかった。向き合うのもつらかった。

独白中、カメラの前で裸になって長兄からされたことを話した。私に捨てるものはない。この苦しみは誰にもわかるわけがない。なにも変わらない。けど変えたい。苦しみからぬけだすために、カメラの助けが必要だった。次兄の時とは違い、カメラは私の武器だった。(同書)

〈両親とのシーン：スタッフと円陣を組む〉

両親に対しては、五歳の時に一年間ヤマギシに預けられたために、二度と捨てられまいと、いい子を演じてきたことへの思いを伝えに、カメラをもって寝ている両親を起こすため部屋へ侵入する。これを伝えにいくのに彼女ががたがたと震えている映像があり、いかに今まで感情を押し殺してきたかが伝わる。

この両親との対決の際に、「安心して眠る両親の寝室へカメラを持って侵入した。両親へ捨てられたうらみを言い、自分は丸坊主になって、あんたらは間違ってたんだよ。と言うつもりだった」と書いているが、カメラは武器となり、また、次兄の時と異なり、カメラを回すスタッフは味方と感じられている。

両親との対決前。スタッフの準備も全て出来、あとは私の覚悟だけだった。怖かった。私はただただ体を揺らしていた。山内と録音の伊藤が、「円陣を組もう」と言う。円陣なんて組んだことなかった。その時、気がついた。私は一人ではなかった。スタッフがいても、カメラを回しはじめたら最後、私一人で戦うのだと思っていた。だから、スタッフの失敗、私への文句に、私の気持ちがお前らにわかるのかと些細なことで、罵倒した。けど、円陣が勇気をくれた。私は一人じゃないと感じた。すごく、頼もしい味方だった。（同書）

次兄をめぐっての嫉妬心も感じている姉に対しては、非行に走って好き放題をして、かわりに自分だけがしたいことを抑えさせられてきた恨みを伝えるが、しかしカメラを向けられた姉は、突然、「あんたのためにはうちは死ねるよ」と言い、彼女がもっていた恨みの感情は氷解する様子が映像から伝わる。ここでもカメラがなければこの状況は生まれなかったであろう。

〈作品が完成して：生きる実感〉

映画を撮っている最中に、父親は「現実と妄想の世界の境目が狂うてきとるぞ」と言い、自分でも「映画の世界と現実の世界の境目がわからなくなっている。確かにそうかもしれない。今もまだ私は夢心地だ」と感じているが、同時に「表現の世界と妄想の世界にパワーを注ぎ込んでいる」と書かれており、映画をつくり表現したことで、生きる実感を得られている。

私は映画を自らの手で手繰り寄せ、映画は私の一部となった。これからも映画は私のそばを離れない。それとも私が映画のそばから離れないのか？　どちらにせよ、こんなに面白く、生きる実感を得るものを他には見

つけられない。覚めても覚めても、また夢がはじまる。（同書）

彼女のレポートを読むと、さまざまな両価的気持ちに引き裂かれていることがわかる。次兄への感情については既に書いたが、他の例を示すと、長兄については、自分に被害を与えたので嫌いだが、同時に単なる性的はけ口だったのならばあまりにも悲しいという感情、また、自分については「私は汚れた、ただの肉の塊」であるが、しかし性的存在でなくてはならないという強迫的な感情。また、自分が兄のした行為を責めているのに、その兄に「自分は汚い？」と尋ねたり、両親に対しても「自分を捨てた」ことへの恨みをのべながら、ハサミで自分の髪を切って丸坊主になろうとするシーンがあり、相手を責めながら、攻撃主体である自分が傷つけられる人になろうとするという逆転が生じている。彼女にその理由を聞くと、「どうしてなんでしょうね……」と考え込んでいたので、それは彼女にとって自然な感情や行為である。

次兄とのシーンは、「カメラが家族の中に入ったこと自体が初めてだったから、ああ、全部壊れるのかなみたいな、後悔みたいな」気持ちも生じている。また家族を壊すといいながら、本当に壊したかったのは自分であるという。さらに家族を壊したくはなかった、家族を愛しているとも語っていることもある。

このような感情の複雑さや混乱のなかで、映画制作という形で自己を撮り、家族を撮ることで、主観的世界のなかの幻想が崩れたり、「とき放たれ、はずれて」、現実界で形をもつようになる。

幻想だったんですよ、結局、次男への想いって、全部。だから、幻想から立ち向かっていくしかないみたいなのがあったんですよ。いろんなことを自分のなかで内省して、いろんな物語が出来たんだけど、それを崩していくには、やっぱ、幻想から崩していくしかないっていうのがあって。今思えば……ね、別に映画にしなくても、二人きりのときに話したら、ちゃんと答えてくれたかもしれない。

なんかそぎ落とされていったっていう感じですね。その……幻想の真っ只中にいたんで、そういうのが、プチンプチンとはじけていったっていう感じですかね。全部とらわれていたもの、一〇とらわれていたものが、まあ全部とき放たれたっていうんですかね、はずれていったっていう感じですかね、うーん、なんでしょうね、むずかしいな、言葉にするの……。


制作後に変化したことは、生きる実感をもてるようになったが、しかし嫌いな自分も見えたということであった。

また、従来のセルフ・ドキュメンタリーのように家族内だけの物語にとどまらないために、ヤマギシに同じように預けられていた子どもの名簿を頼りに、彼らを訪ね歩き、その気持ちを聞いていき、他者の状況に自分を重ねたり考えたりしていくシーンが続く。最後は、両親と川の字になって寝たいという望みが告げられ、両親は応じる。

家族からの性的虐待についてのセルフ・ドキュメンタリーとしても、日本で初めての作品である。勇気がいったかという質問には、「別に……。現実に関する恐怖感の方が強かったので、これ以上失うものはなかったから」という返事が返ってきた。現実を打開する役割をカメラは果たしており、また、単なるインタビューでつなぐのではなく、カメラと現実を対置して、次の瞬間に何がおこるかわからないという緊迫感を撮影するアクション・ドキュメンタリーの系譜でもあろう。

その他、映画のストーリーからカットされた部分に関しては、インタビューでは語ったが、ここでは書かないでほしいとのことであったので記述しない。

セルフ・ドキュメンタリーの実現度に関しては、小野さんは、出演（キャスト）に加えて演出者としても参加しているので、「その日に考えている構成レポート」をスタッフに渡すなど綿密に計画をたてており、それに対してスタッフとのせめぎあいはあるが、ほとんど実現されており満足していた。

スタッフとの関係性としては、最初は、単なるクラスメイトだったので信頼していなかったスタッフとの関係が、撮る間に築かれ、信頼感が生じていた。

鑑賞者からの共感としては、映画完成後三年時のインタビューでは、あまり、共感という反応は得られていず、虐待の当事者があまりいないところで上映会をしたので、家族からの性的虐待の被害者があまりいないのかと思っていたと語っていた。しかし、その後、何度も上映会を重ねるごとに、虐待の当事者も鑑賞するようになり、共感性は得られてきたと語った。

作品に対する思いとしては、次のように語っている。

はじめ観たとき、恥ずかしいっていうか、言ってることがバカだし、バカだな、こいつって。なんだこれ、みたいな。嫌な感じしかなかったけれど、今観ると、なんでしょうね、ものすごくいいお話にみえますけどね、家族は暖かくて、一人一人がちゃんと受け止めて、で、未来は明るいみたいな。だから、あんなどろどろした映画って、母親によく言われますけれど、別に、私はそう思わないですけどね、なんでしょうね、希望があるし。

小野さんは、「家族はこの作品をなかったことにしようとしているが、自分はそうはいかない」と語った。このインタビュー後の小野さんは、児童擁護施設の撮影を担当した映画『隣る人』、TVドキュメンタリー『原発アイドル』（二〇一二）（フジテレビ放送、第五〇回ギャラクシー奨励賞受賞）『僕たち女の子』（二〇一三）等、さまざまな映像制作に携わり、映像活動で活躍を続けている。彼女は現在、人間関係でつらいことがあったり、依然として人を信用できない気持ちは消えてはいないが、「『アヒルの子』を撮ってよかったと今では思っています。あれがなかったら今も作品を作っていることはなかったと思います。私が得たのは、作品だけが私がやってきたということの証であり、作品だけが私を裏切らないということです」とのべている。

四　「父との和解」という編集に納得がいかず、別バージョンをつくる

作品：『レター』

〈生活史上の困難さと生きづらさ〉

最後に、今までの人達とは異なり、できあがった作品のストーリーに納得がいっていないケースを紹介しておきたい。藤田直美さん（二〇代後半、女性）は、『レター』というセルフ・ドキュメンタリー作品の主人公でありキャストをつとめるが、企画の他に編集等の作品制作にも加わった。藤田さんは、父からの暴力を受けており、そこに叔父からの性的被害等もあり、生きづらさを抱えていた。

父は、七〇年代の日本の高度成長期の営業マンで、営業成績はよく、賞状、トロフィーなどがたくさんあったが、自分や兄に殴ることでそのストレスをぶつけていたと語る。仕事から帰宅後、突然、声がうるさいとかいって、理由もわからないまま、いきなり殴られていたという。また学校の問題も加わり、中学二年生から二年間不登

校状態になった。別の中学で三年生をやり直そうとするが、それも行けなくなった。

大人っていう存在が信用できない。誰もわかってくれないというのがまず一番、ありましたね、私も心開いてなかったし。で、家のことも普通だと思っていたので、言えなかったし。人を信じられないというか。愛情が満たされていないという根本的な問題が……根っこかなと。でこれからどう生きていけばいいかと中学校のとき悩んで。こんな社会だったら、生きられないかなと思って、自殺未遂みたいなものをして。

その後、二〇歳から二五歳までひきこもり状態になり、夢も全然なかった。特に、家族をつくる意味がわからず、実生活のなかで「自分で家族をつくる」のは自信がなくてできないので、映画をつくるなかで「体で家族をつくる意味をつかみたかった」と語っている。これは前述の河瀬直美監督が、養母との関係が日常生活で改善される方法があれば、あえてカメラを使いたいとは思わないが、改善されるために映画を撮ると語っているのと同様のことである。

自分が自分であるという自信がなかった。自分で立って歩いたり、人を信用することもできない。同級生にあっても、何してるの?といわれても何もいえない。競争社会っていうの? そこからもはみ出してしまって。テレビとかそういう情報で見てて、私は社会っていうところで、どういうふうに生きていったらいいかわからない。

夢とかも全然ないんですね。それが全くないんです。なんで家族ってあるんだろうとか、家族をつくる意味がわからんかったたし、家族を、なんか、その、体でつかみたかった。例えば自分で結婚して家族を構成する方法もあるけれど、それは自信がないと。それなら自分の家族のことをいろいろ知って表現するのも一つで。

〈制作に至る切迫性〉

藤田さんは、父親の暴力を止めるために、一応いろいろなことをするが全く効果がなかった。

突破口が見つからなかったので、それで、河瀬直美の映画『につつまれて』、お父さんを探しにいくという内容の映像を見て、自分の家族を撮っても映画になるんだなと、すごい感動したし。映画だったら、劇映画で、製作費いくらとか、すごい大々的にやるもんだと思っていたので、身近なものでも世界が映せるというか、問いかければ出来ると思ったんで、そういう一つの方法があると思ったんです。まあ映画ももちろん撮りたかったというのはあったんですけれど。

彼女は、父からの暴力を止めさせ、その理由を尋ねるために、映画を撮ることを決心して、「一年間、本気で映画を撮ろう」と呼びかける原一男監督の主催する大阪シネマ塾に応募する。

第三者が入るのが最後の手段でした。口で言って解決しようとしてもうまくいかない、自分が死ぬかお父さんを殺すか、本当にどうしようもなくなった。最後のものとしては映画かなと、それにかけるという感じです。ぜったい、出来ると信じられた、何かわからないけれど、それは絶対出来ると、そう思いました。最後の案としてはそれぐらいかなと。賭けるという感じで。

〈映画のストーリーをめぐっての意見の相違〉

映画は、父親に暴力をふるった理由を手紙で尋ね、カメラの前で父が答えるという内容である。暴力やどなること等をやめさせるなど、自分との関係を良好な関係に変えることが目的であった。そこで最初、藤田さんがその手紙を読み上げ、父と対決したかったが、藤田さん自身も気後れして、正面から撮れず、斜めにしか撮れなかった。また、父親も、カメラを前にして演じようとしたが、どのように演じていいかわからないという混乱があったように感じられる。

その後、父親に手紙の返事を聞かせて欲しいと藤田さんは言うが、父親はもう撮りたくないと思っており、そこを何とかとお願いすることで押し通して、返事をする撮影の約束を取り付けた。父が答えることを承諾した理由は、ちゃんとカメラの前で答えておかなくては、手紙で一方的に言われ悔しいという気持ちからだったのではないかと藤田さんは語る。しかし、父親は藤田さんが期待していたように、気持ちを伝えるというよりは、カメラに向かって読み上げられた返事は、「世間にむけての弁明」のように彼女には感じられる。父は、映画のラストのあたりで公園のベンチで藤田さんに答え、藤田さんが涙を流すというシーンが映画のハイライトになっている。しかし、そのようなストーリーの作り方の編集に藤田さんは満足していなかった。

〈別バージョンをつくる〉

藤田さんは、最初は企画や主人公：キャストとしてだけではなく、編集にも参加していたが、「父と娘の和解の物語」というように編集され、藤田さんが入れたかった父の返答への不満の気持ちや、家族の問題をとりあげようとしておこなった母や兄への質問のシーンもカットされ、編集のストーリーをめぐって意見の相違が生じた。そこで、藤田さんは、自分の編集により、次のような別のバージョンをつくることになる。

撮影は終えたんですけれど、編集中にまだ（自分のバージョンを）撮っていたんです。実際の作品としては、お父さんで終わっていますが、私のなかでは二本目のバージョンには、お父さんの次がお母さんで、その次はお兄さんに電話で話をして、虐待のことをどう思っているかと尋ねていった。私的には暴力の問題も入れたかったんですけれど。（兄が）離婚をした原因が暴力だったんで。

藤田さんは、父の暴力を止めてくれなかった母にその理由を問う。母は、覚えていないと泣き、「自分に余裕がないというか、本当に生活で必死だったので、子どもに早く手がかからなくなってほしいと、早く早くと」というように生活に追われていたという。

母は、実際、虐待……私が殴られたときも、覚えてないと。じゃあ私は一人で治療したり、タバコの火とかもどうしたんだろうと。自分の方が大切だったのかと、つきつけるとただ泣いていた。覚えてないということは、自分のことで精一杯で見てられなかったんですね、多分。父は私にはタバコの火を押し付けたり、殴ったり、蹴ったり。あと、言葉の暴力というのですかね。食事時に、お兄さんはやっぱりタバコの火を押し付けられていたけれど、お兄さんが中学のときに体が大きくなって、それからお父さんとお兄さんがぐるになって私をバカ扱いして、頭がおかしいからしゃべるなとか。向こうにいけと、食事中に。言葉のいじめみたいなこともされていて。その時に母は何も言わない。がまんしろということを言われた。

映画の別バージョンを撮影するなかで、父と母の関係が対等ではなく、母も父を怖がっていたことが明らかになったと語る。また父から暴力を受けていた兄がやはり暴力が原因で離婚したことも、「虐待の連鎖」部分を表しているので、映画のなかでカットされたくなかったと語る。

スタッフとの関係においても、「別バージョンを考える藤田さんがしんどい」と言われることになった。監督は女性であったが、「帰国子女で、バリバリ自分で状況を切り開いていくタイプ」だったので、この話にもともと共感性が薄いように感じられたと語る。

自分の思いがセルフ・ドキュメンタリーのストーリーで実現したかどうか、という点に関しては、藤田さんは、編集から途中で外れるほうがいいのではないかということになり、彼女はこの作品のストーリーに納得が得られなくなるという結果になった。また、彼女がつくった別バージョンの編集のフィルムも、「ここまでくると、うんざりして、へたをすれば共感から反感にかわってくるぞ」と原監督からも言われ、別バージョンのものは結局採用されなかった。藤田さんは自らの編集したバージョンとは異なった、完成され公開された作品の編集については、「（作品としては）結構お父さんとの公園での対話で、涙があったりして、最後にカタルシスというか、それがあったので、それでいいじゃないかという感じに落ち着いたんじゃないかと思います」と語っていた。

〈鑑賞者からの共感性について〉

そして、父との話し合いのシーンの後、ラストシーンでは、父の答えに納得がいっていない藤田さんの複雑な表情があり、その表情で自分の気持ちを何とか伝えられていると自分に思い聞かせていたが、鑑賞者の感想からは、藤田さんが納得がいっていないということが伝わっていなかったのではないかと語る。

父の返答に対して私が納得していないということが伝わってなかったんかなって。私としては、多分、最後の、あのシーンの表情とかで見てもらえれば伝わると思ってやったのに、そこが全然力足りなかったなと。それは自分のなかの反省なんですけれども。

けど、説明不足っていうのもあって、同じような状況をもっている人であれば、すごくバーって、滝のような涙を流されて、「私もわかるし、私も戦います」ぐらいの人もいっぱい出てきて、ああ、すごい、本当にそれはうれしくて、本当に影響力があったんやなと思えたし。

でも、そこがわかっていない人にもわからすために映画を撮っているわけやから、親と子とか、しつけとか、教育とか家族ってなんやろうとか言いたかったし、そこがわかっていない人には、あまりにも届かない。で、それで（親子の和解があって）よかったねと泣かれているのは、また全然違うなあっていう……。

したがって作品に対する思いとしては、「やっぱり自分で撮るほうがよかったという後悔、自分が監督として、自分で自分を撮る、編集を含め、自分でカメラを用い」という悔いが残った。また藤田さんは、教育や家族問題に関して、「わかっていない人にもわからすように」映画を出したかった。そうでなければ「恥をさらして」作品を世に出した意味がないと考えている。

いや、それじゃないと、せっかく出した甲斐がないと。（藤澤：自分が楽になるだけじゃなくて？）はい、それは元々考えていない。もちろんそれは楽になるんでしょうけれど、それをなんでそんな映画にするかっていえば、それだったら、見せなかったらいい話であって、恥をさらしてというか。映画を利用……利用じゃないですけれど、やったのは、そういうことで、同じ状況を抱えている人も楽になってほしいし。

〈制作後に変化したこと〉

しかし、制作後に変化したこととしては、現在もまだ暴言等の波はあるものの、父親の態度が変わってきて自分に関心をもって、例えば駅に迎えに来たり、「普通っていったらなんですけれど、今まで全くなかった」ことをしてくれるようになったという。映画を撮るときに、「いろんなことを書いてある文章をお父さんに渡してあるんです、それを自分でファイリングして。それでいろいろ考えたと思うんです」と述べる。悔いが残る映画ではあったが、暴力をふるっていた父親が自分に関心をもち始め、関係が改善されてきたという点は、前述の『私をみつめて』の河合由美子さんと同様であり、その点では映画をつくってよかったと語っている。

藤田さんは現在、精神障害者のグループホームを持つ医療法人が母体となっている障害者相談支援の仕事をしている。この仕事が忙しいため、創作ワークショップに参加したりしている以上に表現活動をおこなう余裕が今はないが、「本当にまた表現したい」と強く筆者に語った。

五　セルフ・ドキュメンタリーの展開

共感性に関して

藤田さんは、「同じような体験をもっている人は滝のような涙を流していた」が、鑑賞者の四割は彼女を非難していたと語る。セルフ・ドキュメンタリーは、どのように鑑賞されているのか感想文をみてみよう(1)。感想文には当然、作品への共感性が大きいものとそうでないものとがあり、それは、鑑賞者が主人公と何らかの共通経験をもっていれば、共感性が高くなる。また個人的な内容のセルフ・ドキュメンタリーであるが、それは社会と向き合うことや社会への訴えにもつながるといったものもみられる。

「ほんの少しでも自分と共通する所があると、ドキュメンタリーというものは、より現実味が出てくるのではないか。苦しいが、自分をおいつめ、社会と向き合うことによって、彼女は家族、社会の中での自分の表現方法を見つけることが出来たのではないか」（芸術系大学学生、女子）。

「『私をみつめて』を見て、私はすごく衝撃を受けました。彼女が持つ、ものすごく重い問題が多すぎて苦しかったです。（略）彼女にとっては『自分との戦い』かも知れないけれど、セルフ・ドキュメンタリー映像にする事によって、社会への訴えにもつながった気がする。あの映像を見る事によって、観客は何かを考えさせられるから。観客の一人一人が社会の中の一部であるからだ」（芸術系大学学生、女子）。

「映画の始まりの部分で、私は監督の女の子と同じ思いが自分の中にあったので、すぐに惹きつけられた。（略）映像の中の少しの共感する部分から、自分の心の闇を開かされたと思う。『あひるの子』の監督が多くの人をたずね聞いた話は、私自身の心に問うものでもあり、映画を見ることで、私も彼女と共に旅をすることができたように感じる。このように、セルフ・ドキュメンタリーは、一人の個人的な自己の表現であるが、心に闇を抱える者の多い現代社会では、個人的だと思われる表現を共有し、他の者にも自己と向き合う、社会と向き合うチャンスを与えるものだと思う」（芸術系大学学生、女子）。

しかし共感性がない感想文としては、次のようなものがあり、例をあげてみよう。

「二十数年分のストレス。誰でも、ものすごい量になるのに決まっている。ただ、普通の人は適度に発散しているのである。それを勝手にためこんで、一気に爆発させようなんて、周りの人間からしたらいい迷惑だ。『私をみつめて』を見ても自己満足のたっぷり詰まった毒々しいモノとしか見れなかった」（芸術系大学学生、女子）。

現代のセルフ・ドキュメンタリー

またその他、現代という時代に特徴的なセルフ・ドキュメンタリーについて言及されていたものを紹介してみよう。

「すべてのドキュメンタリー映画に当てはまるわけではないが、『怨』という言葉はドキュメンタリー映画を表現するのにぴったりの言葉だと思った。映画『私をみつめて』は特にそれを表している。自分の中にある『怨』がたまってエネルギーとなって現れる。（略）現代人はややこしいこと、面倒なことを避けたがる。人とぶつかることを嫌う。自分をさらけだすことに臆病になっている。内に入った敵は自分自身で戦わなくてはならない。現代人はまず自分自身と戦う必要がある。（略）人間関係崩壊。家族崩壊。隠れている日本の悲惨さを思うといたたまれない気持ちになった」（芸術系大学学生、女子）。

「何か間違っている、と世の中に発信して行った七〇年代の学生に比べ、私達の世代はどうだろう。『私たちの言いたいことは伝わらない』をモットーに『伝える』時に消費するエネルギーと『伝えない』時に残る悔しさや空白を秤に掛けているように思う。心から人に物事を伝えようとするのは相当なエネルギーを消費するものだという。それを行わずに生きてきたのだからおそらく必死さも見えてこないだろう。自分から何かを発信することに対しアクティブであったからこそドキュメンタリーを撮ることができたのではないだろうか」（芸術系大学学生、女子）。

「力をおさえるためにまた力を使うという悪循環があった。そうして蓄積された力は、出所が少なく、強い力であるけれど、それは純粋な力ではないために、自己破壊に走る場合が多い。（略）社会が複雑化している分、絶望の格差も広がっていっているため、セルフ・ドキュメンタリーでの自虐性も高くなっていくと思います」（芸術系大学学生、男子）。

「七〇年代は、自分と社会とが近く、連動している意識が強くあり、その力の先が社会全体へ向けられたものであったからこそ、社会の一部として巨大な相手を通した作品で表現することが可能だったのだと思います。しかし、現代では、個と社会との繋がりを明確に意識できず、悩む先はほとんど自分になってしまいます。（略）己の悩みを表現することは、ある意味で悩みを社会化しているのですが、現代の作品は、より悩みが深く自分の方向へ行くことで直視できなくなる映像になってしまう可能性があります。悩める力を救う手段としてのドキュメンタリーは、より個人的なものになっていくと思います。そんな中に、強く感じている問題意識をはっきりと素直に表現したドキュメンタリー作品がこれからも作られ続けていけば、個人の考える力を通じて社会はより良くなっていくと思います」（芸術系大学学生、男子）。

このように、現代は、自己と社会とが連動していないので、自分の悩みを表現した映像は個人的な痛みが表現されている「直視しにくいもの」となるが、表現によりそれは社会的なものになると述べられている。

〈自己の変化と作品制作プロセスの同時性〉

河瀬直美が「映画の完成と上映によって穴が埋められた感触がする」「自分自身が変化していくことを生で体験し」、また、この作品を見てくれた人が熱いものを返してくれたことが自分の人生に影響を与えた、と語るように、自己を表現することと、他者による共感は、存在の空虚感、人間関係の不信感を埋めることを可能にする。なお、ここでとりあげた人々は、セルフ・ドキュメンタリーは、単なる自己表現にとどまらず、当事者も含めて、社会のいろいろな人々に観てもらい、話し合いの場になればと思っていることで共通していた。

原一男の元祖セルフ・ドキュメンタリー作品は、個から社会改革へというトーンが流れている。しかし、現在の生きづらさを抱える人々は、児童虐待等により、もはや、「個」すらも押しつぶされ、解体されているように感じられている。社会の雰囲気も、『アヒルの子』出演の小野さんは、「今の時代はヌメっとした灰色の時代感」であると語る。しかし、セルフ・ドキュメンタリーは、いわば「ぎりぎりの表現」ともいえる自己表現によって、他者にそのことを示している。

また、一口に九〇年代以降のセルフ・ドキュメンタリーとよばれる作品のなかでも、例えば、『妻はフィリピーナ』や『アンニョンキムチ』等と、河瀬直美作品や本書で扱う作品は大きく印象が異なる。観客の反応をみていても、前者は笑いがおこったりする場面が多く、後者は痛々しい気持ちをひきおこし泣く鑑賞者もみられる。

後者は、前記でみてきたように、映画を撮らないとどうにも日常生活が送れなくなる切羽詰った状況のなかで、それを突破しようと撮っているので、例えば親との関係を変化させたり、ずっと疑問に思っていたことを問うたりすることは、カメラがなければ実現できなかったことであり、自分自身や家族に変化がおこることも映画制作のなかに含まれている。作品を創ることと、それに加えて撮る過程で自分や家族が変化すること、つまりその変化のプロセスと作品がつくられていく過程とは同時におこっていくというところが、その最も特徴的なところだと思われる。

〈セルフ・ドキュメンタリーに関する論争〉

筆者は、『妻はフィリピーナ』の監督に、上映会の後で、撮るなかで自分や家族などまわりの人々はどのように変化したか問うたことがあるが、特にないという答えだった。監督によれば、自分は原一男や河瀬直美監督のセルフ・ドキュメンタリーも当然研究しながら、自覚的に「セルフ・ドキュメンタリーの新しい可能性」をめざしてこの作品を撮ったが、自分の後に続く他のセルフ・ドキュメンタリーは「自分探し」の作品が多くなり、『アヒルの子』『私をみつめて』等の作品名をあげて、「どうしてあのように自分を晒すのか、とても痛々しい」と語った。つまり、撮る動機が異なっているのである。彼が使用した、ある意味で余裕が感じられる「自分探し」ということばは、本書で扱った、制作者の生きづらさの切羽詰った感情の末に生まれてきた作品にあてはまるのかどうか疑問をもった。この制作の動機の相違と、セルフ・ドキュメンタリーに対する評価の相違は関連していると思われる。以下で、やはり「自分さがし」ということばを批判的な意味を含めて使用して論じている佐藤真と上野昂志についてとりあげたい。

ドキュメンタリー映像作家の佐藤真は、セルフ・ドキュメンタリーとほぼ同語である「私的ドキュメンタリー」について、「もはや何人といえどもその流れの勢いを押しとどめられないほど、ドキュメンタリーは私性へ私性へと急速に傾斜し始めてきた」と述べている。しかし、佐藤は、このような私的ドキュメンタリーへの傾斜には、時代の必然性があり、アジアや欧米でも一大潮流を形づくっていると述べながら、「あえて私的小宇宙にカメラを据えることへの戦術や戦略がどうしても感じられない作品が多くなってきた」ことに疑問を呈している（佐藤 二〇〇三）。

そして、やはり「自分探し」ということばを用いながら、「〈自分探し〉の映画は、（略）「結局は個人の雑感に閉じてしまう弱さをも併せもっている」「同じ〈自分探し〉の作品でも台湾や中国の若い映像作家の作品が、徴兵制や国家の問題に正面からぶつかっているのに比べると、戦うべき相手を見出しかねている日本の若者たちの脆弱さが対照的に浮き彫りにされてしまう」（佐藤 二〇〇二）と述べている。

同様に上野昂志は、「『自分探し』という言葉には、言葉そのものにおいても、どうしようもないナルシシズムを感じてしまうが、まさにそういう作品ばかりが、若い世代を中心に作られているというのはどうしたことか。かりに『自分』を対象とするにしても、自分という他者を発見しなくて何が面白いのか、わたしにはわからない。もちろん、それ自体、現在の日本社会の閉鎖性がもたらしたものであるとしても、この社会をめぐる状況は、すでにそのような『自分＝私』に安らっていられるような段階ではないはずである」（上野 二〇〇二）と述べている。

それに関しては、佐藤眞と、日本映画学校映像ジャーナルゼミ担任をしてきた安岡卓治との論争が生じている。安岡は、佐藤真を引用して論じる上野昂志に対して強く異を唱えている。安岡は、「『ファザーレス―父なき時代』の村石雅也も、正しくそんな学生だった。教育から、そして家族から疎外され、自閉に追い込まれてきた彼らのパトスは、ある種の破壊力を伴うほど深い。これが表現に向かうことをわれわれは阻んではならない。安易に家族や近親者を対象とすることは、当然、戒められるべきである。映画によって撃つべき病理は無数にあり、その必要性はかってないほどに切実であることは疑いもない。が、若い作家たちが表現を始動するとき、自我の奪回を図り、『個』を取り囲む題材に『内的必然性』を求め、これらを創作動機とすることを理解すべきである」と述べている（安岡 二〇〇二）。本書で扱ったのは、前記で述べたようなタイプのセルフ・ドキュメンタリーであり、筆者の解釈も安岡のものと同じである。

前記でみたような学生の二種類の感想文、つまり、共感性を示す感想文と、「自己満足」「私的な日記」にすぎないという批判的な感想文という相違も、この論争で見られるセルフ・ドキュメンタリーに対する評価や解釈の相違と関係したものである。その相違が生じるのは、自分にそのような共通する苦しみの体験があるかどうか、そして、そのような「他者の体験への想像力」があるかどうかということで異なってくるのだと思われる。上野が書いているように、「自分＝私」に安らっている、のではなく、家族のなかでの児童虐待や性的虐待等、学校でのいじめ、その他いろいろな人間関係のなかで、個がある意味で被害を受けて損傷、破壊さえされているため、河瀬が述べているように、その穴を埋めないと先に視野が開けないという切迫したものであることを筆者は感じた。

また、その表現は、浅田（二〇〇八）が、「社会運動の表舞台に立てずその手前にいる人々がおこなう、薄暗がりでおこっている感覚の組み換え、境界線の書き換えが大切であり、それはみたこともないことを示し、前衛性をもちうる、それは政治の手前だが、政治を基礎付けるものである」とのべるように、作品を通じて他者の苦悩等に関してわれわれが知ることで、社会に開いていくことが可能であると思われる。

注

（1） 筆者の担当勤務大学二〇〇八年度社会学クラス受講学生（多様なコースの学生が受講）の鑑賞後の感想文。

まとめにかえて

本書で扱ったのは、「表現できなければ死んでいた」と当事者が語る切迫した領域である。人間にとって自分を表現することがいかに大きな意味をもつものであるかは、表現することができない状況に追い込まれた人でなければ理解しにくい面がある。

生きづらさを表現することは、生きづらさに関係した感情を象徴化する行為であり、何らかの形あるものとして表現されることにより、客観化、対象化が可能になる。また、それが作品化されたときには、それを携えて表現者が人生を歩んでいこうとする気持ちをもつことを可能にする原動力にもなる。さらに本書では、彼らの作品に対する鑑賞者の共感性に関してもみてきたが、表現したものを「表現」として受け止めてくれる他者の存在は重要である。

本書の内容を簡単にまとめてみれば、第一部では、こうした自己表現との関わりについて医療の世界における治療を目的とした芸術療法の発展と、アートの世界のなかにおける「アール・ブリュット」や「アウトサイダー・アート」の発展をみながら、これらの世界の特性や規範を明らかにし、そのなかで「表現」がどのように扱われてきたかということをみてきた。

そして、このような治療やアート作品としての「クオリティ」を高めることを目的としない、ただ表現することそのものに意義を認めている〈造形教室〉をとりあげて、精神症状を抱えながら〈造形教室〉に通う人々が、苦しい状況のなかでどのように絵や詩などで自己表現をおこない、またそのことによってどのように自己が変化していくかを、自己表現の必要性とその意味を中心に考察した。そして、このような造形活動はどのようにして可能になるのか、またその条件、要因、背景等を知るために、一九七〇年代当時の精神医療と対比して、本書で扱った病院や〈造形教室〉の「自然治癒力」を重視する基本的考え方の重要性に関して示した。

自己表現をおこなうことを可能とするのは、メンバー、先生、ボランティアといった仲間、また共感をもって鑑賞する人々の存在であり、それは、今まで社会、家族、学校など、さまざまなところで傷ついてきた自己を恢復する場としての性格をもっている。人々はそのなかで、仲間との関係をつくりながら自分の思いを表現し「生」をよみがえらせることが可能となる。それゆえ、共に開催した展覧会タイトルも「臨〝生〟のアート」というネーミングを用いた。さらにいろいろな被剥奪体験をもち社会からの孤立を強いられがちな人々にとって、創作を見てもらうことは「生きている証」と語る人は多く、いかにコミュニケーションが重要であるかがわかる。自らの視線も自分の症状や個人的な問題にとどまらず社会に向かって開かれていき、表現活動に社会的意義が感じられて、そのことから「社会のなかに生きている意識」が取り戻され、さらに弱さを逆バネとして社会に問い直すプロセスが生じている。

本書で扱った分野は医療・福祉やアートが交差する領域なので、障害者のアートか障害者のアートかという相違があることもみてきたが、とりあげた〈造形教室〉の活動は、アート作品を鑑賞することだけが目的のものではなく、言わば「プロセスとしてのアート」といえる特徴をもった活動であることを指摘した。それは、人間が他者との関わりのなかで自己表現をおこなってきたプロセスから生じ、また他者がそれを共感する全過程を包括している。ギャラリー・トーク等を通じた鑑賞者との交わりもその一つであり、表現者は、その交わりと共感によって自己意識が変化し、また同時に、とりあげた鑑賞者の感想に示されていたようにその体験は鑑賞者を変化させ、閉塞的な社会を変化させていく可能性をもつものである。人間の生の多様性を示す表現がさまざまな形で示されることによって、社会の認識や価値観に変化を生じさせることが可能になると思われる。

第二部では、絵画、人形作り、セルフ・ドキュメンタリー等、さまざまな自己表現をとりあげて生きづらさと自己表現に関して扱った。母親との葛藤のなかで摂食障害を描く自己表現では、造形教室のなかでの表現活動とは異なり一人で絵を描いている。この表現者が集団や場、仲間をもたず作品を描き発表していたことは、彼女が一人で展覧会を準備して開催するなかで過労になり、精神的に余裕がなくなっていったことと関係があるであろう。しかし、「あの時代に絵を描くことで生き延びることができた」と彼女は語っている。

セルフ・ドキュメンタリー映像に関しては、その影響力が高い映画監督河瀬直美の原点は、両親の離婚にともなう養母との生活のなかで、「私が欠けている感覚」と関係しており、その「空いている穴」を埋めるために、カメラを介在させ、また他者に鑑賞してもらうことで、空虚である自己と社会はつながっていくことをみてきた。

作家で社会活動家の雨宮処凛も、自らのいじめや家族問題等の苦しい体験のなかで、生きている実感のなさに苦しんで、そこから生きることの充実感を得ていく転機の原点は、自分の分身のような人形をつくり、その表情で「言葉にならないことを表現」していくことであった。次の転機はドキュメンタリー映画に出演したことで、それが「世界への窓口」となり、「自己と世界を掴みに行った」。河瀬同様に、作品に対する他者からの共感により、雨宮は社会とつながっていき、反貧困ネットワークやプレカリアートの社会運動に携わり社会的活動家になっていった。

また、リストカットをする若者が、自ら進んでその姿を写真集のための写真に撮られることも一つの自己表現であり、それによって自傷行為が軽くなったり、なくなったりした人もいるが、それは岡田敦氏という、彼女、彼らに対して共感的な写真家の存在との相互作用から生じていると思われる。

同様に、ここで扱った三本のセルフ・ドキュメンタリー作品の主人公である表現者たちも、学校でいじめられた体験、家族の性的虐待、家族内での暴力や暴言等から、摂食障害やひきこもり状態、また生の感覚が希薄であるといった生きづらさを抱え、自殺未遂体験をもっていたが、映画のなかで自己表現することによって「生の実感」を掴んでいく。

本書でとりあげた絵画・造形表現と映像表現の他にも、筆者は、生きづらさを抱えた人々が、身体による表現、音楽による表現など、さまざまな表現のメディア特性による相違があるなかで、自らに合った表現方法を選んでいることを観察してきた。

セルフ・ドキュメンタリー映像による表現は、絵で思うことを自由に表現できることと比べれば、作品のなかで家族に、なぜ自分に虐待をしたかその理由について問い、その答えを聞く等、現実の生活のなかで他者をまきこんでいく性格があるので、より現実に即した制約があるという相違点は存在するが、「ドキュメンタリーはフィクション」ということが言われるように、現実そのものではなく、現実のリアリティからは自由であるという創作的要素もまた存在する。また表現は、絵画・造形表現、映像表現ともに、言語化され意識的にされたものから、いわば無意識的におこなわれる表現までいろいろな意識化のレベルが存在する。

本書では、両者を共に、悩んでいる生きづらさの感情を象徴化していく行為であることに焦点をあてて、絵を描くなかで、今までと異なった自己イメージが作品のなかに現れてきたように、映像のなかでも、今まで疑問に思っていたことを伝え、おこないたかったことを解き放ち、表現するなかで新しい自己があらわれ、「生きている感覚」を取り戻していくという過程をとりあげてみてきた。

ここで扱ってきたのは、精神科病院に通う人々や、学校でのいじめや家族内の虐待被害の当事者であり、従来、自由に自らについて意味を構成することを許されなかった人々である。本書では、いわば他者から生きる意味を構成されてきた生活史をもっていた彼らが、表現行為によって、意味を自ら再構成することが可能になっていることを示してきた。絵のなかの表現にせよ、ドキュメンタリー表現にせよ、社会学で言及されるW．I．トマスがいうところの「状況の定義」を変える行為である。個人と彼らの自由を圧迫する現代社会の圧力との関係についてどのように考察していくかは今後の課題である。二〇世紀始めに社会学のなかで初めて生活史を扱ったトマスの社会理論も、アート表現を扱っているわけではないが、個人と社会との相互作用を扱い、個人の側では自己表現を求める闘争、社会の側では従属を求める闘争があり、「パーソナリティー——静態的な要素ではなく動態的な絶えず進化する諸活動のセットとして——が自己表現と自己形成をするのは、この全闘争過程を通してである」（Thomas and Znaniecki 1918-20=1958: 1861-1862）としていた。このように「個人の自己表現と社会との闘い」は、トマスの問題関心でもあったが、社会学の課題は、まずそれを詳細に観察して、取り上げて、考察、分析することから始まるのではなかろうか。

彼らの生活史には、学校でのはげしいいじめや、ブタだと言われる暴言、痴漢にあうなどの性的被害の他に、家族のなかでも親からバットで殴られる、洗面器に顔を押し付けるなどの虐待行為、ことばでの虐待、突然親から離され「捨てられた」と子どもが感じる行為、幼い頃からの労働、親からの過干渉等、親から子へ与えられた被害が、第一部、第二部で扱ったすべてのケースで見られた。また学校等におけるいじめ被害や家族のなかでの被害に対して、被害を受けた子どもは、学校、地域、他の社会的機関や他の家族メンバー等、どこかに相談ができる他者がいれば救われるであろうが、学校では教員はいじめに対して無視し、家族内でも虐待をおこなった人に対して他の家族メンバーは、それを防止するように動かず、無視したり、加担したりしているため、いわばどこにも逃げ場や居場所がない状態のなかで、精神的な空虚さや生きづらさが増していた。

バーガーとルックマンは、既に社会化されている個人が経験するすべての社会化である「第二次社会化」とは区別して、「個人が幼年期に経験する最初の社会化」のことを「第一次社会化」と定義し、個人にとって最も重要なものであると述べている。彼によれば、第一次社会化は極めて情緒的な環境のもとでおこなわれ、意味ある他者（親でなくても個人の第一次社会化を担当する人）に同一化することでおこなわれるが、そのプロセスにおいて、子どもは、彼にとっての意味ある他者の選択権がなく、その世界を、「世界そのものとして、つまり唯一存在し、唯一考え得る世界、要するにそれっきりの（tout court）世界として内在化する。第一次社会化で内在化された世界が第二次社会化で内在化された世界よりもはるかに強く意識のなかに浸透するのはこうした理由からである」と述べられている（Berger and Luckmann 1966：邦訳 二一八―二二三）。

このような、子どもにとって圧倒的な疑う余地がない世界において、意味ある他者からの暴力や精神的虐待を受けている場合、第一次社会化において、意味ある他者への、恐怖と愛情の希求へのアンビバラントな感情のために、混乱や空虚感が生きづらさとなってあらわれていた。それはそれ以後の第二次社会化へも影響を与え、セルフ・ドキュメンタリーでは、どのような大人になって生活するか、どのような家族をつくるかなど、実社会では「全く自信がない」から、その状態から脱出するために、セルフ・ドキュメンタリーのなかで、疑問を表現したり解決したかったと述べられていた。これは親等に責任を求めるだけではなく、加害者は他の局面では被害者でもあることが多く、加害行為を生じさせる社会的要因に関する考察が極めて重要であると思われる。

夏目漱石が親から里子に出され、その後七歳のときに養父と養母の仲が険悪になり、養育者や家族メンバー、住居を転々と変えられ、結局、家に戻されるという生い立ちのなかで苦しんだことは彼の文章のなかにも表現されているので知られており、漱石はうつ病をわずらいながら小説執筆をおこなう。さらに岡田尊司によれば、精神の不安定なときによく絵を描いており、小説を書くことでは解消しきれない何かを、絵を描く表現行為によって解消しようとした（岡田 二〇一一：二七七）。また、上野千鶴子は、トリン・ミンハやナムジュン・パイクらのディアスポラ・アーティストたちが、映像や身体表現へ向かう傾向があるのは興味深いとし、「言語化されない」表現に対する「畏れ」を失ってはならず、「言語だけが『表現』ではない、というあたりまえの事実を、私たちは忘れがちではないだろうか」と指摘し、社会学者の仕事は、言語になろうとしてなりがたい経験を、その速度に追いつけないことを自覚しながら、力量の限界まで、遂いかけていくことではないかと述べている（上野 二〇〇五：三〇七）。

本書で参照したデューイは、個人の自由に関して考察する際に、コミュニケーションのなかで存在するコミュニティに希望を託し、その可能性の一つをアートにおいても論じていることは興味深い。彼は、アートの作者と鑑賞者との経験の共有と鑑賞者がそこから新しい意味を「再創造」することについて述べている。このような生きづらさの表現は、因襲や道徳の境界を破ることもあるが、想像により人間関係のさまざまな可能性を示し、その自己表現と他者の共感により、個人の生きづらさ、社会の閉塞感をつきやぶる力も秘めていると感じる。本書でみてきた生きづらさの自己表現は、社会によって縛られた自己によって、現実の社会規範のなかでは息も絶え絶えになっている「自由」の息を吹きかえらせる。人間にとっての「自由」の意味を考えるとき、人間とさまざまな表現との関係に関する意味について考えることはきわめて重要であると思われる。

あとがき

本書は二〇〇〇―二〇一三年の間に、生きづらさを抱えた人々が描いた作品の展覧会や映像上映を共におこない、またその参加者やその他多くの人々から度重なるインタビューの機会を得て書いたものです。それ以前から、私が参加している不登校の当事者や親の集まりでも、各部屋での語りの場に参加せず、ただ黙って控え室で絵を描いている少年少女たちの姿にしばしば接してきたことから、表現することの重要性について考えるようになりました。本書でとりあげた木村さんも「絵に没頭するようになったのは生きている苦しさから逃れるためだったので、私の絵は、教室の机の上で自由帳が一冊と、ボールペンかエンピツが一本あればそれで充分でした」と述べています。

今回、本書をまとめるにあたって、表現者の生活史をふり返る機会となりましたが、「生きづらさ」が、たやすく消えたり解決されたりはせず、それでも「表現することにより生きている」ということばを聞くにつれ、表現する場、人と人との交わりのもつ意味の大切さを改めて感じました。よく表現することの「効果」について尋ねられることが多かったのですが、そのような質問者の期待するようには、表現をしさえすればすぐに生きづらさから解放されるというほどには、本書で扱った児童虐待やいじめ等の被害は小さいものではなく、深刻なものだと思います。しかし、そのようななかで、平川病院〈造形教室〉の安彦講平先生は、いつもメンバーの話を聞いていろいろなことも受け止めながら四〇年以上にもわたり〈造形教室〉を主催されてきており、その他者への深い理解と愛情あるかかわりのもとに、自宅でも二四時間電話に出られ、寄り添っていらっしゃる姿から多くを学ばせていただきました。自己表現の意欲はこうした関わりによって引き出され持続することを強く感じました。また、安彦先生と共に同じ志をもって教室で活動しているスタッフの宇野学さんには特に、展覧会時はもちろんのこと、本書図版に関しても大変お世話になりました。

〈造形教室〉メンバーの皆さんには、京都造形芸術大学での展覧会開催にあたって、すばらしい作品とギャラリー・トークによって、私や学生たちに感動を与えて下さり、また個別のインタビューに応じていただき感謝致します。〈造形教室〉のメンバーには病院のなかの暗い一室のなかで、絵を前にして語っていただいた苦難の人生、そのときにこの絵をどのような気持ちで描いていたかについて語られた内容に息を飲み、いろいろな点で本当に敬服の念で一杯になり、こうしたかけがえのない表現や語られたことばや内容のすばらしさを少しでも本書で伝えることができればということが、本書を執筆した私の思いであり目的でもあります。

また同じく第二部の、大変プライベートな内容を語っていただいた木村千穂さん、河合由美子さん、小野さやかさん、藤田直美さん、また写真家の岡田敦氏に感謝申し上げます。その表現のプロセスに関して語られたことばが本書でも伝わることを願っています。木村さんには、カバー絵として『汽笛を鳴らして』(二〇〇八)、本扉絵として『羊ヶ丘へ』(二〇一三)を使わせていただきました。

展覧会や映像作品上映会にあたっては学生に助けられ、また学生がその折や授業中に感じて伝えてくれた感想からいろいろなことを考えることができました。芸術で社会を変えることを一つの理念としている京都造形芸術大学には、このような活動に理解を示し、幾度もギャラリーや映像ホールを使用させていただく機会を与えられたことに深く感謝致します。

また学生時代から今日まで長年にわたって御指導いただいている宝月誠先生、佐藤嘉一先生、井上俊先生、大村英昭先生、谷富夫先生、また、参加してきたシカゴ社会学研究会を宝月先生と共に永く主催されてきた中野正大先生、現代社会学研究会、シュッツ&生活史研究会メンバーの皆さんにも多くの貴重なコメントをいただき深謝致します。

精神科病院のアート活動を深く理解し、推進をおこなっておられ、また本書の刊行を許して下さった平川病院の平川淳一院長にも、厚くお礼申し上げます。晃洋書房の編集者丸井清泰さんと阪口幸祐さんには、本書のような分野横断的な内容の出版をお引き受け下さり、絵と文章の両方の校正という時間がかかる編集を、丁寧にしていただき大変お世話になりました。

本書の初出は次のとおりですが、いずれも大幅に加筆修正を加えています。世界思想社には転載の許可をいただき感謝致します。

第一部　第一章　「精神科病院における造形活動と患者の自己表現」『社会臨床雑誌』（第一八巻一号）社会臨床学会編、二〇一一年、三二―五二頁。

「精神科病院での芸術活動――展覧会鑑賞者が感じた「生」をめぐる記述を通してみえるもの――」『社会臨床雑誌』（第二〇巻二号）社会臨床学会編、二〇一二年、八〇―一〇〇頁。

第一部　第二章　「障害者とアウトサイダー・アート――医療・福祉と芸術の交差――」、宝月誠・進藤雄三編『社会的コントロールの現在――新たな社会的世界の構築をめざして――』世界思想社、二〇〇五年、九五―一一一頁。

第一部は、二〇〇九（平成二一）年度日本証券奨学財団の研究助成『障害者の文化・芸術活動に関する調査研究』を受けることにより、展覧会「臨〝生〟のアート——精神病院内での造形活動　一九六八—二〇一一——」（京都造形芸術大学ギャラリー・オーブにて）も可能となったことに厚く感謝申し上げます。なお出版に関しては、京都造形芸術大学特別制作・研究助成より出版助成を得ることができて感謝致します。

二〇一四年二月

藤澤三佳

参考文献・資料

安彦講平（2002）「自らを癒し支える営み――精神病院での創作活動――」『NHK 社会福祉セミナー 4－6 月号』日本放送出版協会，pp.122-129.

Adamson, Edward in association with John Timlin（1984）*Art as Healing*, Nicolas-Hays Inc.

雨宮処凛（2000）『生き地獄天国』ちくま書房.

雨宮処凛・萱野稔人（2008）『「生きづらさ」について』光文社.

荒井裕樹（2013）『生きていく絵――アートが人を〈癒す〉とき――』亜紀書房.

浅野弘毅（2000）『精神医療論争史』批評社.

Bauman, Z.（2004）*Identity:conversations with Benedetto Vecchi*, Polity Press（伊藤茂訳『アイデンティティ』日本経済評論社，2007年）.

Becker, H. S.（1982）*Art Worlds*, University of California Press.

Berger, P. L. and T. Luckmann（1966）*The Social Construction of Reality*, New York through Charles E.Tuttle Co.Inc（山口節夫訳『日常世界の構成』新曜社，1977年）.

Dax, E. C.（1953）*Experimental Studies in Psychiatric Art*, J. B. Lippingott Company.

Dewey, J.（1934）*Art as Experience*, Milton, Balch & Company（鈴木康司訳『経験としての藝術』春秋社，1952年，河村望訳『経験としての芸術』人間の科学社，2002年）.

――（1938）*Experience and Education,* reprinted in J. Carbondale and Edwardsvill ed., 1988-91, Essays on Philosophy and Education, 1916－7, Southern Illinois University Press（原田實訳『経験と教育』春秋社，1956年）.

エイブル・アート・ジャパン編，安彦講平（2001）『癒しとしての自己表現』エイブル・アート・ブックス.

藤澤三佳（1988）「ゴフマンにおける儀礼侵犯の問題――アサイラムと日常世界内の個人の『汚染』――」『ソシオロジ』第33号第1号，社会学研究会.

――（1992）「スティグマとアイデンティティ――精神病患者会の会報の分析から――」『社会学評論』第42巻4号，日本社会学会.

――（2000）「医療と臨床社会学のパースペクティブ」，大村英昭編『臨床社会学を学ぶ人のために』世界思想社.

――（2001）「障害者と芸術にかかわるフィールドワークから，DOING SOCIOLOGY」『ソシオロジ』第45巻3号，社会学研究会，103-110頁.

――（2003）「「芸術」への相互作用論的アプローチ――J. デューイから H. ベッカーへのパースペクティブの継承と展開――」（科学研究費研究成果報告書（研究代表者：中野正大：課題番号14310079）『現代社会におけるシカゴ学派社会学の応用可能性』）.

――（2005）「「障害者」とアウトサイダー・アート――医療・福祉とアートの交差

――」，宝月誠・進藤雄三編『社会的コントロールの現在――新たな社会的世界の構築をめざして――』世界思想社.
――（2011）『障害者の文化・芸術活動に関する調査研究』日本証券奨学財団助成研究調査報告書.
ガーゲン，M. G.・K. J. ガーゲン（2006）「質的研究：緊張と変容」，デンジン，N. K.・Y. S. リンカン編，平山満義監訳『質的研究ハンドブック』（1巻）第12章，北大路書房.
Giddens, A.（1991）*Modernity And Self-Identity*, Blackwell Publishing（秋吉美都・安藤太郎・筒井淳也訳『モダニティと自己アイデンティティ』ハーベスト社，2005年）.
Goffman, E.（1961）*Asylums*, Doubleday, Anchor（石黒毅訳『アサイラム』誠信書房，1984年）.
服部正（2003）『アウトサイダー・アート――現代アートが忘れた芸術――』光文社.
――（2013）「アウトサイダー・アート前史における創作と治癒」，川田都樹子・西欣也編『アートセラピー再考――芸術学と臨床の現場から――』平凡社.
原一男（1995）『踏み越えるキャメラ――わが方法，アクションドキュメンタリー――』フィルムアート社.
Hill, A.（1951）*Painting out Illness*, William and Norgate Ltd., London（式場隆三郎訳『絵画療法』美術出版社，1955年）.
本田由紀・後藤道夫・中西新太郎・湯浅誠（2008）『生きづらさの臨界』旬報社.
宝月誠（1990）『逸脱論の研究』恒星社厚生閣.
石原峯明・宇野学・本多桃子編（2011）『石原峯明作品集』（夜光表現双書）行人舎.
石川信義（1978）『開かれている病棟――三枚橋病院でのこころみ――』星和書店.
――（1990）『心病める人たち』岩波書店.
石川准・長瀬修編（1999）『障害学への招待』明石書店.
伊波真理雄・石村博子（2002）『不完全でもいいじゃないか』講談社.
井上俊（2000）『スポーツと芸術の社会学』世界思想社.
河瀬直美（2006）「第７部　世界で活躍するドキュメンタリー出身の監督たち　インタビュー（聞き手：アーロン・ジェロー）」，山形国際ドキュメンタリー映画祭東京事務局『ドキュメンタリー映画は語る――作家インタビューの軌跡――』未来社.
木村千穂（1998）『画文集 中庭の少女』ヘルスワーク協会.
小林八郎（1956）「レクリエーション療法」『日本医事新報』日本医事新報社.
Maclagan, D.（2009）*Outsider Art: From the Margin to the Marketplace*, Reaktion Books, London（松田和也訳『アウトサイダー・アート――芸術の始まる場所――』青土社，2011年）.
的場政樹（2009）「地域精神医療とアート――デイケアにおける造形教室――」『アートミーツケア――特集臨床するアート――』１号，生活書院.
本木健（2005）『本木健詩画集』夜光表現双書，行人舎.
三脇康生（2013）「『治す』という概念の考古学――近代日本の精神医学――」，川田都樹

子・西欣也編『アートセラピー再考――芸術学と臨床の現場から――』平凡社.
中川保孝（1993）『実践　芸術療法』マキノ出版.
――（1996）『アートセラピー美術館』医療法人財団友朋会.
中井久夫（1995）『家族の深淵』みすず書房.
名倉要造（2002）『名倉要造作品集』（夜光表現双書）行人舎.
中村英代（2001）『摂食障害の語り――＜回復＞の臨床社会学――』新曜社.
Naumburg, M.（1966）*Dynamically oriented art therapy: its Principles and Practices*, Grune & Stratton（中井久夫監訳，内藤あかね訳『力動指向的芸術療法』金剛出版，1995年）.
西垣籌一（1996）『無心の画家たち――知的障害者寮の30年――』NHK 出版.
――（2000）「魂の画家たちは何をうつすのか」『ひと』Vol. 4，太郎次郎社.
野村章恒（1932）「精神病者の繪畫に就いて」『犯罪公論』２（２）.
野村佳絵子（2005）『かなりあしょっぷへ，ようこそ！　摂食障害がくれた宝物たち』筒井書房.
延島信也編（1986）『会社人間のメンタルヘルス』泉文堂.
岡田敦（2003a）『Platibe』窓社.
――（2003b）『Cord』窓社.
――（2004）『リストカット　誰か気づいてくれたら』窓社.
――（2007）『I am』赤々舎.
岡田尊司（2008）『「生きづらさ」を超える哲学』PHP 研究所.
丘の上病院『丘の上』（第１号1969年11月-第10号1978年12月）
大村英昭・宝月誠（1979）『逸脱の社会学――烙印の構図とアノミー――』新曜社.
大内郁（2008）「日本における1920-30年代の H. プリンツホルン『精神病者の芸術性』の受容についての一考察」『千葉大学人文社会科学研究』Vol. 16.
大熊一夫（2009）『精神病院を捨てたイタリア，捨てない日本』岩波書店.
大内郁（2010）「式場隆三郎と「病的絵画」の終息についての一考察――1930年代末の「前衛性」回避という問題――」『カリスタ：美学・藝術学研究』No. 17，東京藝術大学美術学部美学研究室.
小野さやか（2007）映像ジャーナル卒業制作「アヒルの子レポート」『日本映画学校だ』日本映画学校.
Prinzhorn, H.（1922）*Bildnerei der Geisteskranken*, Springer-Verlag.
Rebach, H. M. and J. G. Bruhn ed.（1991）*Handbook of Clinical Sociology*, Plenum Press.
ロブ@大月（2000）『リストカットシンドローム』ワニブックス.
Rogers, N.（1993）*The Creative Connection: Expressive Arts as Healing*, Science & Behavior Books（小野京子・坂田裕子訳『表現アートセラピー』誠信書房，2000年）.
佐藤真（2002）「日本のドキュメンタリー映画の変遷（２）」，伏屋博雄編集『NEO』（インターネット誌），25号（２月）.

――（2003）「特集　日本のドキュメンタリー映画の形――私的ドキュメンタリー私論（１）――」，伏屋博雄編集『NEO』（インターネット誌），51号（４月）．

関則雄・三脇康生・井上リサ・編集部編（2002）『アート×セラピー潮流』フィルムアート社．

高木俊介（2009）「アンダーカレント――生命の水脈としての自己，その氷結――」『精神医療』No. 56.

Thomas, W. I. and F. Znaniecki（1918–20）*The Polish Peasant of Europe and America*, New York, 5 vols., Boston : Badger,（Vols. I and II : 1918, University of Chicago Press.）1927, 2 nd ed., 2 vols. : Alfred Knopf. Reprinted, 1958, 2 vols. New York : Dover（桜井厚（部分）訳『生活史の社会学』御茶の水書房，1983年）．

上野昂志（2002）「特集　日本のドキュメンタリー映画の形――1990年代のドキュメンタリー映画について――」，伏屋博雄編集『NEO』（インターネット誌），29号（４月）．

上野千鶴子編（2005）『脱アイデンティティ』勁草書房．

安岡卓治（2002）「特集　日本のドキュメンタリー映画の形――私ドキュメンタリーと現代――」，伏屋博雄編集『NEO』（インターネット誌），44号（12月）．

Zolberg, V. L. and J. M. Cherbo eds.（1997）*Outsider Art : Contesting Boundaries in Contemporary Culture*, Cambridge University Press.

ウイルソン，S．（1993）「施療院から美術館へ」，M.タックマン／C.エリエル編，世田谷美術館監訳『パラレルヴィジョン――二十世紀美術とアウトサイダー・アート――』展覧会図録，淡交社．


〈映像資料〉

浅田彰（2008）京都造形芸術大学連続講演会ビデオ（2008年10月28日分）．
河瀬直美 監督・撮影・編集（2008）DVD『につつまれて』組画製作．
原一男 監督・撮影，製作：小林佐智子，協力：日本脳性マヒ者協会「青い芝」神奈川県連合会（1972）『さようならCP』疾走プロダクション．
原一男 監督・撮影，製作：小林佐智子，編集：鍋島惇（1974）『極私的エロス・恋歌1974』疾走プロダクション．
高橋慎二 監督・撮影，編集（2008）DVD『破片のきらめき』心の杖として鏡として制作委員会製作．
土屋豊 脚本・監督・撮影・編集（1999）DVD『新しい神様』アップリンク．

〈患者手作りの冊子（非販売）〉


丘の上病院『ひよどりの里』（1993年夏の号）．

丘の上病院（1973-1990）『ヒル・トップ・タイムズ』（新聞形態：手刷り）．

《著者紹介》

藤澤三佳（ふじさわ　みか）

1988年　京都大学大学院文学研究科博士後期課程単位取得修了

現　在　京都造形芸術大学芸術学部教授

主要業績

「障害者とアウトサイダー・アート――医療・福祉と芸術の交差――」，宝月誠・進藤雄三編『社会的コントロールの現在』世界思想社

「医療と臨床社会学のパースペクティブ」，大村英昭編『臨床社会学を学ぶ人のために』世界思想社

「W. I. トマスと社会心理学の形成」，宝月誠・吉原直樹編『初期シカゴ学派の世界』恒星社厚生閣

「高度医療にみられる生と死――患者のケースヒストリーより――」，谷富夫編『新版 ライフ・ヒストリーを学ぶ人のために』世界思想社

「スティグマとアイデンティティに関する一考察――精神病患者会の会報の分析から――」『社会学評論』168

生きづらさの自己表現
――アートによってよみがえる「生」――

2014年6月10日　初版第1刷発行
2018年1月25日　初版第3刷発行

＊定価はカバーに表示してあります

著者の了解により検印省略

著　者　藤澤三佳©
発行者　植田　実
印刷者　藤森英夫

発行所　株式会社　晃洋書房
〒615-0026　京都市右京区西院北矢掛町7番地
電話　075（312）0788番㈹
振替口座　01040-6-32280

ISBN978-4-7710-2547-9　　印刷・製本　亜細亜印刷㈱